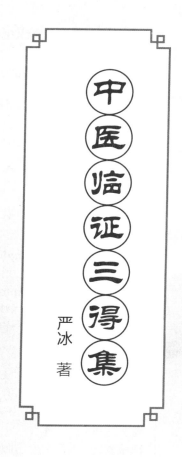

中医临证三得集

严冰 著

U0385123

人民卫生出版社

·北京·

图书在版编目（CIP）数据

中医临证三得集 / 严冰著. —北京：人民卫生出
版社，2022.4

ISBN 978-7-117-32925-5

Ⅰ.①中… Ⅱ.①严… Ⅲ.①中医临床 – 经验 – 中国
– 现代 Ⅳ.①R249.7

中国版本图书馆 CIP 数据核字（2022）第 043163 号

人卫智网	www.ipmph.com	医学教育、学术、考试、健康， 购书智慧智能综合服务平台
人卫官网	www.pmph.com	人卫官方资讯发布平台

中医临证三得集
Zhongyi Linzheng Sandeji

著　　者：严　冰
出版发行：人民卫生出版社（中继线 010-59780011）
地　　址：北京市朝阳区潘家园南里 19 号
邮　　编：100021
E - mail：pmph @ pmph.com
购书热线：010-59787592　010-59787584　010-65264830
印　　刷：北京汇林印务有限公司
经　　销：新华书店
开　　本：710×1000　1/16　印张：23
字　　数：375 千字
版　　次：2022 年 4 月第 1 版
印　　次：2022 年 4 月第 1 次印刷
标准书号：ISBN 978-7-117-32925-5
定　　价：75.00 元

打击盗版举报电话：010-59787491　E-mail：WQ @ pmph.com
质量问题联系电话：010-59787234　E-mail：zhiliang @ pmph.com
数字融合服务电话：4001118166　E-mail：zengzhi @ pmph.com

作者简介

严冰，1937 年春出生于江苏淮阴汤集。主任医师，教授，南京中医药大学博士生导师，江苏省名中医。江苏省名中医严冰学术思想传承工作室传承人，第六批全国老中医药专家学术经验继承工作指导老师。曾任江苏省中医药学会理事、常务理事，江苏省中医药学会内科分会第一届糖尿病专业委员会副主任委员，淮安市中医药学会终身名誉会长、终身理事。现任江苏省淮安市吴鞠通学术研究会会长。

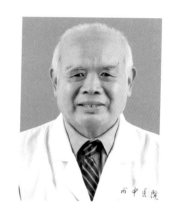

1966 年毕业于南京中医学院（南京中医药大学前身），学制六年。从事中医临床和带教五十余年，擅长内科、妇科，勤于笔耕，潜心于吴鞠通的学术研究，造诣颇深；对糖尿病、肾病、脑血管病、癌肿、外感热病、男女不育不孕症等难治病和疑难病亦有颇多研究，治法独到。先后撰写学术论文百余篇，分别在国内外学术会议或医学刊物上交流或发表。出版的医著有《严冰中医文集》《中医二论五病说》《吴鞠通研究集成》《温病条辨析评》《吴鞠通医书合编》《温病赋与方歌新校》《大医吴鞠通轶事》《淮阴中医》。

书赠弟子言（代序）

匆匆八十旋	悬壶五十多
相聚非庆贺	聚研岐黄术
农舍院子小	来者随便坐
老翁无所有	拙作送弟子
《文集》加《集成》	《轶事》共三部
是书非杰作	量其是心得
源头系经典	根扎在临床
心得乃心悟	点滴未丢忘
谢恩大自然	赐翁好身体
握紧手中笔	吐丝茧成了
经验不保留	知识不带走
企望弟子们	书中去读找
是宝归你了	是草丢了了
抬头望晚霞	之乐其乐也
传承与弘扬	喜见有来人
谱写新篇章	明天会更好

严冰虚度八十于淮阴汤集严小圩严宅

《中医临证三得集》选药 102 味、方剂 107 首、疾病 44 个，分一药一得集、一方一得集、一病一得集三篇论述。

一药一得集：分中药明星药、高频用药、低频用药三个层次，每味药从源头摘录、临床应用、临床必用、临床配伍、临床注意等五个方面进行阐述。源头摘录简述药物出处、性味归经、功效、用法用量等，是笔者挖掘应用、传承发展之根基；临床应用指出该药效切、效奇或用之特殊的药理作用，为临床择药配伍提供优选；临床必用指出该药的主治病证，不可或缺；临床配伍乃临床用药经验，心悟所得；临床注意，非禁用、慎用统而言之，一药一语，点其要点；末附临床常用中药药性歌。

一方一得集：分经典方、古典医籍方、自制方三部分。每方从以下几个方面阐述：①方源概说：概述方剂的出处及方药组成等；②临床应用指征：主要指出是方治疗的病证及症状表现；③临床必用：根据方剂的主要功用，针对相应的病证，指出是方必用的临床依据；④加减应用：因证选方，随症加减；⑤按语：阐述用方心得及体会。

一病一得集：分内科疾病、妇儿疾病，肿瘤及其他疾病。每病从以下几个方面阐述：①主题语：指出是病是证的诊治关键；②病证概要：概述是病是证的临床演变、治疗对策等；③证治探析：析其病因病机以及转化；④辨证施治：述其证候分型及治法方药等；⑤按语：按其一得，补其语意未完。

书末附录药名、方名、病名的笔画索引，以供读者查找方便。

编写说明

　　本书是作者 50 多年的临证、读书、教学、临床科研的资料积累，经整理、再三揣摩编撰而成。原打算分三集出版，后纳同仁建议，一书独览，以方便读者，故合而名曰《中医临证三得集》，分上、中、下三篇论述。

　　一、上篇一药一得集收药 102 味，分中药明星药、高频用药、低频用药三个方面。明星中药指笔者在治疗疑难病、难治病以及急危重症病中应用自如、能担大任、疗效显著的药物，如柴胡、石膏、泽漆等计 12 味；高频用药指在治疗常见病、多发病中用之有效、用之效切、用之重复次数多的药物，如半夏、白术、陈皮等，计 82 味；低频用药指品种短缺、价格昂贵的药品，如牛黄、鹿茸等计 8 味。从整体观、优选观、协同观、制约观和量变观的辨证用药思维出发，利取其大，弊取其小，以发挥药物治疗的最大作用。

　　二、中篇一方一得集由经典方、古典医籍方、自制方三个部分组成，计 107 首方，其中经典方 31 首，古典医籍方 59 首，自制方 17 首。经典方、古典医籍方、传统名方，方以药为用，辨证选方。自制方是时代病与证融合的产物，属个人探索之作，心悟所得。

　　三、下篇一病一得集选择病证 44 个，其中内科疾病 26 个，妇儿疾病 8 个，肿瘤及其他疾病 10 个，均为笔者临床治病的资料整理，经验积累，点点滴滴，其中大部分资料在讲课和辅导弟子中已讲过，今集腋成册，给弟子及后学者留着引路之砖，亦供海内外方家作一参考，并乞指正。

江苏淮阴严冰 2021 年 3 月于得一斋书室

目录

上篇
一药一得集

中篇
一方一得集

一、经典方 31 首

（一）仲景方24首

三、自制方 17 首

（一）自制杂病方11首

下篇
一病一得集

一、内科疾病 26 个

二、妇儿疾病 8 个

三、肿瘤及其他疾病 10 个

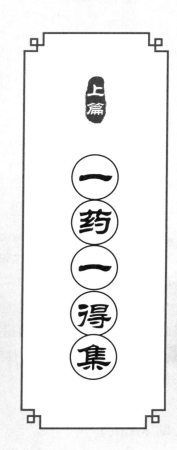

上篇

一药一得集

一、中药明星药 12 味

 柴胡

【源头摘录】

柴胡出自《神农本草经》。药性苦，辛，微寒。归心包络、肝、三焦、胆经。功效：退热，疏肝解郁，升举阳气。用法用量：3～9g。解表退热宜生用，且用量宜稍重；疏肝解郁宜醋制，升阳可生用或酒炙，其用量均宜稍轻。

【临床应用】

柴胡其性轻扬宣透，透中能清，功擅退热，一切外感发热者，皆可用之；又邪在少阳发热，柴胡和解退热为之要药；因其轻扬，量小善升，益气升阳，不可或缺；柴胡归经肝胆，性散能行，疏肝解郁首用之品。

【临床必用】

外感发热，中医少阳病，肝郁气滞，胸胁胀痛，气虚下陷，脏器下垂。

【临床配伍】

1. 发热，一切外感热病，如风热感冒，上呼吸道感染，急性支气管炎，肺炎，急性咽炎，急性扁桃体炎，尿路感染，体温在 38～40℃，属中医邪在气分、卫分者，用量宜大，30～40g，配以黄芩、青蒿、石膏等速退其热，如柴芩蒿石汤（自制方）。热邪深入营血，发斑、发疹或高热神昏，吐、衄下血者，柴胡仍当大剂量应用，加水牛角（代犀角）、生地黄、连翘、金银花、赤芍、牡丹皮、薄荷等清气凉血，活血解毒，有利热退，如柴芩蒿石加犀地银翘赤丹薄草汤（自制方）。

2. 少阳病，寒热往来者，柴胡生用 10g，和解退热，如仲景小柴胡汤。

3. 肝郁气滞，胸胁胀痛，柴胡当用醋制，如《太平惠民和剂局方》逍遥散、《伤寒论》四逆散、《景岳全书》柴胡疏肝散等皆属此类。

4. 胆囊炎，胆石症。证属湿热郁结者，柴胡 12g 配金钱草 30g，茵陈 15g，娑罗子 12g，鱼脑石 5g（打粉冲）清热解毒，疏泄排石。

5. 肝郁血虚，月经后期，或月经先后无定期，醋柴胡 12g 配白芍 12g，女贞子 10g，墨旱莲 10g 以奏疏肝养血之功，血足气畅则"任脉通，太冲脉盛，月事以时下"。有瘀血者加益母草 10g，红花 10g 活血化瘀，相须为用。

6. 渗出性胸膜炎胁肋痛，胁下有积液者，用柴胡与葶苈子相伍，柴胡用 10g，葶苈子重用，每剂 30～40g，共奏疏泄利水之功。如兼见发热者，柴胡亦重用，每剂 30g，加青蒿 20g，黄芩 12g，郁金 12g，茵陈 20g，泽泻 12g，退热、疏泄、利水熔于一炉。

7. 脏器下垂。气虚下陷者，柴胡轻升，用量宜小，5g 为宜，与黄芪、党参、升麻相伍，升提举陷，相得益彰。

【临床注意】

张司农在《治暑全书》有"柴胡劫肝阴"之说，温病大家叶天士在《三时伏气外感篇》亦说及"柴胡劫肝阴"。之后医家有遵之、有议之。笔者凡临床 50 多年，用柴胡治病，不计其数，从未见有"柴胡劫肝阴"之弊，当用则用无碍。不过柴胡其性升散，阴虚阳亢，阴虚风动者当慎用。

2 石膏

【源头摘录】

石膏出自《神农本草经》。性大寒，味甘、辛。归肺、胃经。功效：生用：清热泻火，除烦止渴。煅用：收涩、生肌、敛疮、止血。用法用量：生石膏煎服常用量 15～60g，宜先煎；外用煅石膏适量。

【临床应用】

石膏其性大寒能清，味甘能养，味辛能散，考肺主一身之气，胃乃阳土，凡邪热在肺胃，不论外感内热，或其阴伤否，皆可应用。

【临床必用】

温病邪在卫分气分、甚则入营血而发热者，或肺热、胃火亢盛者。

【临床配伍】

1. 温病，邪在气分，壮热烦渴，脉洪大者，生石膏必用，每剂 100g 以上，如白虎汤；温病，气血两燔，高热发斑者，用量 150～200g，与犀角（已禁用，以水牛角代）、牡丹皮、竹叶卷心等配伍，如《疹疫一得》清瘟败毒饮。

2．肺炎喘嗽属热者，石膏与麻黄、杏仁相伍，直达病所，宣肺泄热。

3．牙龈肿痛，牙龈属胃，石膏直达病所，用量 60g 为宜。

4．口苦，石膏必用，剂 30g，清泻肺胃之火，肺气降则诸气降，气降则火降，配黄连 5g 则效增。

5．素体胃热亢盛者，吃饭时但头汗出如雨，尤其是午饭，余谓"三阳逼汗症"，即胃阳、热食（热属阳）、中午（阳中之阳），三阳相凑，阳气上升，用生石膏 100～200g，配合生地黄 10g，牡丹皮 10g 清胃。

6．小儿发热，不论大便燥结与否，生石膏配大黄通便泄热。

7．一般风热表证，生石膏 30g 配金银花 12g，薄荷 10g 大寒清热于里，辛凉透邪于外，令表解热退。

【临床注意】

石膏大寒味甘，脾胃虚寒者用之，当慎。

 3　青蒿

【源头摘录】

青蒿出自《神农本草经》。性寒，味苦、辛。归肝、胆经。功效：清透虚热，凉血除蒸，解暑，截疟。用法用量：治虚热证，煎服，6～12g，不宜久煎。

【临床应用】

青蒿苦寒芳香，清透辛散。入肝擅清血分之热，入胆能清少阳邪热，因其辛寒味苦，又能清透阴分伏热，为退虚热、清热凉血、解暑热首选之药。

【临床必用】

温邪伤阴，夜热早凉，阴虚发热，劳热骨蒸，潮热盗汗者；外感暑热，发热口渴，以及湿热逗留三焦，寒热不退，往来起伏者；以及外感热病高热者。

【临床配伍】

1．温邪伤阴，余热未清，夜热早凉，热退无汗，或低热不退，用青蒿，清透阴分之热，常和鳖甲、知母、牡丹皮、生地黄配伍，如乡贤吴鞠通《温病条辨》青蒿鳖甲汤。

2．阴虚发热，症见骨蒸潮热，五心烦热，或盗汗，常与银柴胡、胡黄连、知母、鳖甲等配伍，如《证治准绳》清骨散。余谓："秦艽鳖甲治虚劳，地骨（银）柴胡更有蒿。"作为自己治疗阴虚发热择药配伍的口头歌。

3. 外感暑热，头昏头痛，发热口渴者，常与连翘、滑石、西瓜翠衣等配伍，选加香薷、绿豆衣，则效增。

4. 夏秋湿热之邪，郁遏三焦，少阳枢机不利，寒热不退，胸痞欲呕。青蒿与竹茹、半夏、茯苓、黄芩、枳壳、碧玉散（滑石、甘草、青黛）等配伍，即《重订通俗伤寒论》蒿芩清胆汤，笔者临床，是证必效。舌苔垢腻秽浊难解，脘腹痞闷，食少作呕，寒热不退者，本人多选加藿香、佩兰之味芳香化湿，畅理气机。

5. 外感热病，青蒿因其有"清透"之效，故凡外感热病而发热者，不论邪热在上焦、中焦或下焦，也不论邪热在卫气营血何处，青蒿均用。如柴芩蒿石加犀地银翘赤丹薄草汤（自制方）。

【临床注意】

脾胃虚弱慎用。

4　附子

【源头摘录】

附子出自《神农本草经》。性大热，味辛、甘，有毒。归心、肾、脾经。功效：回阳救逆，补火助阳，散寒止痛。用法用量：煎服，3～15g。

【临床应用】

附子辛甘大热，走而不守，温通开发，通彻内外，行十二经，能补心阳、温脾阳、壮肾阳。尤壮肾阳，为峻补肾阳之要药，既能逐在里之寒，又能散经脉之寒凝，回阳救逆，驱散阴寒，挽救亡阳之危。临床凡阳虚阳衰者当首选。

【临床必用】

胃脘痛，胸痹心痛，阴疽，阳痿尿频，慢性泄泻，心悸气喘等属脾肾阳虚，阴寒内盛者。

【临床配伍】

1. 心悸气喘，临床脾肺气虚，痰多清稀或夹泡沫，咳嗽气喘，肾不纳气，动则喘甚，自汗四末不温者，用附子与人参以及茯苓、白术、紫石英、蛤蚧、丹参等相伍。附子归心、脾、肾三经，与上诸药相合，共奏温肾阳、振心阳、健脾阳之功，与丹参相伍活血助行，寒散阳复，相辅相成。

2. 胸痹心痛，因寒气独盛，攻击前后，阴乘阳位，则寒独聚而不通者，可配干姜、人参益气逐寒阳回则痛止，即《金匮要略》谓"心痛彻背，背痛彻心，乌头赤石脂丸主之"，《伤寒论》"恶寒，脉微而复利，利止，亡血也。四逆加人参汤主之"之意也。药用附子取其辛热温阳祛寒，回阳救逆，以温达通，加人参益心气，通补并用，而奏"通则不痛"之效。

3. 阴疽，附子重用，剂30g，配熟地黄、白芥子、鹿角胶、肉桂、麻黄、益母草等温阳补血，散阴寒、祛瘀滞，则寒消痰化而经脉自通。

4. 阳痿、早泄、胃脘冷痛，症见大便溏薄次多，属脾肾阳虚者，附子配山茱萸、肉桂取其味辛大热，归经入肾，直入病所，温肾壮阳，配白术、干姜、赤石脂、禹余粮，温中助阳，各得其所。

5. 高血压，附子5g小剂量，配牛膝、槐花、丹参、泽泻等温为降用，活血利水，燮理阴阳，调节机体功能以降血压，见活血潜降汤（自制方）。

【临床注意】

大剂量使用附子宜先煎30分钟，去其麻毒，附子大辛大热，为温散寒邪之猛药，大温损液，辛散耗阴，用量一般不宜过大。孕妇禁用。

 5 细辛

【源头摘录】

细辛出自《神农本草经》。性温，味辛，有小毒。归心、肺、肾经。功效：解表散寒，祛风止痛，通窍，温肺化饮。用法用量：煎服1～3g，散剂每次0.5～1g。

【临床应用】

细辛辛温芳香，功擅宣通走窜，走而不守，外散风寒，内逐实寒，凡寒邪实证，不分脏腑经络皆可对证选用。

【临床必用】

风寒感冒，寒痰，痰饮伏肺，老年哮喘，肾虚寒入，足跟疼痛，少腹疼痛以及脱疽、寒入经络所致痹痛。

【临床配伍】

1. 男子寒疝，女子痛经，因寒入厥少者，用细辛与乌药、小茴香、肉桂配伍，温肾散寒，温经止痛。

2. 风寒湿痹，直入厥少，用细辛与鹿衔草、桑寄生、独活、防风、杜仲、牛膝等相伍，强筋壮骨，温经散寒。

3. 风火牙痛，细辛与白芷、黄连、蜂房煎水，漱咽，疼痛可止。

4. 痰饮，中阳气虚，运化失职，水停胸下，症见胸胁支满，头目晕眩，或心悸气喘，气短咳嗽，或痰涎清稀量多，或头身疼痛，甚则喘咳不能平卧，四肢浮肿者。用细辛合苓桂术甘汤、小青龙汤化裁，使中阳得复，则痰饮得化，气机通畅，水津得布，则病自愈。

5. 脱疽、足跟痛、腰痛属寒者，用细辛与附子、桂枝相伍，温肾散寒，直达病所，乃首选之药。细辛与麻黄相伍，散寒外出，一切风寒外袭之证，不可或缺。细辛与蛤蚧、紫石英、山茱萸相伍，治肺肾双亏，喘咳痰稀夹有泡沫，动则喘甚不能平卧者，温肾纳气，无二法门。

【临床注意】

细辛具浓烈的香散之性，有伤津耗液之弊，故凡阴虚阳亢、阴虚火旺，当属不宜。关于"辛不过钱"之说，对阴虚阳亢者，当是一个警示。细辛用量只要辨证确切，不必拘泥，《中药学》用量乃常用量，本人用量 10～20g 入煎，相当书中用量的 3～7 倍，更有个别病案，剂用 30g 者，未见毒副作用，反而见奇效。是谓有是证，用是药，不必多虑。"十八反"中细辛与藜芦相反，不宜相伍。

---

⑥ 泽漆

【源头摘录】

泽漆出自《神农本草经》。性微寒，味辛、苦，有毒。归肺、大肠、小肠经。功效：利水消肿，化痰止咳，解毒散结，鲜用杀虫。用法用量：5～10g，外用适量。

【临床应用】

泽漆辛苦微寒，味辛能散，味苦能降，其性下趋，功擅清肺化痰，解毒散结，利水消肿。是一味苦泄宣通，化痰散结，利水消肿之品。因《神农本草经》记有小毒，过去农村露天厕所多，农民将其割来放到厕所利用其毒杀蛆。因有毒而医用较少，或被弃之，笔者50多年来，择用于临床，未见任何不良反应，且效切，尤其在治癌方面，乃化瘀利水，化痰散结，清热解毒不可或缺之味。

【临床必用】

瘰疬，皮下结节（脂肪瘤），良性肿瘤，恶性肿瘤，面斑，面痘，肥胖症，痛风，顽痰咳喘等证属痰热或痰瘀互结者。

【临床配伍】

1. 瘰疬、皮下结节（脂肪瘤）等属痰瘀肿结病证泽漆必用。常配贝母、海藻、昆布、白芥子等合用，逐瘀散结，化痰通络。

2. 肝癌，泽漆择配蛇莓、王不留行、铁树叶、野葡萄藤、皂角刺、煅石燕等清热解毒，活血软坚，渗湿消肿。

3. 肺癌，泽漆择配石上柏、芙蓉叶、天龙、僵蚕、了哥王、薏苡仁等解毒化瘀，化痰软坚，利水渗湿。

4. 淋巴肿瘤，泽漆择配水杨梅根、百合、无花果等清热渗湿，化痰散结。

5. 面斑，泽漆配伍玄参、紫草、侧柏叶、玫瑰花等活血凉血以化斑。

6. 面痘（男女青春痘），泽漆择配川牛膝、土牛膝、赤芍、牡丹皮等凉血解毒，活血祛痘。

7. 肥胖症，泽漆择配苍术、制天南星、制胆南星、荷叶、生半夏、白芥子、皂角刺等健脾泄浊。或单一鲜泽漆洗净、切段、蒸熟、晒干，当茶饮，以消痰浊，体丰可减，结节渐消。

8. 顽痰咳嗽，泽漆择配生半夏、炙紫菀、浙贝母、杏仁等，若系寒痰咳嗽者加细辛。

9. 痛风，泽漆择配山茱萸、枸杞子、地鳖虫、王不留行、皂角刺、土茯苓等共奏补益肝肾、活血化瘀、化痰通络、利水消肿、清热解毒之功。

10. 健身强体，用泽漆泡茶，泽漆入肺，肺主一身之气，肺气通畅，则诸气皆畅。泽漆又入大肠、小肠，能令肠道通畅。泽漆化痰通络，利水除湿。血水同源，血活水畅，则周身气血通畅，邪无留处，故用此药茶饮，强身健体。老家淮阴，家前屋后，沟边路旁，甚则麦田，到处都有生长，采集方便，农民以此代茶，谓"五点花茶"，可祛面斑，除痘，消结节。

【临床注意】

本品苦寒降泄，脾胃虚寒及孕妇慎用。本品生用有毒，煮熟晒干泡茶，未见毒性反应。

临床应用摘录参考：本品行水消肿之力甚强，而毒力不及甘遂、大戟。《太平圣惠方》单用泽漆茎叶水煎，浓缩为稀汤，温酒伺服，治十种水气。《金匮要略方论》泽漆汤重用本品与半夏、紫菀、白前、生姜、甘草、桂枝、人参、黄芩等药配伍，治咳而脉沉、上气、咽喉不利之症，录之供参考。

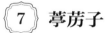

7 葶苈子

【源头摘录】

葶苈子出自《神农本草经》。性大寒，味苦、辛。归肺、膀胱经。功效：泻肺平喘，利水消肿。用法用量：煎服，5～10g；研末服，3～6g。

【临床应用】

葶苈子辛苦大寒，归肺、膀胱。苦泄辛开，功专泻肺之实而下气定喘，尤善泻肺中水饮痰火，如胸腹积水，饮停胸胁等病证。

【临床必用】

痰涎壅盛，咳喘胸满，不能平卧，肺痈，水肿，胸腹积水等肺火痰热，水积壅滞之证。

【临床配伍】

1. 咳喘，喘咳胸满，不能平卧，葶苈子必用，如《金匮要略方论》葶苈大枣泻肺汤，气逆咳喘与苏子、半夏、炙麻黄相伍，降气化痰，止咳平喘，逐痰泻肺。

2. 肺痈，咳吐腥臭脓痰者，葶苈子味苦性寒，直入肺经。对痰火壅肺，热蒸肺络而生痈，葶苈子与桔梗、金银花、鱼腥草配伍，清热化痰，逐瘀排脓，相得益彰。

3. 水肿，胸腹积水，胸腹胀满，或腹部有振水声。葶苈子味苦能降，性寒能清，是药能泻肺之闭，通调水道，行水消肿，常与牵牛子、茯苓皮、大腹皮等配伍，泻水消肿。

4. 痰热结胸，饮停胸胁，咳嗽胸满，胸痛痰黄稠者，葶苈子与杏仁、黄芩、大黄配伍，肺肠同治，逐下泻上，双楫并举。

5. 腹水，葶苈子与防己、椒目、大黄同用，泻肺逐水。临床上治肝脾肿大，肝硬化腹水，常与地鳖虫、炙水蛭、蝼蛄等配伍，活血利水。

【临床注意】

其性大寒，脾胃虚寒者慎用，其味苦善降，气短而见喘促者慎用。

⑧ 地鳖虫（䗪虫、土鳖、土元、地乌龟）

【源头摘录】

地鳖虫出自《神农本草经》。性寒，味咸、辛，有小毒。归肝经。功效：破血逐瘀，续筋接骨。用法用量：煎服，3～10g。散剂每次1～1.5g，黄酒送服，外用适量。

【临床应用】

地鳖虫破血逐瘀力强，筋骨损伤常用。属活血药中血肉有情之品，活血不耗血，凡血瘀之证，包括肿瘤皆属当用之品。

【临床必用】

慢性肾炎，糖尿病，肿瘤，积聚鼓胀，跌打损伤，痹证，闭经等病证属瘀血阻络者。

【临床配伍】

1. 脾肿大，肝硬化。地鳖虫味咸，咸能软坚，入肝经，"肝藏血"，血瘀积聚成块。用之破血化瘀，软坚散结。地鳖虫属血肉有情之品，活血不耗血，是病是证当属首选。气虚者配黄芪、党参益气活血；血虚者配丹参、当归、熟地黄养血活血。

2. 慢性肾炎，地鳖虫必用，加丹参效增。慢性肾炎属虚证，活血当选血肉有情之品，利取其大，见健脾活血方、温肾活血方（自制方）。

3. 糖尿病，糖尿病的病因病机根据临床观察，以阴虚为本，燥热为标，夹瘀阻络是其必然，选血肉有情之味地鳖虫，活血不耗血。

4. 肝癌、宫颈癌、骨肉瘤、多发性骨髓瘤等，当用活血化瘀药时，血肉有情之品地鳖虫首选，毋庸置疑，用量10～15g。

5. 跌打损伤、骨折，用地鳖虫活血化瘀续筋接骨，疗伤止痛，医者首选，民间常用。

6. 闭经，地鳖虫配黄芪、当归益气养血，活血调经；配肉桂温经活血以调经，乃最佳配伍。

7. 腰痹疼痛，地鳖虫配续断、杜仲、菟丝子补益肝肾，强筋壮骨，活血止痛。风寒湿痹，地鳖虫选配羌活、独活活血通络，祛风除湿，散寒止痛。

【临床注意】

孕妇忌用，非瘀血证不宜用。经现代科学手段检查凡见有出血指征者地鳖虫照用，如慢性肾炎隐血者、糖尿病血液流变学改变者，不必强调中医瘀血见症的有无。

⑨ 川芎

【源头摘录】

川芎出自《神农本草经》。性温，味辛。归肝、胆、心包经。功效：活血行气，祛风止痛。用法用量：煎服，3～9g。

【临床应用】

川芎味辛升散，性温善行，有"血中气药"之称，活血行气，祛风止痛。是治疗头痛、胸胁疼痛，经前、经期、经后少腹疼痛、腰痛等诸痛病证的首选药。

【临床必用】

头痛，月经不调，痛经，闭经，胸痹，胁痛，肢体麻木，中风昏迷等。

【临床配伍】

1. 顽固性头痛、偏头痛，川芎活血行气，味辛升散，直达头部，祛风止痛，顽固性偏头痛，川芎用大剂量，剂用30g。因川芎辛散，防散之太过，可佐磁石30g，则无不良反应，否则个别人会出现头昏之虞，加全蝎走窜入络，搜风止痛，相得益彰。

2. 一般头痛，川芎上行头目，乃治头痛要药，临床上如治风寒头痛的《太平惠民和剂局方》川芎茶调散；治风热头痛的《卫生宝鉴》川芎散；治风湿头痛的《脾胃论》羌活胜湿汤，皆可效法运用。

3. 月经不调、痛经、闭经，川芎乃血中气药，气行则血行，女子以血为用，行气活血川芎首选，气虚者配党参、黄芪，血虚者配当归、熟地。

4. 胸痹，川芎辛香能散，温通血脉，归经心包，直达病所，川芎与瓜蒌、薤白配伍，意取仲景法，通阳行气，化痰散结，则胸痹自消。

5. 胁痛，胁乃肝之分野，川芎入肝、胆，直达病所，与醋柴胡、赤芍、延胡索配伍，行气活血，和络止痛。

6. 风疹瘙痒，川芎配荆芥、蝉蜕、丹参等祛风止痒，谓"治风先治血，血行风自灭"。

7. 肢体麻木者，川芎配地龙、全蝎，行气活血，入络搜风。

8. 脑血管病昏迷深重者，川芎配泽泻、丹参活血利水，利水即所以醒脑，有利病愈，见益肾充脑活血汤（自制方）。

9. 诸痛，川芎不可少，清代王清任《医林改错》的通窍活血汤、膈下逐瘀汤、少腹逐瘀汤、身痛逐瘀汤、血府逐瘀汤等五个方皆用川芎配伍他药，至今一直为临床家所效法，久用不衰。

【临床注意】

无瘀滞者及孕妇忌用，胃弱者慎用。胃弱当用者据胃之性可佐太子参10g，生白术 10g，陈皮 10g，茯苓 10g，则无碍。

 10 防风

【源头摘录】

出自《神农本草经》。性微温，味辛、甘。归膀胱、肝、脾经。功效：祛风解表，胜湿止痛，止痉。用法用量：煎服，4.5～9g。

【临床应用】

《本草正》谓："防风……其气平散风，虽膀胱脾胃经药，然随诸经之药，各经皆至，气味俱轻，故散风邪，治一身之痛，疗风眼，止冷泪，风能胜湿，故亦去湿，除遍体湿疮。若随实表补气之诸药，亦能收汗，升举阳气，止肠风下血崩漏，然此风药中之润剂，亦能走散上焦之气，误服久服反能伤人。"是书所说，基本囊括了防风的性能及应用，凡是证皆可应用。

【临床必用】

感冒头痛，风湿头痛，风疹瘙痒，泄泻。

【临床配伍】

1. 风疹瘙痒，防风辛温发散，祛风止痒，风热者配伍蝉衣、浮萍，风寒者配伍荆芥、蛇蜕。

2. 感冒风寒风湿，症见头痛、身痛或恶寒者，防风与荆芥、羌活配伍，疏风散寒，胜湿止痛。感冒风热症见发热、头痛、咽痛者，防风与薄荷、连翘配伍以散风热。

3. 表虚自汗，防风甘缓微温，配黄芪、白术等，固表止汗。

4. 顽固性头痛、破伤风，防风配白附子、全蝎搜风通络止痛效佳。

5. 泄泻、痢疾，症见腹痛、肠鸣、大便次数多，质稀如水，或干结难解或黏滞夹有脓血，或夹有泡沫，或腹痛欲泻，泻后痛减，病在肝脾。肝责之实，脾责之虚，脾虚肝实，脾虚生湿，夹风，风湿相干，肝实气机不畅，用防风辛、甘、微温，功能祛风、胜湿、解痉。《本草备要》谓防风"为祛风胜湿之要药"。防风祛风胜湿，畅理气机，在治疗慢性泄泻、慢性痢疾肠道湿热病方面，防风不可或缺。肠道乃机体唯一多弯曲器官，湿邪入内，滞留肠间，实难祛之。取防风味辛微温，升浮为阳善行，走太阳而达肺通肝，又行脾胃二经，为祛风胜湿之要药。"湿胜则濡泻"，湿去则泻止，则肠道功能自复。余谓：防风能祛弯曲之风者，实指防风可胜肠道弯曲滞湿也。肠道受湿邪侵袭，还有夹寒、夹热、夹暑等不同，临床凡需祛肠道之湿而达止泻目的，必用防风，用防风当辨证配伍。防风配槟榔轻泻，配大黄峻泻，加干姜缓泻，以通为用，而达病愈。寒重者配伍附子5～10g，夹热者配伍黄连5～10g，白头翁15g。腹痛者配伍木香10g，夹湿重者可配苍术、薏苡仁，夹暑者可配香薷、扁豆。药后初见大便泻下如酱色，或夹黏冻或泻下次数增多，或稍见腹痛，勿惧，继用则至大便转为正常。

【临床注意】

防风辛温，凡出血及火旺者慎用。误用易引起鼻衄等不良反应。

---

⑪ 大黄

【源头摘录】

大黄出自《神农本草经》。性寒，味苦。归脾、胃、大肠及肝、心包经。功效：攻积导滞，泻火凉血，活血祛瘀，利胆退黄。用法用量：煎服，5～15g，外用适量。

【临床应用】

大黄性寒味苦，为攻下要药，俗有"川军"之称，善于荡涤胃肠，清除燥结，通下积滞。胃肠实热积滞，便秘腹痛，甚则高热昏迷者。皆可运用。

【临床必用】

实热便秘，高热昏迷。慢性肾炎"变症"，黄疸等。

【临床配伍】

1. 实热便秘，症见大便不通，脘腹痞满，腹痛拒按，大黄配厚朴、枳实、芒硝、木香等峻下热结，药到便通。

2. 老年性便秘，多因津亏气虚而得，当补气通便，滋阴通便，所谓"增液行舟"，但对顽固性便秘有的毫无动静，笔者认为用生大黄12g，入辨证方中，后下，荡涤肠道，打开缺口，不失为一法。但不宜常用、久用。用时与山茱萸、肉苁蓉、桃仁、黄芪、山药等配伍益肾补脾，活血通便，标本兼顾。

3. 急性黄疸性肝炎，多因湿热积聚，用生大黄，配栀子、茵陈清热除湿，泄胆退黄。

4. 高热昏迷，凡高热昏迷者，皆属急重危症，承陆九芝"人病之热惟胃为甚"和万密斋"心为神舍易生惊，色脉相通恶热侵，实则避嫌惟泻腑"之旨，用大黄配石膏。大黄苦寒生用，以泻阳明腑热，下其上燔之火，石膏清阳明经热，折其壮热之火，配钩藤、天竺黄凉肝熄火，配竹沥、羚羊角以助窍开。诸药相合，高热昏迷方有转机。

5. 慢性肾炎"变症"型，灌肠排毒，大黄必用。慢性肾炎迁延日久，或治疗失当或失于治疗，多病情加重，出现"肾绝""关格"等重危急证，相当于西医"肾病综合征""肾衰竭""尿毒症"等，笔者称之为慢性肾炎"变症"型。可配合灌肠法治疗。湿浊热毒重型，大黄配枳实、芒硝、蚕砂等泻火降浊；胃中秽浊邪毒型，大黄配石膏、枳壳（实）、黄连等清胃泄浊；气虚者，大黄配黄芪、党参、牡蛎等益气降浊；虚脱者，用大黄配党参、黄芪、附片、牡蛎、丹参等固脱降浊。

6. 咽喉肿痛，目赤生秽，鼻衄，齿衄，用大黄配川牛膝参与辨证药中，借苦寒之力，泻热毒于下。

7. 跌打损伤，用大黄配地鳖虫、骨碎补活血祛瘀止痛效好，可内服亦可打粉外用。

8. 风疹腹痛并作或交作出现，用大黄配防风，肺与大肠同治，则腹痛即止，风疹即消。

【临床注意】

大黄用于通便泻下宜后下，煎 3～5 分钟为宜。灌肠排毒应辨证加味。大黄苦寒易败胃，有活血化瘀之力，胃寒者、孕妇忌用。

12 黄连

【源头摘录】

黄连出自《神农本草经》。性寒，味苦。归心、脾、胃、肝、胆、大肠经。功效：清热燥湿，泻火解毒。用法用量：煎服 2～5g。外用适量。

【临床应用】

黄连性大寒味苦，清泻心、胃、肝、胆实火，尤其心火。故凡热病心烦、胃热呕吐、肝胆肠道湿热之证当用。

【临床必用】

高热神昏，湿热痞满，泻痢呕吐，口舌生疮，疔疮痈肿，浸淫疮，胃热牙痛，热盛消渴者。

【临床配伍】

1. 高热神昏，谵语痉厥者，黄连必用。如乡贤吴鞠通《温病条辨》安宫牛黄丸（牛黄丸），古今沿用。

2. 失眠、惊悸、怔忡，属心火亢盛、阴血不足者，黄连配白芍、阿胶同用。如《伤寒论》黄连阿胶汤；心火上炎、心肾不交者，用黄连配肉桂名交泰丸（《四科简效方》）。

3. 泻痢，黄连大苦大寒，清热燥湿之力胜于黄芩，尤善清泄脾胃肠道湿热，乃治泻痢要药。临床治泻痢，是证必选。湿热并重用白头翁汤；兼有表证发热者，用葛根黄芩黄连汤；湿热泻痢气滞者用香连丸；湿热下痢日久，便脓血者用黄连丸。上诸方皆以黄连为主。

4. 呕吐吞酸，属肝经火郁犯胃者，黄连与吴茱萸配伍，即《丹溪心法》左金丸。胃热呕吐黄连与半夏、竹茹、橘皮配伍，如苏州王孟英《温热经纬》黄连橘皮竹茹半夏汤。

5. 牙龈肿痛。牙龈属胃，胃火上冲肿痛者，黄连配生地黄、升麻、牡丹皮等必效。如《兰室秘藏》清胃散，若连及牙根酸痛或酸楚者，牙根属肾，宜配山茱萸、肉桂（小量）。

6. 痈肿疔毒，目赤肿痛，用黄连与黄芩、黄柏、栀子配伍。如《外科秘要》黄连解毒汤。

7. 口舌生疮。或心火下移小肠，心烦口疮，小便淋漓涩痛者，用黄连配伍栀子、竹叶、生地黄、木通等同用。如《医宗金鉴》清心导赤散。

【临床注意】

脾胃虚寒、阴虚津伤者慎用，注意顾护脾胃。

二、高频用药 82 味

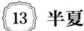 13　半夏

【源头摘录】

半夏出自《神农本草经》。性温，味辛，有小毒。归脾、胃、肺经。功效：燥湿化痰，降逆止呕，消痞散结；外用消肿止痛。用法用量：煎服，3~10g。一般用姜汁，明矾制过入煎剂。

【临床应用】

半夏因炮制不同，应用各有所偏，姜半夏长于温中和胃，降逆止呕；胃寒冷痛，胃气上逆欲吐用姜半夏；法半夏长于燥湿化痰；清半夏、水半夏亦燥湿化痰，力强于法半夏；生半夏治顽痰痼疾效好，按常规中药煎煮即可，未见毒性反应。据不完全统计，古今方家以半夏冠名的汤、散、饮等方剂计100多首，皆各有千秋，用有特色。临床半夏应用属高频用药，贵在择选。

【临床必用】

咳喘，痰饮，眩晕，呕吐反胃，胸脘痞闷，梅核气，瘰疬，痰核，结节，肿瘤等。

【临床配伍】

1. 痰湿壅肺，咳声重浊，痰白质稀，法半夏与陈皮、茯苓相伍，燥湿化痰。

2. 寒痰咳喘，痰多清稀，夹有泡沫，形寒背冷，咳嗽吐逆，姜半夏与细辛，干姜相伍，温肺化痰，相得益彰。

3. 痰饮，眩悸，痰厥头痛。半夏与天麻相伍，燥湿化痰、平肝息风。

4. 呕吐，姜半夏、生姜相伍，和胃止呕，如小半夏汤；半夏配白术、党参健脾助运，和胃降逆。胃和则呕吐自止。

5. 梅核气，咽中似物梗阻，吐之不出，咽之不下，饮咽无碍，中医谓之"梅核气"者。临床半夏与厚朴、茯苓、紫苏等配伍，行气解郁，化痰散结，是症自消。

6. 胸脘痞闷，半夏与干姜、黄连、瓜蒌相伍，辛开苦降，宽胸散结，涤痰畅机。

7. 瘰疬、瘿瘤、皮下结节，半夏与海藻、昆布、泽漆、浙贝母相伍，化痰软坚，散结消肿，相须为用。

8. 肿瘤，半夏生用，乃肿瘤首选化痰软坚之味，临床与山慈菇、海藻、穿山甲、猫爪草、皂角刺等配伍以增化痰散结、软坚消肿之功，凡肿瘤皆可用之。

9. 风湿痹证，半夏与独活、五加皮、怀牛膝、川芎、陈皮等相伍。祛风除湿，化痰通络，舒筋活血，切中病机，如《马培之医案》。

【临床注意】

阴虚咯血，痰燥痰热慎用。历代关于中药配伍皆提出半夏不宜与川乌、草乌、附子同用，最早见于张子和《儒门事亲》。而临床凡遇胃脘冷痛，胃气不和者，笔者将熟附子与姜半夏同用未见不良反应，个人之见仅供参考。

---

⑭　杏仁

【源头摘录】

杏仁出自《神农本草经》。性微温，味苦，有小毒。归肺、大肠经。功效：止咳平喘，润肠通便。用法用量：煎服，5～10g。

【临床应用】

杏仁味苦能降，温能散寒，长于温肺降气，止咳平喘，为治咳喘要药，凡咳嗽气喘，痰色白清稀者首选；肺与大肠相表里，杏仁质润，入肠直达病所，降肺气能通肠，可润肠通便。

【临床必用】

咳嗽气喘，痰色白稠黏，肠燥便秘，尤其适用于老年患者。

【临床配伍】

1. 咳嗽气喘，临床上无论新久咳嗽，属寒属热，杏仁性温不大温，入肺止咳平喘，皆可用杏仁配伍应用，临床属高频用药。若咳喘属于肺热者，可与黄芩、桑白皮、生石膏等相伍；属于肺寒者，可与细辛、干姜等相伍。

2. 肠燥便秘，如老年便秘，多属津亏肠燥者，杏仁与火麻仁、郁李仁、瓜蒌仁等相伍，"增液行舟"，开肺通下，相须为用，择一二味配伍即可。

3. 风寒咳喘，咳嗽痰白，杏仁与麻黄、甘草等配伍，散寒宣肺，止咳平喘。

4. 风热咳嗽，杏仁与桑叶、菊花、桔梗、连翘、薄荷同用，方如乡贤吴鞠通《温病条辨》桑菊饮疏风清热，宣肺止咳。

5. 咳逆气急，口干，身热不解，有汗或无汗者，杏仁与生石膏、麻黄、甘草同用，方如南阳张仲景《伤寒论》麻杏石甘汤辛凉宣肺，清热平喘。杏仁在方中虽属佐药，但杏仁味苦能降肺气，助麻黄、石膏清肺平喘，不可或缺。

6. 肺热咳喘，胸闷痰黄，或痰中带血者。杏仁与桑白皮、葶苈子、半夏同用泻肺平喘，化痰降逆；与白及、仙鹤草、花蕊石配伍，止咳止血，相须为用。

【临床注意】

杏仁性温能行，味苦能降，仁含油脂，故虽有咳喘之证，但老年大便溏泻者当慎用。

附 甜杏仁

性平，味甘。归肺、大肠经。功能润肺止咳，润肠通便。适用于虚劳咳嗽、肠燥便秘。用法用量：煎服，5～10g。

15 皂荚

【源头摘录】

皂荚出自《神农本草经》。性温，味辛、咸，有小毒。归肺、大肠经。功效：祛顽痰，通窍开闭，祛风杀虫。成人用量，入汤剂，1～5g，外用适量。

【临床应用】

皂荚辛温有小毒，归肺及大肠，有较强的祛痰开窍，软坚散结消肿的功效，用于顽痰阻塞，关窍闭阻的病证，如顽痰阻肺，胸闷咳喘，咯痰不爽，中风癫痫，喉痹等症。

【临床必用】

癫痫，中风，咳喘，喉痹，瘰疬，结节，阴疽，良性、恶性肿瘤等。

【临床配伍】

1. 癫痫发作，皂角刺选配礞石、天南星、法半夏、郁金祛痰开窍，化痰镇静。

2. 中风后遗症，皂角刺与干地龙、丹参、全蝎等相伍搜风祛痰，活血通络。

3. 咳喘，治咳喘痰多，痰色黄而稠，咯之不爽，难吐，难以平卧者，皂角刺与葶苈子、桑白皮、麻黄等合用祛痰而平喘；若痰饮清稀，咳喘不能平卧者，则与细辛、山茱萸等相伍温肺补肾以平喘止咳。

4. 皮下结节（皮下脂肪瘤），良性、恶性肿瘤者，皂角刺与白芥子、泽漆、半夏、王不留行等相伍，活血化痰，散结消肿。

5. 阴疽，贴骨疽，脱疽，痰核，流注，鹤膝风等。症见皮肤漫肿，皮色不变，稍痛无热，在下肢多见行走有碍，皂角刺配白芥子祛痰通络。寒重者与麻黄、桂枝、附子等相伍；有热者与金银花、黄芩相伍；肾亏的与山茱萸、巴戟天相伍；瘀血见症明显者与地鳖虫、川芎、水蛭等相伍。

【临床注意】

内服，汤剂用量不宜过大，过大易引起呕吐、腹泻，减量或停药即可。皂荚性温味辛，性善走窜。孕妇、有出血倾向者忌用。皂角刺功同皂荚且无皂荚之毒性，故笔者每用皂角刺。

─────── 附 皂角刺（《神农本草经》）───────

性温，味辛。归肝、胃经。功效：功同皂荚，无毒，且能消肿排脓，用于痈疽疮毒而起或脓成不溃之证以及皮癣、麻风等。用法用量：煎服，5～10g。笔者治结节，肿瘤等每剂 15～30g。

临床注意：痈疽已溃者忌用。

─────── 16 天南星 ───────

【源头摘录】

天南星出自《神农本草经》。性温，味苦、辛，有毒。归肺、肝、脾经。功效：燥湿化痰，祛风解痉，外用散结消肿；用法用量：煎服，3～10g。外用适量。

【临床应用】

本品功能燥湿化痰，温燥之性胜于半夏，痰湿壅滞之证为首选，性温，味苦、辛，对风痰之疾，有祛风止痉之功。近来临床用于抗癌，主要从"痰"字着手而取效。症见顽痰咳嗽，癫痫发作，半身不遂，手足麻木，惊搐，颈下瘰疬，体表体内结肿等痰湿瘀结，络脉不畅，气机痹阻之症等皆可择用。

【临床必用】

湿痰、寒痰、痰瘀互结诸证。如目眩，中风，癫痫，破伤风，痈疽，瘰疬，结节，良性、恶性肿瘤。

【临床配伍】

1. 顽痰咳嗽，咳嗽痰多，胸闷苔腻者天南星与半夏、枳实、陈皮相伍，以奏燥湿化痰之功。若属痰热互结者，与黄芩、瓜蒌配伍，法效张洁古《保命集》小黄丸之意。

2. 中风半身不遂、手足麻木、癫痫痉搐，是病是证多因痰阻络，风痰滞留，或痰瘀互结，天南星与礞石、半夏、天麻、全蝎、僵蚕、干地龙、天竺黄之类相伍，化痰通络，息风定惊，因需择选，二三味即可。

3. 皮下瘰疬或结核，天南星与生半夏、浙贝母、海藻、昆布等相伍化痰散结。

4. 痰热惊搐，天南星与胆南星、白僵蚕、朱砂、天竺黄、牛黄相伍清心化痰，定惊息风。

5. 宫颈癌者，与凤尾草、土茯苓、夏枯草、苦参等配伍化痰散结，清热解毒。治肿瘤与半夏、皂角刺、泽漆、白蒺藜等相伍，化痰定惊安神，亦治肺癌、食管癌等。

【临床注意】

孕妇慎用。是味性温味苦，苦能生燥，易伤阴耗液，肺阴不足，虽见有痰者，当慎用。

───────── 附 胆南星（《神农本草经》）─────────

性凉，味苦，微辛。归肺、肝、脾经。本品为制天南星的细粉与牛、羊或猪胆汁经加工而成，或为生天南星细粉与牛、羊或猪胆汁经发酵而成。功效：清热化痰，息风定惊。适用于痰热咳嗽、咯痰黄稠、中风昏迷，癫狂惊痫等病证，与天竺黄、竹沥相伍，效增。用法用量：煎服，5～10g。

───────── 17 贝母 ─────────

【源头摘录】

贝母出自《神农本草经》。性微寒，味苦、甘。归肺、心经。功效：清热化痰，润肺止咳，散结消肿。煎服 3～10g，研末冲服 1～2g/次。

【临床应用】

贝母性寒微苦，清热化痰，化痰止咳，化痰散结。其川贝母味甘质润，润肺止咳效佳。浙贝母味苦性偏于泄，化痰散结力强，贝母品种较多，当辨证择用。凡肺热咳嗽、痰黄或干咳少痰，结节瘰疬、痈肿热痛者皆可选用。

【临床必用】

咳嗽，肺痈，乳痈，瘰疬，瘿瘤，疮毒，结节，肿瘤等属痰热病证。

【临床配伍】

1. 肺热咳嗽，咳痰色黄，或夹血丝，川贝母常配黄芩、瓜蒌、竹茹等清热化痰止咳；夹血者与白及、花蕊石相伍。

2. 阴虚咳嗽，干咳无痰，川贝母甘润常与南沙参、北沙参、天冬等配伍润肺止咳。

3. 颈下、腋下颈旁瘰疬、喉旁瘿瘤者，贝母与夏枯草、昆布、海藻、白芥子、泽漆相伍，化痰软坚。治良性、恶性肿瘤（癌）者，与蛇莓、山慈菇、皂角刺、猫爪草、黄药子等相伍，清热解毒、化痰散结。

4. 乳痈，贝母配伍蒲公英、连翘、夏枯草、赤芍等消肿散结效好。

5. 肺痈，贝母与苇茎、鱼腥草、金荞麦、白及相伍，清肺止咳，化痰消肿，有脓排脓。

【临床注意】

"十八反"提出贝母反川乌、草乌、附子，临床遵之。

────────────── **附** 浙贝母、青贝母、伊贝母 ──────────────

1. 浙贝母

性味归经：性寒，味苦。归肺、心经。功效：清热化痰止咳，解毒散结消痈。

用法用量：煎服，5~10g。

2. 青贝母（平贝母）

性味归经：性微寒，味苦、甘。归肺、心经。功效：清热润肺，化痰止咳。

用法用量：煎服，3~9g，研粉冲服，一次 1~2g。

3. 伊贝母

性味归经：性微寒，味苦、甘。归肺、心经。功效：清热润肺，止咳化痰。

用法用量：煎服 3~9g。

注：贝母因产地不同而名多，如松贝母、青贝母、炉贝母等。

松贝母主产四川岷江流域松潘等地。

青贝母主产青海、甘肃。

炉贝母主产云南、西藏。

大贝母主产浙江、泉山、新昌、宁波一带，又称象贝母、浙贝母、土贝母。

────────────── **18** 紫菀 ──────────────

【源头摘录】

紫菀出自《神农本草经》。性微温，味苦、辛、甘。归肺经。功效：润肺化痰止咳，且有通便作用。用法用量：煎服，5~10g。外感暴咳生用，肺虚久咳蜜炙用。

【临床应用】

紫菀温而苦降，温润不燥，单入肺经。新旧咳喘、咳嗽，不分外感内伤，寒热虚实，皆可应用。

【临床必用】

咳嗽，肺痈胸痛。

【临床配伍】

1. 风寒咳嗽，咳嗽咽痒，紫菀与桔梗、荆芥、白前等相伍，疏表宣肺，止咳化痰。

2. 肺热咳嗽，咳嗽痰黄稠，紫菀与桑白皮、知母、浙贝母、百部、生石膏等配伍，清肺化痰，苦降止咳。

3. 肺痨咳嗽，骨蒸潮热，咳痰咯血，紫菀与百部、麦冬、阿胶、三七配伍，滋阴润肺、清凉止嗽、补血宁血、活血止血各显其优，相辅相成。

4. 肺气不足，咳嗽不已，咳痰量少，或黄或白，或黄白相兼，紫菀与款冬花、党参、黄芪、南沙参、北沙参等配伍，补益肺气，化痰止咳。

5. 咳嗽，不论寒热虚实，凡兼见大便秘结者，炙紫菀配用，止咳通便。

【临床注意】

紫菀偏于祛痰，其性微温，味苦、辛、甘，药性平和，新老咳嗽，皆宜应用。

---

⑲ 瓜蒌

【源头摘录】

瓜蒌出自《神农本草经》。性寒，味甘、微苦。归肺、胃、大肠经。功效：清热化痰，宽胸散结，润肠通便。用法用量：煎服，全瓜蒌 10 ~ 20g，瓜蒌皮 6 ~ 12g，瓜蒌仁 10 ~ 15g 打碎入煎。

【临床应用】

瓜蒌味苦导痰浊下行，宽胸散结，性寒能清，清化热痰，脘腹痞满，胸痹疼痛，或咳吐脓血，肠燥便秘，咳嗽痰黄、或干咳少痰，质黏难咯，皆可运用。

【临床必用】

胸痹心痛，乳痈，肺痈，肠痈，痰热咳喘证。

【临床配伍】

1. 胸痹心痛，由痰瘀互结，胸阳不振，胸络不畅者，瓜蒌皮与薤白相伍，酒送下开胸理气，化痰通络，据辨证痰色白而黏配半夏，如气虚者配人参，心阳不振配桂枝，夹瘀配丹参、三七活血畅胸。心肾阳虚者配熟附子、山茱萸温肾助阳，宽胸散结。

2. "小结胸病"，临床痰热互结心下，气机不通，胸脘痞闷，按之则痛，或吐痰稠黄，此属痰（湿）热结于胸下，用瓜蒌皮配黄连、半夏，清热化痰，宽胸散结。

3. 乳痈，乳痈初起局部红肿热痛，未化脓者。瓜蒌配蒲公英、赤芍、牡丹皮、金银花、甘草等，清热解毒，凉血消肿。肺痈瓜蒌与鱼腥草、苇茎（切）、薏苡仁、桃仁10g相伍清肺化痰，逐瘀排脓。肠痈与红藤、败酱草相伍，清热解毒、凉血消肿。

4. 老年便秘者，瓜蒌与火麻仁、郁李仁相伍，润肠通便；肾虚便秘者瓜蒌与肉苁蓉相伍，归肾入肠，补肾助阳，润肠通便。咳嗽便秘者瓜蒌和炙紫菀相伍，止咳通便，相得益彰。

【临床注意】

不宜与川乌、草乌同用，"十八反"有"半蒌贝蔹及攻乌"之告。

附　瓜蒌子

性寒，味甘。归肺、胃、大肠经。功效：长于润肺化痰，润肠通便，用量：12g。全瓜蒌则皮、仁之效双兼。

20　牛膝

【源头摘录】

牛膝出自《神农本草经》。性平，味苦、酸。归肝、肾经。功效：活血通便，补肝肾，强筋骨，利水通淋，引火（血）下行。用法用量：煎服，6～15g。补肝肾、强筋骨宜酒炙，其他生用。

【临床应用】

牛膝味甘缓补，味苦通泄，归经肝肾，既能活血化瘀，又能补益肝肾。

《本草经疏》谓："走而能补，性善下行。"临床上肝阳上亢，肝肾不足，症见腰膝疼痛、头痛、头胀、小便不利、女子月经不调、少腹痛、跌打损伤、口舌生疮、衄血吐血者皆可运用。

【临床必用】

血瘀之痛经，闭经，胞衣不下。肝阳上亢之头痛、眩晕，火毒上冲之牙痛、口舌生疮。吐血、衄血，以及腰膝酸软疼痛者。

【临床配伍】

1. 吐血、衄血、面痘，川牛膝与生地黄、焦山栀、白茅根、紫草、赤芍相伍，清热凉血，引热下行。

2. 胃火上炎，口舌生疮，牙龈肿痛，牛膝与生地黄、黄连、牡丹皮、生石膏相伍，清胃凉血。

3. 肝阳上亢而头痛、头胀、眩晕，或面色红赤者。牛膝与夏枯草、槐花、地榆、罗布麻叶、钩藤、生牡蛎、生龙骨择配运用。取《医学衷中参西录》镇肝熄风汤意，药择选二三味即可。用牛膝味苦通泄，引热下行，折其阳亢，不可或缺。

4. 头昏头晕，阴虚阳亢者，牛膝与生地黄、生牡蛎、白芍、龟板、知母相伍滋阴潜阳，药选一二味即可。

5. 淋证（热淋、血淋、石淋），据血水同源之理，用川牛膝、土牛膝与冬葵子、瞿麦、滑石、生地黄相伍，活血利水，清热通淋。

6. 腰膝酸软疼痛，肝肾虚损者，怀牛膝与熟地黄、龟板、锁阳、虎骨、陈皮配伍，壮腰健肾；牛膝与桑寄生、独活、地黄、续断、杜仲、菟丝子相伍，补益肝肾，强筋壮骨；若因外伤所致的腰膝酸痛，牛膝可与当归、红花、续断、骨碎补、独活等相伍，舒筋活血，散寒通络，养血活血。

【临床注意】

牛膝有川牛膝和怀牛膝之别，怀牛膝补益肝肾效佳，川牛膝活血化瘀，下行力强。另有一味土牛膝功于清热解毒，活血通淋，不能和牛膝同等而语，孕妇慎用。

（附）川牛膝、土牛膝

---

1. 川牛膝（《本草纲目》）

性平，味甘、微苦。归肝、肾经。功效：逐瘀通经，通利关节，利尿通淋。常用量：剂 5～10g。

2. 土牛膝（《本草图经》）

性寒，味甘、微苦、微酸。归肝、肾经。功效：活血祛瘀，泻火解毒，利尿通淋。常用量：剂 10～15g。

㉑ 延胡索

【源头摘录】

延胡索出自《雷公炮炙论》。性温，味辛、苦。归肝、脾、心经。功效：活血，行气，止痛。用法用量：煎服，3～10g。研末吞服，每次 1～3g。

【临床应用】

是药秉承辛散温通之性，既能活血又能行气、止痛。《本草纲目》云："延胡索，能行血中气滞，气中血滞，故专治一身上下诸痛，用之中的，妙不可言。"临床广泛应用于身体各个部位的多种疼痛症，如胸、胃、胁肋、腹以及肢体诸痛等。

【临床必用】

胸痹心痛，胃痛，腹痛，痛经，胁痛，腰痛，肢体疼痛等。

【临床配伍】

1. 胃寒疼痛，寒则血流不畅，甚则血凝，症见胃脘疼痛，痛势隐隐，得温痛减者延胡索与桂枝、高良姜相伍，温胃散寒，和胃止痛。

2. 肝郁气滞，症见脘胁胀痛者，病因郁滞化火，热与瘀结而致，延胡索配金铃子疏肝泄热，行气活血以止痛。

3. 胸痹心痛，延胡索与瓜蒌、薤白、桂枝、丹参等配伍，活血以通心阳，通则不痛。

4. 寒疝腹痛，睾丸肿胀，延胡索择配乌药、熟附子、橘核、荔枝核等温理厥少，祛瘀散结，通则不痛。

5. 癌症疼痛，外伤疼痛，腰腹痛等，醋延胡索重用，剂 20～30g，止痛效佳，治癌症疼痛，外伤疼痛，肾结石腰腹痛亦宜重用。癌性疼痛，可择配威灵仙、仙人掌、雄黄、寻骨风、全蝎等以增止痛效力。

6. 顽固性失眠，延胡索重用，择配麦冬、丹参、夜交藤、炒枣仁。此用法是笔者得国医大师朱良春赠以《朱良春医集》大作，读到朱老用延胡索配徐长卿治顽固性失眠一说，经临床效法运用，屡获佳效。

【临床注意】

延胡索活血行气止诸痛，一般病证用药不宜大，10g 为宜。特殊病种如癌症用醋延胡索止痛，用量可增至 15~30g。

(22) 红花

【源头摘录】

红花出自《新修本草》。性温，味辛。归心、肝经。功效：活血通经，散瘀止痛。用法用量：煎服，3~10g。外用适量。

【临床应用】

红花辛温，入心肝血分，秉辛散温通之性，功擅活血化瘀。临床各科凡瘀血阻滞或血流不畅之证，是属首选。如胸腹疼痛，胁痛，痛处固定，经前、经期、经后腹痛，寒瘀阻络腰痛，肢体疼痛，外力致伤之瘀痛，慢性久病肢体麻木疼痛等是症者，皆可用之。

【临床必用】

月经不调，痛经，闭经，癥瘕积聚，跌打损伤，胸胁腰肋等诸痛属血瘀证者。

【临床配伍】

1. 癥瘕积聚，红花活血散瘀，与三棱、莪术相伍，活血化瘀，消坚散结，相得益彰。

2. 血瘀症，无论内伤外伤，凡血瘀证皆可配伍丹参、桃仁、地鳖虫等活血化瘀，消肿止痛。

3. 胸胁痛，胁肝之分野，胸心肺所居，凡痛症多因气血不通所致，用红花与柴胡、赤芍、川芎、当归、桃仁、丹参、穿山甲、片姜黄、大黄等相伍，如《医学发明》复元活血汤即寓此意。

4. 小剂量红花 3~5g 与黄芪、当归、党参等相伍，益气补血，活血养血。

【临床注意】

红花孕妇忌用。因其性温，经期外感风热不宜用。《本经逢原》谓："少则养血，多则行血，过用使人血行不止。"另西红花，又名"藏红花""番红花"。多由伊朗、印度传至西藏而输入，现我国已产。功效同红花，因货少价贵，用量宜少，一般用量：1.5~3g。笔者一般不入煎剂，开水泡，次 0.5~1g，冲服。

用于养生康复，日 1g，可加红参片、西洋参片各 3～5 片，开水泡，当茶饮，老年及病后，尤为适合。录之以参考。

━━━━━━━━ 附 西（藏）红花 ━━━━━━━━

性微寒，味甘。归心、肝经。功效与红花相似，临床应用也基本相同，但力量较强，又兼有凉血解毒功效，尤宜于斑疹火热，疹色不红，温病入营血之证，因本品货少价贵，用量宜小，一般用 1.5～3g。孕妇忌用。

23 桃仁

【源头摘录】

桃仁出自《神农本草经》。性平，味苦、甘。归心、肝、肺、大肠经。功效：活血祛瘀，润肠通便，止咳平喘。用法用量：煎服，5～10g，捣碎用。本品有毒，不可过量。

【临床应用】

桃仁味苦、甘，性平。归心肝血分，善泄血滞，祛瘀力强，凡瘀血阻滞之证，皆属当用，为治疗多种瘀血阻滞病症之要药，是药又归经大肠，富含油脂对肠燥便秘尤合。归经肺，能降泄肺气，临床咳喘常作配伍之用。

【临床必用】

月经不调，痛经，经闭，产后腹痛，癥瘕，胸痛，"血渴"，跌打损伤等。

【临床配伍】

1. 月经不调，痛经，经闭，产后瘀血腹痛，癥瘕者，桃仁与熟地黄、白芍、川芎、当归、红花等相伍养血活血，散瘀止痛。

2. 胸痛，治血瘀胸痛，痛如针刺，痛处不变，用桃仁配伍红花、当归、川芎、赤芍、牛膝、柴胡、桔梗、枳壳等，活血化瘀，行气止痛。

3. "血渴"，口干渴，夜为甚，动则渴解，此瘀血阻络，津液输布不能上承于口者，桃仁配红花、川芎、升麻、当归、黄芪、白术等活血通络，益气布津，口渴自止。

4. 便秘，治便秘桃仁常与杏仁相伍，上开肺气，下通腑气，活血润肠，肺与大肠同治。

5. 咳喘，桃仁入肺与杏仁相似，相互配合，以增宣肺止咳平喘之力，宣肺配生麻黄，平喘配炙麻黄。

【临床注意】

桃仁味苦能降，有小毒，逐瘀力强，孕妇忌用。

—— 24 王不留行 ——

【源头摘录】

王不留行出自《神农本草经》。性平，味苦。归肝、胃经。功效：活血通经，下乳消肿，利尿通淋。用法用量：煎服，10～15g。外用适量。

【临床应用】

王不留行性平味苦，入肝经血分，善于通利血脉，活血通经，走而不守，为活血通经之要药，故血瘀经闭，痛经等是病当用；王不留行入多气多血阳明胃经，女子乳房属胃，其性苦泄宣通，功擅活血而通乳，故乳汁不下，当属首选；其味苦能降能泄，其性下行，活血利尿，凡淋证者当用。临床配伍他药，治疗范围更广，凡痰瘀互结，顽疾痼症，经脉不畅者，王不留行常作配伍应用，取其活血利水而消肿。

【临床必用】

经闭，痛经，产后乳汁不下，乳痈初起，淋证，各种良性、恶性肿瘤。

【临床配伍】

1. 产后乳络不通，乳汁不下，王不留行配穿山甲、通草活血通乳，相须为用。

2. 气血亏少，乳汁不足，王不留行与当归、黄芪相伍，黄芪重用，每剂30～60g，当归10g，补为通用。

3. 经闭、痛经，王不留行与当归、川芎、红花、益母草、香附等相择伍，养血活血，行气活血，血足血流畅，通则不痛，月经自调。

4. 腹腔胁下癥积、皮下结节，王不留行与皂角刺、三棱、莪术、泽漆相伍，活血消肿，化痰散结。

5. 淋证，王不留行，配金钱草、海金沙、鱼脑石、怀牛膝等，活血利尿。诸淋可治，石淋尤合。

6. 乳腺癌、肝癌、泌尿系肿瘤，软组织肿瘤以及各种良性肿瘤证属瘀血痰湿兼夹者，王不留行与猫爪草相伍，活血化瘀，软坚散结；与半夏、皂角刺、硇砂等相伍，活血化痰；与石打穿、泽漆、杠板归相伍而增活血渗湿之功。

【临床注意】

王不留行味苦主降，功擅活血通络，孕妇慎用。

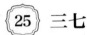
25　三七

【源头摘录】

三七出自《本草纲目》。性温，味甘、微苦。归肝、胃经。功效：化瘀止血，活血定痛。用法用量：煎服，3～10g。研末吞服，一次 1～1.5g。外用适量。

【临床应用】

三七性温不大温，味甘不过甜，微苦不大苦，入血分归肝经，为活血化瘀，活血止血，消肿止痛之良药，临床应用广泛，有止血不留瘀、活血不耗血之妙，故凡因瘀血出，瘀血疼痛者，皆可选用。

【临床必用】

咯血、吐血、衄血、尿血、便血、崩漏等凡脏腑经络留瘀出血，以及外伤出血、跌打肿痛者。

【临床配伍】

1. 人体内外各种出血，瘀滞肿痛者。三七既能止血又能活血，止血不留瘀，打粉内服。外用适量。

2. 内伤出血，如咳血、咯血、衄血、吐血，三七与花蕊石、藕节、白及、仙鹤草配伍；小便出血，三七与小蓟、白茅根、仙鹤草配伍；大便出血，三七与槐花、地榆、大黄炭配伍；外伤出血，三七与血竭、骨碎补、自然铜配伍，皆奏活血止血之功。

3. 胸痛、心痛，心气心血不足、心阳不振、夹瘀阻络、三七打粉单用，或煎剂内服皆可。心气不足者，三七与黄芪、人参、五味子相伍；心血不足者，三七与当归、丹参、阿胶、桂圆相伍；心阳不振者，三七与瓜蒌皮、川芎、薤白、桂枝相伍；心阴不足者，三七与天冬、麦冬、生地黄相伍。

【临床注意】

三七苦温，热邪炽盛，阴虚血热以及孕妇慎用。

26　水蛭

【源头摘录】

水蛭出自《神农本草经》。性平，味咸、苦，有小毒。归肝经。功效：破血通经逐瘀，消癥。用法用量：煎服，1.5～3g。研末服，0.3～0.5g。以入丸、散或研末为宜。或用鲜活者放置于瘀肿局部吸血消瘀。

【临床应用】

水蛭，行血分，性平无寒热之偏，破血逐瘀力强，凡属瘀血为患者。

【临床必用】

癥瘕痞块，中风偏瘫，跌打损伤，闭经，以及肝癌、宫颈癌、卵巢癌等见症血瘀者。

【临床配伍】

1. 癥瘕痞块，即今之肝硬化，脾肿大，肝癌，水蛭入血通经，归肝经，与三棱、莪术、桃仁配伍，破血逐瘀，消癥散结。体虚者可配人参、当归等补气活血，如乡贤吴鞠通《温病条辨》化癥回生丹，临床效法，效佳。

2. 中风偏瘫，水蛭与地龙配伍，活血通络。

3. 跌打损伤，局部红肿疼痛者。水蛭与地鳖虫、自然铜、苏木相伍活血散瘀，消肿止痛。

4. 闭经，血瘀经闭，脐腹隐痛有阴虚征者。水蛭与地黄、虻虫、桃仁等相伍活血滋阴，如地黄通经汤；若正气虚损，形体虚羸、皮肤甲错、两目黯黑，瘀血内停之干血劳者，水蛭常与虻虫、地鳖虫、大黄、干地黄配伍，如《金匮》大黄䗪虫丸，滋阴养血，血足血畅，活血逐瘀。

5. 治癌，在辨证基础上，水蛭与七叶一枝花、地鳖虫、王不留行、三棱、莪术、铁树叶、蛇莓（蛇草果）、望江南、紫草等配伍清热解毒，逐瘀排毒；常与夏枯草、穿山甲、海藻等相伍软坚散结；与龟甲、鳖甲、棉花根、薛荔果、黄芪相伍，益气滋阴，活血化瘀。治宫颈癌、卵巢癌，水蛭与苦参、墓头回、椿根皮、泽漆等相伍，活血化瘀，利水解毒；与八角莲、地鳖虫相伍，增强活血逐瘀之力；与穿山甲、皂角刺、棱术相伍，增强软坚散结之力；与半夏、了哥王、皂角刺、天南星相伍，活血化瘀，化痰散结，相得益彰；与土茯苓、薏苡仁、铁树叶相伍，活血利水，渗湿消肿。

【临床注意】

孕妇忌服。

 附　虻虫

性微寒，味苦，有小毒。归肝经。功效：逐瘀消癥。用法用量：煎服剂 1～3g。入丸散每次 0.3～0.5g，冲服。

 27　萹蓄

【源头摘录】

萹蓄出自《神农本草经》。性微寒，味苦。归膀胱经。功效：利尿通淋，杀虫止痒。用法用量：煎服，9～15g。鲜者加倍。外用适量。

【临床应用】

萹蓄性寒善清，味苦生燥，燥能祛湿，入膀胱经，凡下焦湿热病症皆可应用。

【临床必用】

中医热淋、石淋、膏淋等，肛门湿疹，女子阴痒，男子阴囊瘙痒流脂，小便不利尿频、尿急、尿痛者。西医谓尿路感染、膀胱炎、慢性肾盂肾炎等。

【临床配伍】

1. 热淋，石淋，湿热入于下焦。小便不利，色黄赤，尿痛者。萹蓄与小蓟、瞿麦、车前子、金钱草、鱼脑石、白茅根等相伍，清热利湿，活血凉血，排石通淋。

2. 湿热下注，阴部湿疹、湿疮，阴痒者，萹蓄与蛇床子、地肤子、海金沙、土茯苓等相伍，清热燥湿，杀虫止痒，药可内服，药渣再煎，外洗病处，以增其效。

【临床注意】

脾虚者慎用。

────── 28 仙鹤草 ──────

【源头摘录】

仙鹤草出自《神农本草经》，又称龙芽草，狼牙草，脱力草。性平，味苦、涩。归心、肝经。功效：收敛止血，止痢截疟，解毒补虚。用法用量：煎服剂10～15g，大剂量可用30～60g。外用适量。

【临床应用】

仙鹤草性平和，收敛止血，无论寒热虚实，凡出血诸病诸症，皆可应用。

【临床必用】

咯血、吐血等五官、七窍出血诸症、崩漏下血、疟疾、血痢、痈肿疮毒。

【临床配伍】

1. 血证，血热妄行之出血者，仙鹤草与生地黄、侧柏叶、牡丹皮、白茅根、紫珠草相伍；气虚出血者，仙鹤草与黄芪、党参、白术相伍；血虚出血者与黄芪、当归、女贞子、墨旱莲相伍；尿血者与大、小蓟相伍；便血者与地榆、花蕊石相伍；血痢与白头翁、黄芩、黄柏相伍；咳血者与白及相伍；崩漏下血与地榆炭、血余炭相伍；痔疮出血与槐花、地榆相伍，各得其所。

2. 湿疹阴痒者，仙鹤草味苦能燥，杀虫止痒，与苦参、蛇床子、白鲜皮、黄柏相伍，煎剂内服，或外洗阴部。痈肿疮毒与金银花、连翘、紫花地丁、蒲公英相伍。

【临床注意】

体虚出血或血虚出血，仙鹤草有补虚强身之用，临床体虚出血或血虚出血者，宜重用，剂30～60g。

────── 29 三棱 ──────

【源头摘录】

三棱出自《本草拾遗》。性平，味辛、苦。归肝、脾经。功效：破血行气，消积止痛。用法用量：煎服，3～10g。醋制，祛瘀止痛力增。

【临床应用】

三棱辛苦性平，归肝、脾二经，属破血消癥之药。是药辛散苦泄主通，既入气分，又入血分，能行气破血，活血消癥，消积止痛，凡气滞血瘀，食积寒凝，所致诸般痛症，三棱、莪术相须为用。三棱主治病证及归经与莪术相同，三棱破血祛瘀力强，偏于破血，软坚散结，行气止痛，莪术辛苦性温，偏于破血行气，消积止痛。所以临床"棱术"多成对药应用。

【临床必用】

癥瘕、鼓胀，胸痹心痛，食积腹胀，瘀血经闭，肝脾肿大，肝硬化腹水，良性、恶性肿瘤。

【临床配伍】

1. 癥瘕、鼓胀（肝脾肿大、肝硬化腹水），三棱与莪术相伍，破血下气，消癥散积，与水蛭、地鳖虫、丹参、郁金相配，活血化瘀，消癥散结力强。用三棱、莪术相配伍，破血行气，散结消肿，能治多种癌症，如肝癌、胃癌、子宫癌、血管瘤等。

2. 食积，脘腹胀满疼痛者三棱与莪术、枳壳、厚朴、陈皮相伍，消积化滞，行气除满。

3. 胸痹胸痛，症见胸前闷痛，痛及后背，取三棱辛散能开之性，与薤白、瓜蒌皮、桂枝、人参相伍，补心气，祛痰浊，散寒凝，振心阳，畅理气机，通则不痛。

4. 黄疸，三棱配陈皮、白术、茯苓健脾和中，清热利湿。阳黄配伍茵陈、焦山栀；阴黄配伍熟附子、干姜，湿重配伍藿香、佩兰、豆蔻。

【临床注意】

三棱辛散苦燥，有耗伤正气之弊，年老体弱者慎用，破血祛瘀力强，又易耗血动血，血虚者当慎用，月经过多及孕妇忌用。

────── 附　莪术 ──────

莪术出自《药性论》。性温，味辛苦。归肝脾经。功效：破血祛瘀，行气止痛。今常用抗肿瘤。破血祛瘀，宜醋炒，行气止痛及抗肿瘤多生用。用法用量：煎服，3～9g。外用适量。孕妇忌用。

30　郁金

【源头摘录】

郁金出自《新修本草》。性寒，味辛、苦。归心、肝、胆经。功效：祛瘀止痛，行气解郁，凉血清心，利胆退黄。用法用量：煎服，5~12g。研末服，2~5g。

【临床应用】

郁金味辛入肝，功擅疏肝解郁，活血止痛，味苦，其性偏凉。能凉血清心，清泄胆热，临床肝郁胁胀痛，乳房胀痛，月经不调，痛经，黄疸等皆可应用。

【临床必用】

胁痛，痛经，癥瘕，胸痹（冠心病、心绞痛），惊痫，癫痫，黄疸，衄血，尿血等属气滞血瘀，气郁化火是病是证者。

【临床配伍】

1. 胁痛、痛经、经闭、癥瘕证属气滞血瘀者，郁金配伍柴胡、香附、川芎理气解郁，活血化瘀。

2. 胸痹（冠心病、心绞痛），郁金与瓜蒌、薤白配伍，增行气活血止痛之功。

3. 惊痫、癫痫，无论成人、儿童，用明矾化水与郁金共炒入煎，取其药入心肝，清心开郁，祛痰开窍。郁金与蜈蚣、全蝎配伍，直入肝经，息风止痉。

4. 湿浊热邪，蒙蔽清窍，用郁金与石菖蒲、竹沥、天竺黄相伍清热化痰、开闭通窍。

5. 衄血、尿血属血热者，用郁金与生地黄、牡丹皮、白茅根、栀子相伍凉血止血，活血止血。

6. 黄疸，郁金苦寒，直入肝胆，与茵陈、栀子、金钱草配伍，开郁泄胆，退黄除热。

【临床注意】

"十九畏"有丁香畏郁金，故两者不宜同用。

31　益母草

【源头摘录】

益母草出自《神农本草经》。性微寒，味辛、苦。归肝、心、膀胱经。功效：

活血调经，利水消肿，清热解毒。用法用量：煎服，10～30g。外用鲜品适量捣敷。

【临床应用】

益母草性微寒，辛苦入肝，活血化瘀，调经止痛，乃妇科要药，张景岳称谓："善调妇人胎产诸症。"功能活血利水、小便不利，水肿者用之既可活水又能消肿。临床女子月经不调以及水肿等是病是证者，益母草皆可应用。

【临床必用】

女子月经不调、痛经、闭经、癥瘕、经前产后腹痛，水肿、跌打损伤、疮痈肿疡、风疹瘙痒有瘀血见症者。

【临床配伍】

1. 经期前后腹痛，益母草有妇科要药之称，凡见有瘀血指征，皆可用益母草。月经不调，经前少腹疼痛者，益母草与香附、川芎相伍，理气活血而止痛；经期腹痛者，与红花、桃仁、失笑散相伍，活血止痛；经后腹痛者，益母草与丹参、黄芪、当归相伍，活血养血，血足血流畅，畅则痛止，同时也为下次月经"太冲脉盛、任脉通，月事以时下"打下了良好的基础。

2. 肿毒疮疡，益母草配金银花、连翘、紫花地丁、蒲公英等，清热解毒；风疹瘙痒配伍丹参、赤芍、蝉蜕，活血止痒，取其"治风先治血，血行风自灭"之理。

【临床注意】

益母草乃妇科要药，虽性寒，但味辛能散，故凡女子经期兼风寒感冒者，照用无碍。

32　黄芩

【源头摘录】

黄芩出自《神农本草经》。性寒，味苦。归肺、胆、脾、大肠、小肠经。功效：清热燥湿，泻火解毒，止血，安胎。用法用量：煎服，3～10g。生用、酒炙或炒炭用。

【临床应用】

黄芩性寒能清，味苦燥湿，入肺燥湿化痰，入脾燥湿健脾，入肠清利湿热，孕妇血热胎动，临床上凡实热证者皆可用黄芩治之。

【临床必用】

肺热咳喘，外感发热，湿温初起，湿热中阻，孕妇因热胎动不安，湿热泻痢，血热吐衄，痈肿疮毒等湿热为患者。

【临床配伍】

1. 肺热咳喘，黄芩性寒入肺，痰黄者必用，配伍桑白皮、地骨皮、杏仁、瓜蒌皮，清肺化痰、止咳平喘。

2. 外感热病高热者，黄芩与柴胡、石膏、青蒿配伍退热。如柴芩蒿石汤。黄芩性寒入肺，肺主一身之气，凡外感病，无论邪在卫气营血、上中下三焦，黄芩必用。

3. 湿温、暑温初起，身热不扬，胸脘痞闷，舌苔黄腻者，常与滑石、白豆蔻、通草等渗湿化湿之味相伍，如乡贤吴鞠通《温病条辨》黄芩滑石汤。

4. 湿热中阻，痞满呕吐，舌苔白腻，黄芩与半夏、干姜相伍。寒热平调，消痞止吐。

5. 湿热泻痢，临床黄芩、黄连相伍，清利湿热；湿热黄疸与茵陈、栀子、连翘相伍，清利湿热，泄胆退黄。

6. 吐血、衄血、便血，炒黄芩配生地黄、白茅根、侧柏叶、生大黄、地榆、槐花清热泻火、凉血止血。

7. 因热胎动不安者，黄芩入肺苦降，肺主一身之气，肺气清，则诸气清宁，胎儿自安。

8. 孕期咳嗽（亦名子嗽），无论有无胎动之症，黄芩配伍款冬花、桔梗、杏仁、白术、苏叶、砂仁、苎麻根等止咳行气健脾助运，有利胎孕。如《广嗣纪要》安胎丸。

9. 女子月经先期、月经先后无定期，包括崩漏，黄芩与焦山栀配伍，清气凉血，气清则血安而月经自调。

【临床注意】

脾胃虚寒者慎用。

㉝ 黄柏

【源头摘录】

黄柏出自《神农本草经》。性寒，味苦。归肾、膀胱经。功效：清热燥湿，泻火解毒，除骨蒸。用法用量：煎服，3～12g。外用适量。

【临床应用】

黄柏苦寒沉降，走少阴而泻肾火。是清下焦湿热、泻火解毒的常用药，多与知母相伍。

【临床必用】

湿热泄泻，痢疾，淋证，赤白带下，湿毒阴痒，脚气，丹毒，骨蒸潮热者。

【临床配伍】

1. 湿热泻痢，黄柏与白头翁、黄连、秦皮同用清热燥湿以止痢。

2. 湿热黄疸，黄柏与茵陈、生大黄、栀子配伍清热利湿以退黄。

3. 热淋，临床湿热下注，小便短赤热痛者，黄柏与萆薢配伍清热通淋。

4. 妇女带黄浊臭，或兼阴痒者，黄柏和泽泻、苦参、车前子配伍，清热利湿。

5. 脚气肿痛、下肢丹毒，黄柏与牛膝、薏苡仁、赤芍、丹皮、紫草相伍，清热解毒，凉血消肿。

6. 骨蒸劳热，遗精盗汗，属相火亢盛者，黄柏直入下焦肾，与知母配伍，知母滋阴安相火，黄柏下焦清湿热，两者相须为用，苦能坚阴，即指黄柏、知母相伍而言，坚阴不同于补阴，黄柏味苦生燥，应用不当则可苦燥伤阴，因此治疗阴虚发热时，黄柏应与具有滋阴功效的知母相伍，清肾中虚火，使虚火不耗其阴，阴液得以保存，即泻火存阴之意。如《医宗金鉴》知柏地黄丸，知柏冠名，寓意在此。

7. 疮疡肿毒，湿疹湿疮，黄柏与黄连、大黄、苦参、牡丹皮、连翘、白鲜皮相伍清热胜湿，解毒消肿。

【临床注意】

黄柏阴寒之品，下行泻肾火，凡命门火衰、肾阳不足者慎用；其性苦寒，脾胃虚寒者慎用；清热燥湿、泻火解毒黄柏宜生用。滋阴降火宜盐水炙用。

㉞ 金银花

【源头摘录】

金银花出自《新修本草》。性寒，味甘。归肺、心、胃经。功效：清热解毒，疏散风热。用法用量：煎服，6～15g。

【临床应用】

金银花味甘性寒，其性清轻，能清能散，乃清热解毒、疏散风热之良药。外感风热，温病初起，邪在卫、气、营、血，上、中、下三焦，热毒诸病诸症者，皆可应用。

【临床必用】

风热感冒：风温、湿温、春温等中医诸温病，外科痈疔、疮毒、丹毒、喉痹等。

【临床配伍】

1. 外感风热或温病初起，发热头痛，咽痛口渴，金银花配连翘、薄荷、竹叶、牛蒡子等，如乡贤吴鞠通的银翘散。

2. 温病气分热盛，壮热烦渴，金银花与石膏、知母配伍清热泻火。

3. 温热病在气分、营分，用金银花配生地黄、玄参等配伍，既可清气，又可透营转气，如吴鞠通《温病条辨》清营汤。即便病入血分，高热神昏，斑疹吐衄者，金银花仍用，可与连翘、生地黄等配伍，如苏州王孟英《温热经纬》神犀丹。今笔者无论卫气营血，凡外感发热者，一方加减，方中皆用金银花，如柴芩蒿石加犀地银翘赤丹薄草汤（自制方）。

4. 外感暑热，金银花与扁豆花、鲜荷叶等配伍清热解暑。

5. 痈疔疮毒，丹毒喉痹，金银花清热解毒，消肿散痈力强，为治疗各种热毒壅盛之要药、首选药。如红肿热痛者，治用《校注妇人良方》仙方活命饮；疔疮肿毒、根深坚硬者，用《医宗金鉴》五味消毒饮；肠痈、腹痛，用《辨证录》清肠饮，三方皆有金银花，不可或缺。

【临床注意】

发散风热用量宜小，清热解毒用量宜大。

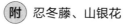 附 忍冬藤、山银花

1. 忍冬藤

性味归经：性寒，味甘。归肺、胃经。

功效：清热疏风，通络止痛。

用法用量：煎服，9～30g。

2. 山银花

性味归经：性寒，味甘。归肺、心、胃经。

功效：清热解毒，疏散风热。

用法用量：煎服，6～15g。

㉟ 七叶一枝花（蚤休、重楼、草河车）

【源头摘录】

七叶一枝花出自《神农本草经》。性微寒，味苦，有小毒。归肝经。功效：清热解毒，消肿止痛，息风定惊。用法用量：煎服，3～9g。外用适量，捣敷或研末调涂患处。

【临床应用】

七叶一枝花有较强的清热解毒作用，各种肿瘤以及热毒诸证皆可选用，因其能镇痉，故为脑肿瘤所常用。

【临床必用】

脑肿瘤、白血病、肺癌、肝癌、骨肉瘤、恶性淋巴瘤及良性肿瘤。以及热毒恶疮、高热惊风。

【临床配伍】

1. 各种痈疔疮毒，红肿热痛者，七叶一枝花与金银花、连翘、赤芍、牡丹皮等相伍，清热解毒，消肿止痛。

2. 恶性肿瘤和良性肿瘤，七叶一枝花与天葵子、天龙、山慈菇、穿山甲、海藻、昆布、僵蚕、了哥王、野葡萄藤、龟板择伍，清热解毒，软坚散结，消肿止痛，各得其所。

【临床注意】

性寒，有小毒，脾虚胃寒者当慎，或配伍他药顾护脾胃。

────── 附　拳参（《本草图经》）──────

性微寒，味苦涩。归肝肺、大肠经。功效：清热解毒，凉血止血，镇惊息风。用于各种肿瘤；疔疮肿痛，蛇虫咬伤。用法用量：煎服，4.5～9g。外用适量。

36　半枝莲

【源头摘录】

半枝莲出自《江苏植物志》。性凉，味辛、微苦。归心、肝、肺、胃经。功效：清热解毒，活血利尿。用法用量：煎服，15～60g。外用适量。

【临床应用】

半枝莲味辛性凉，入气分走肺。入血分走肝，功擅清热解毒，利水消肿，活血凉血。

【临床必用】

肺癌、肝癌、胃癌、宫颈癌、卵巢癌，痈肿，毒蛇咬伤，以及肝炎，胆囊炎。

【临床配伍】

1. 热毒痈肿，毒蛇咬伤，咽喉肿痛，肺痈，用半枝莲配紫花地丁、蒲公英、七叶一枝花、玄参、连翘清热解毒，消肿止痛。

2. 各种肿瘤，半枝莲在辨证思维指导下都可配伍应用。半枝莲与七叶一枝花、鱼腥草、白英、山豆根、石上柏等相伍，清热解毒；与天龙、铁树叶等相伍，活血解毒；与牡蛎、海藻、僵蚕相伍，解毒散结；与泽漆、皂角刺、半夏等相伍，化痰消瘀，利水消肿。

【临床注意】

用于湿热小便不利、肝硬化腹水等，可与半边莲、泽泻等同用。

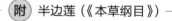

附　半边莲（《本草纲目》）

性平，味辛。归心、小肠、肺经。清热解毒，利水消肿。用法用量：煎服，10～15g。鲜品30～60g。外用适量。

37　白花蛇舌草

【源头摘录】

白花蛇舌草出自《广西中药志》。性寒，味苦、甘。归胃、大肠、小肠经。功效：清热解毒，利水消积。用法用量：煎服，15～60g。外用适量。

【临床应用】

白花蛇舌草味苦甘性寒，清热解毒，利水消肿，疮瘤肿毒、各种癌症皆可应用。

【临床必用】

疮疖肿毒，黄疸、热淋各种肿瘤。

【临床配伍】

1. 黄疸，蛇舌草与垂盆草、夏枯草、紫草、茵陈配伍，清热退黄，相须为用。

2. 热淋，小便黄赤，蛇舌草与小蓟、大蓟、萹蓄配伍，清热利尿。

3. 疮疖肿毒，蛇舌草与金银花、连翘、紫花地丁、蒲公英、赤芍、牡丹皮配伍清热解毒，利水消肿。

4. 治食管癌、胃癌、直肠癌、肝癌等，白花蛇舌草与藤梨根、水红花子、苦参、半夏、黄药子、硇砂相伍清热解毒，利水消肿；蛇舌草与黄芪、党参、白术、茯苓、棉花根、薏苡仁配伍，扶正抗癌。

【临床注意】

其性苦寒，脾胃虚弱者配伍运用，需注意顾护脾胃。

 38 藤梨根

【源头摘录】

藤梨根出自《河南中草药手册》。性寒，味甘、酸。归肝、胃、膀胱经。功效：清热解毒，祛风除湿，利尿。用法用量：煎服，15～30g。

【临床应用】

藤梨根甘酸性寒，入肝、胃、膀胱，清热解毒，利尿除湿效好，凡热毒所入以及风湿痹证皆可选用。

【临床必用】

慢性肾炎，黄疸，风湿痹证以及胃癌、食管癌、肝癌、肠癌、膀胱癌。

【临床配伍】

1. 慢性肾炎，藤梨根味甘性寒，直入膀胱，利尿而排除肾内湿毒、溺毒、水毒，有利于提高机体活力。藤梨根味甘能缓而不伤正，对慢性肾炎利尿解毒乃优选之药。

2. 黄疸，湿热黄疸，小便黄赤者。用藤梨根配茵陈蒿、小蓟、萹蓄清热利尿而退黄。

3. 风湿痹证，藤梨根配威灵仙、海风藤、鹿衔草、薏苡仁以增强祛风除湿，止痛。

4. 藤梨根甘酸性寒，入胃经，治胃癌、食管癌等胃肠道肿瘤，多与半枝莲、野葡萄根、白茅根配伍应用。

【临床注意】

胃寒泛酸者慎用。

 39 天葵子

【源头摘录】

天葵子出自《滇南本草》。性寒，味微甘苦，有小毒。归心、小肠经。功效：清热解毒，散结消肿。用法用量：块根煎服，5～10g。

【临床应用】

天葵子性寒微甘苦，归心、小肠。功能清热解毒，利水消肿，散结消肿。临床治癌多配伍应用。尤多用于肾系肿瘤。

【临床必用】

痈疽疮毒，热淋、石淋以及肾癌，膀胱癌，前列腺癌，乳腺癌等。

【临床配伍】

1. 痈疽疮毒，乳痈、喉痹、瘰疬等热毒之证，天葵子与金银花、连翘、紫花地丁、蒲公英、漏芦、七叶一枝花、牡丹皮、夏枯草、玄参、射干、挂金灯择伍应用，择选二三味即可，清热解毒、散结消肿。

2. 热淋、石淋，天葵子与大、小蓟、瞿麦、海金沙、地肤子、滑石、茅草根配伍，清热解毒、利尿通淋。

3. 天葵子治肾癌，与山萸肉、瞿麦、皂角刺、土茯苓等配伍；治急性恶性淋巴瘤，与夏枯草、天龙、山慈菇、僵蚕、猫爪草等配伍；治乳癌与浙贝母、瓜蒌皮、蒲公英配伍；治鼻咽癌，与半枝莲、鹅不食草、石上柏、苍耳子配伍，皆效切。

【临床注意】

脾胃虚寒者慎用。现市售药用冬葵子，多为同科植物苘麻的种子。另一味苘麻子始载于《唐本草》，名为苘实。历代本草均有记载，并不与冬葵子相混。

今有以苘麻子代替冬葵子入药。笔者认为应当有别，或深层观察研究为好。

㊵ 蛇莓

【源头摘录】

蛇莓出自《名医别录》。性寒，微酸甘。归肺、胃、肝经。功效：清热解毒，散热消肿，止咳，止血。用法用量：煎服，10～30g。

【临床应用】

蛇莓味苦能降，性寒能清，乃清热解毒之上品。热毒疮节、红肿热痛者以及临床上肺、胃、肝等相关热症、癌症者。

【临床必用】

痈肿疔毒，以及风热咳嗽，血热崩漏，以及肺癌、胃癌、肝癌、宫颈癌、鼻咽癌、甲状腺癌、声带癌及良性肿瘤等。

【临床配伍】

1. 痈肿疔毒，咽喉肿痛，脓疱疮节等热毒病症，蛇莓与紫花地丁、蒲公英、山豆根、土茯苓配伍，清热解毒，活血利水。

2. 风热咳嗽，蛇莓与桑叶、桔梗、连翘、前胡、杏仁等配伍辛凉解表、宣肺止咳。

3. 血热崩漏，蛇莓与栀子、仙鹤草、地榆炭相伍凉血止血。

4. 肺癌，蛇莓与凤尾草、石上柏等配伍，清肺热以解毒。

5. 胃癌与藤梨根、芙蓉叶配伍，清热解毒。

6. 肝癌，蛇莓与七叶一枝花、水蛭配伍，化瘀解毒。

【临床注意】

蛇莓性寒，胃寒者慎用。

㊶ 芙蓉叶

【源头摘录】

芙蓉叶出自《本草图经》。性平，味辛。入肺经。功效：清热凉血，消肿排脓。用法用量：煎服，15～30g。

【临床应用】

凡热毒引致痈肿热痛诸病诸症，以及跌打损伤、红肿热痛者。

【临床必用】

疔疮肿毒，丹毒，血热崩漏，乳痈，肺痈。现代也用于治疗肺癌，乳腺癌，皮肤癌，胃癌。

【临床配伍】

1. 疔疮肿毒，芙蓉叶与蒲公英、紫花地丁、金银花、野菊花配伍共奏清热解毒之功。

2. 血热崩漏，芙蓉叶与焦山栀、黄芩、仙鹤草、血余炭配伍，清热凉血，止血止崩。

3. 乳痈，芙蓉叶与蒲公英、漏芦、夏枯草配伍清肝散结、清胃消痈。

4. 肺痈，芙蓉叶与金荞麦、鱼腥草、黄芩配伍，清肺消痈。

5. 肺癌，芙蓉叶与白花蛇舌草、泽漆、铁树叶、皂角刺配伍，清热解毒，化痰散结，利水消肿。

6. 乳腺癌，芙蓉叶与夏枯草、猫爪草、蒲公英配伍，清热解毒，化痰散结，消肿止痛。

7. 胃癌，芙蓉叶与黄药子、急性子、硇砂、陈皮配伍，清胃解毒，理气散结。

8. 皮肤癌，芙蓉叶与泽漆、石上柏、半边莲、蛇莓配伍，清肺化痰，散结软坚。

【临床注意】

芙蓉叶性平，风热毒之症，皆当首选。

㊷ 连翘

【源头摘录】

连翘出自《神农本草经》。性微寒，味苦。归肺、心、小肠经。功效：清热解毒，消肿散结，疏散风热。用法用量：煎服，6~15g。

【临床应用】

连翘苦降寒清，善清心肺之火，而散上焦之热，因其表里关系，亦治小便赤色淋痛。因善清心泻火，消肿散结力强，故有"疮家圣药"之称，凡上述诸证连翘皆当首选，常和金银花相伍。

【临床必用】

外感热病，邪在卫气营血，上、中、下三焦，发热，发斑，神昏，以及心火下移，小便赤痛，痈肿疼痛者。

【临床配伍】

1. 外感热病，连翘与柴胡、黄芩、青蒿、石膏、金银花等配伍，相须为用，退热效佳，对高热神昏，不可或缺，如柴芩蒿石加犀地银翘赤丹薄草汤（自制方）。

2. 心火下移，症见小便赤色淋痛，或口舌生疮，连翘配伍竹叶、生地黄、木通、甘草清心泻火，热毒由尿出。

3. 疮、疖、痈、肿，连翘配金银花、蒲公英、紫花地丁、赤芍、牡丹皮解毒散结，消肿止痛。

【临床注意】

脾胃虚寒者宜慎用。

 43　生地黄

【源头摘录】

生地黄出自《神农本草经》。性寒，味苦、甘。归心、肝、肾经。功效：清热凉血，养阴生津。用法用量：煎服，10～15g，鲜生地黄用量加倍。或以鲜品捣汁入药。

【临床应用】

地黄性寒味苦，功擅清热凉血，味甘性寒，能养阴生津，其入血分，凉血止血。常应用于外感热病、身热口干、津伤口渴、入营入血、斑疹紫黯、舌绛吐衄；热病伤阴，消渴病者。

【临床必用】

胃热口干、口苦，热入营血，斑疹吐衄，内热消渴等，今之糖尿病、外感热病伤津者。

【临床配伍】

1. 温热病，热入营血，壮热烦渴，神昏舌绛者，多与玄参、黄连、连翘相伍，如吴鞠通《温病条辨》清营汤。（方中犀角用水牛角代，剂 30~60g，先煎 30~60 分钟。）

2. 吐血、衄血。凡血热妄行，吐血、衄血者，生地黄与川牛膝、牡丹皮、白茅根、焦山栀配伍，引热下行，凉血止血；咳血者，生地黄与青黛、白及配伍，肝肺兼顾，防木火刑金之变。

3. 热病伤阴，烦渴多饮，舌质红绛者，生地黄与沙参、麦冬、玉竹配伍，如《温病条辨》益胃汤，临床久用不衰。

4. 阴虚发热、骨蒸潮热，生地黄甘寒，与知母、地骨皮、鳖甲配伍，养阴清热。

5. 病后伤阴，或素体不足，肝肾阴虚或阴虚火旺者，生地黄不可或缺。如六味地黄丸，其意可知。

【临床注意】

生地黄质地滋腻，其性属阴，味甘而厚，脾阳不足、脾胃气虚者当慎用，以免伤阳碍脾，影响纳运。

 附 鲜地黄

性寒，味甘、苦。归心、肝、肾经。功效：清热生津，凉血，止血。用法用量：煎服，15~30g。或捣汁冲服。

 44 赤芍

【源头摘录】

赤芍出自《开宝本草》。性微寒，味苦。归肝经。功效：清热凉血，散瘀止痛。用法用量：煎服，6~12g。

【临床应用】

赤芍苦寒，入肝经，肝火亢盛，肝经郁热，癥瘕腹痛，经闭痛经，跌打损伤，赤芍乃首选，临床常和牡丹皮相伍为用。

【临床必用】

温毒发斑，血热吐衄，肝郁胁痛，目赤肿痛，经闭痛经，痈肿疮毒，跌打损伤者，皆当应用。

【临床配伍】

1. 外感热病，高热发斑，吐血衄血，热入营血，赤芍与柴胡、石膏、羚羊角、生地黄、牡丹皮等配伍，清热凉血，凉血止血。

2. 肝郁血滞胁痛者，赤芍与柴胡、牡丹皮配伍，疏肝活血以止痛。

3. 痛经，女子痛经或经闭，赤芍与当归、川芎、红花、香附配伍，理气活血调经止痛。

4. 目赤肿痛者，赤芍与夏枯草、薄荷、菊花、木贼草配伍，以散肝经风热，而消肿痛。

5. 痈疮节肿红肿疼痛者，赤芍配伍金银花、紫花地丁、蒲公英、连翘、栀子，清热凉血，活血消肿。

【临床注意】

血寒经闭者慎用。反藜芦。

---

45 牡丹皮

【源头摘录】

牡丹皮出自《神农本草经》。性微寒，味苦、辛。归心、肝、肾经。功效：清热凉血，活血祛瘀。用法用量：煎服，6～12g，清热凉血宜生用，活血祛瘀宜酒炙用。

【临床应用】

牡丹皮苦寒，入心肝血分，善清营分、血分实热，因其味辛，性微寒，故卫分、气分热者也可酌情用之，因其辛散能走，能行，苦能泄，有活血祛瘀之功。故外感热病，血瘀诸证，痈肿疮毒皆可应用。

【临床必用】

外感热病，热入营血，发斑吐衄，潮热骨蒸，瘀血停滞，跌打损伤，痈肿疮毒，以及女子经闭，痛经等症。今之外感热病热毒重深者。

【临床配伍】

1. 外感热病，热入营血，发斑吐衄者，牡丹皮与赤芍、黄芩配伍，如柴芩蒿石加犀地银翘赤丹薄草汤（见本书一方一得集自制方）。

2. 外感热病，阴虚发热，夜热早凉，无汗骨蒸者，牡丹皮与生地黄、青蒿、鳖甲配伍，入血分以清透阴分伏热。

3. 月经不调，痛经，牡丹皮味辛能行，味苦能泄，入肝经，活血祛瘀，女子月经不调，痛经，牡丹皮与当归、川芎、红花配伍，活血化瘀，理气止痛。

4. 跌打损伤，血瘀肿痛，牡丹皮与乳香、没药、地鳖虫配伍，活血消肿。

5. 痈肿疮毒，牡丹皮与金银花、连翘、赤芍相伍，清热凉血，活血消肿，相得益彰。

【临床注意】

牡丹皮清热凉血，活血祛瘀力强。血虚体寒，孕妇慎用。

46 决明子

【源头摘录】

决明子出自《神农本草经》。性微寒，味甘、苦、咸。归肝、大肠经。功效：清热明目，润肠通便。用法用量：煎服，10～15g。用于润肠通便，不宜久煎。

【临床应用】

决明子，味甘、苦、咸，归经于肝经，功能补益肝肾，性寒味苦，能清能降，故又能清肝明目，是味能升能降，肝热目赤、头痛、头胀、多泪或视物昏花、目暗不明、内热肠燥、大便秘结皆可应用。

【临床必用】

头痛，头胀，目赤，目暗，目翳，目泪，肠燥便秘者，今之高血压、高脂血症者。

【临床配伍】

1. 目赤肿痛，决明子与夏枯草、青葙子、川牛膝配伍清肝降火；如系风热上冲，头痛目赤，决明子与菊花、谷精草、桑叶、川牛膝配伍，辛凉清降。

2. 肝火、肝阳上亢头痛头胀者，决明子配夏枯草、菊花、钩藤、川牛膝平肝潜阳。

3. 痰饮眩晕者，决明子与牛膝、泽泻、白术配伍，泽泻宜重用，剂20～30g，清热化痰，利水爽脑。

4. 形体丰满痰湿体征者，决明子配荷叶、生山楂泡茶，清降湿浊。

5. 治高血压、高血脂，决明子与川牛膝、槐花、夏枯草、地榆、丹参、绞股蓝、皂角刺配伍，活血潜降、化痰降压。

6. 内热肠燥而便秘者，决明子与桃仁、杏仁配伍，开上润下，活血通便。

【临床注意】

决明子苦寒性降，内含油脂，故气虚便溏者慎用。

──── 附 青葙子、密蒙花、木贼、谷精草 ────

1. 青葙子（《神农本草经》）

性味归经：性微寒，味苦。归肝经。

功效：清热泻火，明目退翳。

用法用量：煎服，10～15g。

2. 密蒙花（《开宝本草》

性味归经：性微寒，味甘。归肝、胆经。

功效：清热泻火，养肝明目，退翳。

用法用量：煎服，9～15g。

3. 木贼（《嘉祐本草》）

性味归经：性平，味甘、苦。归肺、肝经。

功效：疏散风热，明目退翳。

用法用量：煎服，5～10g。

4. 谷精草（《开宝本草》）

性味归经：性平，味辛、甘。归肝、肺经。

功效：疏散风热，明目退翳。

用法用量：煎服，5～10g。

──── 47 独活 ────

【源头摘录】

独活出自《神农本草经》。性微温，味辛、苦。归肾、膀胱经。功效：祛风除湿，止痛解表。用法用量：煎服，3～9g。外用适量。

【临床应用】

独活辛散苦燥，气香温通，功擅祛风湿，治痹痛，为治疗风湿痹痛要药，凡风寒湿三邪所致痹证，临床常用。

【临床必用】

风寒夹湿证。

【临床配伍】

1. 风寒湿痹，手足关节，腰背诸痛，独活与当归、白术、牛膝等配伍，如《独治新书》独活汤，临床久用不衰。

2. 痹证，正虚，腰膝酸软，关节屈伸不利者，独活与桑寄生、杜仲、人参等配伍，如《备急千金要方》独活寄生汤。

3. 头痛，风寒夹湿者，症见头痛，头重，一身尽痛，独活多与羌活、藁本、防风等配伍，如《内外伤辨惑论》羌活胜湿汤。

4. 少阴头痛者，独活辛苦微温，归肾经，肾开窍于脑，其络与脑相通，唯风可到，风邪入于肾经，伏而不出，用独活，与细辛、川芎配伍。如《症因脉治》独活细辛汤，是证必效。

5. 肾虚寒入，腰脊痛引膝股，独活与怀牛膝、巴戟天、川续断、狗脊、五加皮配伍，补肾壮腰、祛风散寒、除湿活络。如《马培之医案》独活汤，余临床用之效佳。

6. 头痛项强，肢体酸痛，风寒夹湿，羌活与细辛、防风、川芎配伍辛散入络、祛寒除湿，如《此事难知》九味羌活汤。

【临床注意】

独活辛香温燥，有化燥伤阴之弊，阴血亏虚者慎用。用量过多有致呕吐之弊，尤其脾胃虚弱者，当慎用或配以健脾助运之味，如：白术、山药、陈皮之类。

㊽ 羌活

【源头摘录】

羌活出自《神农本草经》。性温，味苦、辛。归膀胱、肾经。功效：解表散寒，祛风胜湿，止痛。用法用量：煎服，3~9g。

【临床应用】

羌活性温，味辛、苦，气味浓烈，上行而发散，直达颠顶，通行全身，功擅祛风除湿，通利关节而止痛。凡风湿侵袭头身酸痛者皆可用之。

【临床必用】

风寒感冒，风寒湿痹头痛，身痛，关节痛者。

【临床配伍】

1. 风寒感冒，头痛，身痛，羌活配伍防风、白芷、细辛、川芎祛风散寒而止痛。

2. 头项强痛，腰背酸痛，周身上下尽痛者，羌活配伍独活、防风，通行全身，祛风散寒除湿。

3. 风寒湿痹，羌活与独活、防风、姜黄、当归、川芎、白芷、桑枝配伍，祛风散寒，除湿活络，恰中病机。

【临床注意】

羌活辛香，温燥性烈，味苦化燥生火，故脾胃虚弱，阴血亏虚，用当慎之，若需用，可佐补气滋阴养血之味。

 49　蕲蛇（白花蛇）、乌梢蛇

【源头摘录】

蕲蛇出自《雷公炮炙论》。性温，味甘、咸，有毒。归肝经。功效：祛风，通络，止痉。用法用量：煎服，3～9g；研粉吞服，每次1～1.5g，日2～3次。或酒浸，熬膏、入丸散服。

乌梢蛇出自《药性论》。性平，味甘。归肝经。功效：祛风，通络，止痉。用法用量：煎服5～10g；研粉每次1.5～2g，日2～3次。

【临床应用】

蕲蛇、乌梢蛇皆入肝经，功主搜风通络、祛风除湿，息风止痉。蕲蛇其性温，乌梢蛇性平，其祛风湿之力白花蛇较强，但乌梢蛇货源充足，价格相对实惠，临床凡风邪入络，治经不效诸症皆可应用。

【临床必用】

风湿顽痹，肢体麻木，筋脉拘急、中风半身不遂、小儿惊风、破伤风以及今之风湿性关节炎。

【临床配伍】

1. 风湿顽痹，中风半身不遂，麻木拘挛，常用乌梢蛇配伍羌活、独活、全蝎、天麻、干地龙祛风除湿，活络息风止痛止麻。

2. 痹证属肝肾不足者，乌梢蛇与山茱萸、巴戟天、桑寄生、枸杞子、杜仲、续断配伍；气血不足者，乌梢蛇与黄芪、当归等配伍，活络搜风，益气养血。

3. 体表顽癣，如牛皮癣，乌梢蛇与防风、全蝎、白鲜皮、三七、当归配伍，祛风通络，活血养血，相得益彰。

【临床注意】

1. 是药入络搜风，对胎儿不利，孕妇慎用。

2. 蕲蛇、金钱白花蛇（亦名小金蛇）、乌梢蛇性皆走窜，均能祛风、通络、止痉，凡内外风毒壅滞之症皆宜，尤以善治病久邪深者为其特点。其作用以金钱白花蛇最强，白花蛇次之，乌梢蛇最弱；且金钱白花蛇与白花蛇均有毒，性偏温燥，而乌梢蛇性平无毒，力较缓，用时可因需择选。

注：白花蛇传统以产于湖北蕲州（蕲春县）者为佳，故又名蕲蛇，金钱白花蛇、小蕲蛇、小白花蛇皆属名异实同，眼镜蛇科动物银环蛇的幼蛇，烘干入药。性能、功用及用量与白花蛇相同，录供参考。

 附 **蛇蜕**

性平，味甘、咸。归肝经。功效：祛风，定惊，退翳，解毒止痒。用法用量：煎服，1.5～3g；研粉每次 0.3～0.6g。

---

 50 **木瓜**

【源头摘录】

木瓜出自《名医别录》。性温，味酸。归肝、脾经。功效：舒筋活络，和胃化湿。用法用量：煎服，6～9g。

【临床应用】

木瓜酸温气香，药性平和入肝脾，既可舒筋活络，又擅化湿和中，临床凡属筋络痹阻、湿阻中焦所致病症者皆可应用。

【临床必用】

风湿痹阻，脚气水肿，湿阻吐泻。

【临床配伍】

1. 湿痹，腰膝关节酸重疼痛者，木瓜与杜仲、续断、羌活、伸筋草、海桐皮配伍，舒筋活络、除湿止痛。

2. 感受风湿、脚气肿痛者，木瓜与槟榔、吴茱萸、紫苏配伍祛风除湿，消肿止痛。

3. 湿阻中焦，胃寒吐泻者，木瓜温香入脾，化湿暖胃，与干姜、高良姜、吴茱萸、紫苏梗配伍，温胃祛寒，化湿运脾，吐泻可止。

【临床注意】

内热、尿黄、胃酸过多者慎用。

51 秦艽

【源头摘录】

秦艽出自《神农本草经》。性平，味辛、苦。归胃、肝、胆经。功效：祛风湿，通络止痛，退虚热，清湿热。用法用量：煎服，3～9g。

【临床应用】

秦艽辛散，其性平质润，有风药中润剂之称，既能祛风除湿，又能通络舒筋，临床上外感风邪、风湿热痹、肢体酸痛、关节拘急、筋骨不利者皆可用之。

【临床必用】

风湿痹证，不论寒热新久，骨蒸潮热、湿热黄疸，以及小儿疳积者。

【临床配伍】

1. 风湿痹证，因其性平偏寒，兼有清热作用，治痹证偏热（热痹），秦艽与防己、牡丹皮、络石藤、忍冬藤等配伍；治痹证偏寒（风寒湿痹）与天麻、羌活、独活配伍。

2. 骨蒸潮热，秦艽性平，味辛苦，善退虚热，除骨蒸，临床治骨蒸、日晡潮热，秦艽与青蒿、地骨皮、知母配伍。如《卫生宝鉴》秦艽鳖甲散。

3．肺痨骨蒸、劳嗽，秦艽与人参、鳖甲、银柴胡、地骨皮配伍。如《杨氏家藏方》秦艽扶羸汤。

4．小儿疳积，秦艽与薄荷、炙甘草配伍，如《小儿药证直诀》秦艽散。

【临床注意】

秦艽之用主要出自苦降，无补益之功，故久痛、尿多、便溏者，不宜久服。

 山药

【源头摘录】

山药出自《神农本草经》。性平，味甘。归脾、肺、肾经。功效：益气养阴，补脾肺肾，固精止带。用法用量：煎服，15~30g。麸炒可增强补脾止泻作用。

【临床应用】

山药其性平和，益气养阴，临床入肺、脾、肾三经，凡是脏气虚或气阴两虚诸病诸症可应用。

【临床必用】

脾虚、肾虚、肺虚诸症以及今之慢性肾炎，糖尿病。

【临床配伍】

1．慢性肾炎，山药配党参、黄芪、茯苓、丹参，益肾健脾，活血化瘀。

2．糖尿病，山药重用，剂30g，配黄芪30g，丹参15g，炙水蛭10g益气养阴，活血化瘀。

3．脾气虚弱，气阴两虚，食少便溏者，山药与党参、白术、炒扁豆、陈皮配伍健脾益气，补脾助运。

4．肾气不足，男女腰膝酸软，夜尿频多，女子带下，用山药与白术、山茱萸、续断、益智仁、茯苓配伍补后天以助先天，双楫并举。

5．肺家亏虚，气阴不足，山药与白术、陈皮、太子参、沙参配伍培土生金。

【临床注意】

山药甘平，气轻性缓，天赐药食同源之品，可食、可煲汤，因需而择不受限制。

53 茯苓

【源头摘录】

茯苓出自《神农本草经》。性平，味甘、淡。归心、脾、肾经。功效：利水渗湿，健脾，宁心。用法用量：煎服，9~15g。

【临床应用】

茯苓甘淡而平，能补能渗，既能补益心脾，又能下行利水而渗湿，凡脾虚湿困，水湿内停，心脾两虚，心神失养所引起的诸病诸症皆可应用。

【临床必用】

水肿，痰饮，泄泻，心悸失眠，慢性肾炎等。

【临床配伍】

1. 水肿，凡水肿皆可用茯苓，茯苓味甘能补，淡则能渗，药性平和，既能祛邪又可扶正，利水而不伤正气，乃利水消肿之要药，临床常与白术、泽泻、猪苓、桂枝配伍，健脾渗湿，利水消肿。血水同源，茯苓与丹参、益母草配伍活血利水而消肿。

2. 水肿，水热互结，阴虚小便不利者，茯苓与滑石、阿胶、泽泻配伍，如《伤寒论》猪苓汤。

3. 失眠心悸，临床心脾两虚，气血不足，心神不宁，而失眠心悸者，茯苓与黄芪、当归、远志、白术、党参、甘草等配伍，补心脾之血而宁神。

4. 泄泻，脾虚湿盛之泻，茯苓与山药、白术、苡仁配伍，健脾助运，胜湿止泻。

5. 补气方祖"四君子汤"，因茯苓健脾气而补中，益气而安神，其性平和，利水渗湿而能护肾气，故被列为一君，其意可知。

【临床注意】

茯苓功擅健脾，其皮擅行皮肤而消肿，其茯神擅宁心而安神，用之有别。

附

1. 茯苓皮

性平，味甘、淡。归心、脾、肾经。功效，利水消肿。用法用量：煎服，15~30g。

2. 茯神

性平，味甘、淡。归心、脾、肾经。功效：宁心安神。用法用量：煎服，9～15g。

3. 猪苓

性平，味甘、淡。归肾、膀胱经。功效：利水渗湿。用法用量：煎服，6～10g。

54 苍术

【源头摘录】

苍术出自《神农本草经》。性温，味辛、苦。归脾、胃、肝经。功效：燥湿健脾，祛风散寒。用量：煎服，5～10g。

【临床应用】

苍术性温味辛，有很强的燥湿作用，苍术气味辛烈，健脾能治食郁，燥湿能治湿郁、湿阻生痰，故又可治痰郁，临床凡湿邪所致诸病诸症，皆可用之。

【临床必用】

头身沉重，湿阻中焦，而致胃脘胀满、胀闷、呕恶厌食，或兼吐泻者，舌苔白腻或浊腻者，以及湿在下部，足膝痿软者。

【临床配伍】

1. 风寒夹湿，症见头痛身重，关节酸痛，苍术与麻黄、羌活、独活、白芷、防风配伍，祛风散寒，除湿止痛。

2. 湿滞脾胃，脘腹胀满，舌苔白腻者，苍术与厚朴、陈皮配伍燥湿健脾，行气消胀。

3. 食滞，苍术味苦主降，与厚朴、枳壳配伍消食行滞。

4. 生冷伤及脾胃之阳，运化失司，胀满恶食，或呕吐腹痛者，苍术与干姜、半夏、枳壳、陈皮配伍，温中散寒，理气和胃。

5. 六郁，临床凡痰、火、湿、食、气、血六郁之症，苍术以其行散、温通、苦降之性，为《丹溪心法》越鞠丸中不可或缺之味，古今方家无不沿用。

6. 湿热下注，症见两足痿软、足膝红肿热痛、女子湿热带下、阴部湿疮、小便短赤、苔腻而黄，皆湿热为患。湿与热胶结难解，单燥其湿，则助其热，单清其热，则助其湿，实属两难。唯丹溪匠心独运，创二妙散，苍术与黄柏相配，清热燥湿，相反相成，方中黄柏苦寒，寒能清热，苦能燥湿，且药入下焦，苍术苦温，善能燥湿，二药相伍，热祛湿除，其病自愈。故有苍术黄柏相伍之巧，莫过于丹溪之说，之后方家贤达又悟有三妙丸、四妙丸者，意皆源此。

【临床注意】

苍术：味苦性燥，阴虚内热，阴虚血燥，气虚多汗，妇女产后用之当慎。

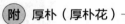
附 厚朴（厚朴花）

厚朴：性温，味辛、苦。归脾、胃、肺、大肠经。功效：行气消积，燥湿除满，下气平喘。用法用量：煎服，5～10g。

另厚朴花性微温，味苦。归脾、胃经。功专化湿、理气、宽中，用法用量：煎服，3～5g。

55 白术

【源头摘录】

白术出自《神农本草经》。性温，味苦、甘。归脾、胃经。功效：补气健脾，燥湿利水，止汗，安胎。用法用量：煎服，6～12g。炒用可增强补气健脾止泻作用。

【临床应用】

白术性温苦甘，归经脾胃，为补气健脾的要药。临床上脾虚气弱诸病诸症可应用。

【临床必用】

脾虚气弱，腹胀泄泻；水湿内停，痰饮水肿；自汗怕风；胎动不安以及因脾虚所致的病症白术必用。

【临床配伍】

1. 脘腹胀满，脾虚运化失职，脘腹胀满，食后为甚，炒白术与党参、茯苓、陈皮、半夏、砂仁配伍健脾助运，畅理气机。

2. 痰饮、水肿，脾虚不能运化水湿，水湿内停，或为痰饮，或为水肿者，白术与桂枝、茯苓、茯苓皮配伍健脾助运，燥湿利水，则痰饮可去，水肿可消。

3. 自汗，脾气虚弱，卫表不固，自汗怕冷者，白术与黄芪、防风配伍，固表止汗。

4. 脾虚胎动不安，短气少力者，白术与党参、苎麻根、甘草配伍补气健脾以安胎。

5. 糖尿病，白术与黄芪、山药配伍，益气生津治其本。

6. 慢性肾炎，尿蛋白不消者，白术与黄芪、党参、茯苓、芡实、山茱萸相伍，益气固精，有利尿蛋白的消失。

【临床注意】

白术燥湿之力，不及苍术，但味苦性温，用于脾胃之病，当虑脾胃之性，炒用有利于脾，不利于胃，生用有利于胃，无碍于脾，宜揣摩推敲，中焦偏湿者炒用，胃阴不足者宜生用。

56 藿香

【源头摘录】

藿香出自《名医别录》。性微温，味辛。归脾、胃、肺经。功效：化湿，止呕，解暑。用法用量：煎服，5~10g，鲜品加倍。

【临床应用】

藿香气味芳香，为芳香化湿浊要药，胜湿辟秽，暑湿时令之要药。藿香味辛，其性微温，入经脾胃。凡湿邪困脾，湿浊中阻所致的诸病诸症皆可应用。

【临床必用】

暑温、湿温，脘腹痞闷，体倦乏力，呕吐、夏日感暑，泛酸，大便溏薄者。

【临床配伍】

1. 湿阻中焦，脘腹痞闷，舌苔厚腻，垢腻，色白或黄，藿香与苍术、厚朴、豆蔻配伍芳香化湿。

2. 脾瘅，脾家湿热，口甜多涎，黏腻，口臭者，藿香与佩兰相伍，芳香化湿。或佩兰专用，单煎口服，口臭者配黄连、黄芩兼清胃热。

3. 呕吐偏湿热者，藿香配伍半夏、黄连清胃化湿；妊娠外感风寒暑凉而呕恶者，藿香配伍砂仁、香薷、紫苏梗和胃散寒而止呕。

4. 暑温，湿温初起，证见恶寒发热，头痛脘闷，或呕恶吐泻者，藿香配伍紫苏、半夏、茯苓、白芷清热化湿。

【临床注意】

另有一味佩兰，功效与藿香类似，常配伍应用。录之于后，供参考应用。

佩兰出自《神农本草经》。性平，味辛。归脾、胃、肺经。功效化湿，解暑。用法用量：煎服，5～10g，鲜品加倍。

 57　茵陈

【源头摘录】

茵陈出自《神农本草经》。性微寒，味苦、辛。归脾、胃、肝、胆经。功效：清利湿热，利胆退黄。用法用量：煎服，6～15g，外用适量。

【临床应用】

茵陈功擅清热利湿，乃退黄之佳品，是药苦泄下降，性寒清热，善清肝、胆、脾、胃湿热，临床凡因实热诸病诸症皆可应用。

【临床必用】

治黄疸。

【临床配伍】

1. 黄疸，身黄目黄，黄如橘子色，小便黄，或黄赤，茵陈与栀子、夏枯草、大黄配伍清热利湿，利胆退黄，如《伤寒杂病论》茵陈蒿汤。若属寒湿瘀滞，胆汁外溢，以致皮肤色黄晦黯，此属"阴黄"者，茵陈与炒白术、干姜、制附子相伍，温中健脾，清热利湿，合法治之。

2. 胆囊炎，胆结石，茵陈味苦微寒，直入肝胆。茵陈与金钱草、广郁金、鸡内金配伍，清热泄胆，通下排石，相得益彰。

【临床注意】

血虚面、肤色萎黄、蓄血发黄者慎用。

 58　泽泻

【源头摘录】

泽泻出自《神农本草经》。性寒，味甘、淡。归肾、膀胱经。功效：利水渗湿，泄热。用法用量：5~10g。

【临床应用】

泽泻性寒甘淡渗湿，归经肾与膀胱，凡下焦湿热所致的诸病诸症皆可应用。

【临床必用】

水肿，泄泻，淋浊，带下，痰饮，眩晕者。

【临床配伍】

1. 水肿，淋浊，泽泻常与车前子、白术、萆薢、大腹皮配伍，利水渗湿，消肿通淋。

2. 泄泻，带下，泽泻与白术、茯苓、诃子、墓头回、车前子配伍，健脾利水。

3. 痰饮，泽泻与白术、茯苓、桂枝、甘草配伍健脾逐饮；因水饮、痰湿所致眩晕者，泽泻与白术配伍，如《金匮要略》泽泻汤，泽泻重用剂15~30g，效好。

4. 慢性肾炎"变症"期，中医谓"水肿""癃闭""关格"者，西医称之肾病综合征、肾衰竭、尿毒症者，泽泻与大黄、丹参、附子相伍，水煎，灌肠。泄毒降浊，利水醒脑。

【临床注意】

泽泻甘寒，属淡渗之品，利水作用较强，治疗水肿，泄泻、淋证，小便不利一般用量 10g 左右为宜，凡利水渗湿之药，皆易伤津耗液，临床因需多配伍应用。特殊病种宜大剂量，如治眩晕 15~30g。

---

59 萆薢

【源头摘录】

萆薢出自《神农本草经》。性平，味苦。归肾、胃经。功效：利湿祛浊，祛风除痹。用法用量：煎服，9~15g。

【临床应用】

萆薢性平和缓，味苦燥湿，归肾经，功擅利水泌浊，临床凡湿邪所致病症如小便浑浊，女子带下色白皆可应用。

【临床必用】

淋证，尤其膏淋，妇女带下病、风湿痹证以及今之乳糜尿等。

【临床配伍】

1. 膏淋，小便混浊，白如米泔，萆薢与乌药、益智仁、石菖蒲配伍，如《杨氏家藏方》萆薢分清饮。气虚配伍黄芪、白术等健脾除湿；肾虚配伍山茱萸、巴戟天益肾通淋；血瘀者配伍丹参、益母草、王不留行活血利水。

2. 乳糜尿，萆薢与水蜈蚣配伍，萆薢重用 30 ~ 40g，水蜈蚣重用 30 ~ 60g 为宜。

3. 妇女带下属湿盛者，萆薢与苍白术、泽泻、墓头回配伍，健脾胜湿。

4. 风湿痹证，腰腿酸痛，屈伸不利者，萆薢与川牛膝、续断、苍术、五加皮、伸筋草相伍强筋骨，祛风除湿，通利关节。

【临床注意】

萆薢祛湿浊，通淋利水力强，易于伤阴，肾虚阴亏，尿频便溏者慎用。

 60　干姜

【源头摘录】

干姜出自《神农本草经》。性热，味辛。归脾、胃、肾、心、肺经。功效：温中散寒，回阳通脉，温肺化饮。用法用量：煎服，3 ~ 10g。

【临床应用】

风寒袭表，脾胃虚寒，胃寒呕吐。阳虚厥逆，肺寒咳喘，形寒背冷，痰多清稀者。临床凡脏腑经络之寒，皆可用姜治之，至于用生姜、干姜，还是炮姜，当辨证择选。

【临床必用】

风寒感冒，胃痛，腹痛，呕吐，痰饮，咳嗽，喘证，四肢厥逆等证属阳虚寒证者。

【临床配伍】

1. 脾胃虚寒，脘腹冷痛，干姜与人参、炒白术、炙甘草配伍温中散寒，如理中汤，寒甚和附子配伍，如附子理中汤。

2. 心脾阳虚，四肢厥冷，脉微者，干姜与附子相须为用，如《伤寒论》

四逆汤。

3. 咳喘，症见形寒背冷，痰液清稀，干姜常与细辛、麻黄、五味子配伍，如《伤寒论》小青龙汤。

4. 胃寒气虚，呃逆不已，呕吐者，生姜与丁香、柿蒂、人参相伍，温中益气，降逆止呃，呃吐自平。

5. 脾胃亏虚，血虚崩漏，腰膝酸疼者，用炮姜与山茱萸、黄芪、白术、血余炭配伍，健脾益肾，益气止血。

【临床注意】

生姜性温味辛，发散外寒，多用于外感风寒，兼能止呕，干姜性热味温，温中之力较强，多用脾胃寒证；炮姜经过火制，辛味减退，味增苦涩，擅长温经止血。总之凡姜辛热燥烈，阴虚内热，血热妄行者当慎用。

附 炮姜、生姜

1. 炮姜（《珍珠囊》）

性味归经：性温，味苦、涩。归脾、肺经。

功效及用量：温经止血，温中止痛。煎服，剂 3～6g。

2. 生姜（《名医别录》）

性味归经：性温，味辛。归肺、脾、胃经。

功效及用量：解表散寒、温中止呕，温肺治咳。煎服，剂 3～9g。或捣汁服。

---

61 吴茱萸

【源头摘录】

吴茱萸出自《神农本草经》。性热，味辛、苦，有小毒。归肝、脾、胃、肾经。功效：散寒止痛，降逆止呕，助阳止泻。用法用量：煎服，1.5～4.5g。

【临床应用】

吴茱萸辛散苦泄，性热而温通，辛开苦降，调气机，散寒、行气、降逆、止痛，临床凡寒性病症，皆可辨证应用。

【临床必用】

厥阴头疼，五更泻，胸胁脘腹冷痛，吞酸，寒疝腹痛，寒瘀痛经，寒湿脚气者。

【临床配伍】

1. 厥阴头疼，吴茱萸性味辛苦而热，主入肝经，既能散肝经之寒，又能疏肝气之郁，为治肝寒气滞诸痛之要药，临床与生姜、人参等配伍，治厥阴头疼，如《伤寒论》"干呕，吐涎沫，头痛者，吴茱萸汤主之"。

2. 五更泻，吴茱萸辛热，直入脾肾二经，温脾暖肾，助阳止泻，为治脾肾阳虚之首选，如四神丸。寒疝腹痛，吴茱萸与小茴香、木香、川楝子配伍，如《医方简义》导气汤。

3. 痛经，寒瘀互结，冲任失调，行经腹痛，吴茱萸与桂枝、当归、川芎配伍，如《金匮要略》温经汤，应用时加醋制延胡索，止痛效增。

4. 胁痛口苦，呕吐吞酸，吴茱萸与黄连相伍，寒温合用，相反相成，如《丹溪心法》左金丸。

【临床注意】

本品辛热燥烈，易耗气伤阴，助阳动火，阴虚火盛，血虚者不宜多用，阳虚热盛者慎用。注：方歌"左金茱连六一丸"之"六一"二字，即左金丸中黄连六两（18g），吴茱萸一两（3g），6：1之意。

 62　陈皮

【源头摘录】

陈皮出自《神农本草经》。性温，味苦、辛。归脾、肺经。功效：理气健脾，燥湿化痰。用法用量：煎服，3～9g。

【临床应用】

陈皮者，陈久之橘皮也，其性比较和缓，辛行而不峻，温而不燥，功擅理气调中，行气而不耗气，乃治疗脾胃气滞之良药，苦温非大苦大温，乃燥湿化痰之平和药，临床凡脾胃气滞，湿浊中阻，痰湿壅肺，脘腹胀满，不思纳谷，痰湿阻肺咳嗽，痰色白或黏滞，胸闷或咳喘，或呕吐、呃逆者。

【临床必用】

胃痛，腹痛，呕吐，泄泻，呃逆，咳嗽，胸痛等脾虚气滞、属痰湿证者。

【临床配伍】

1. 痰湿中阻，脘腹胀满疼痛，症见胃痛，纳差吐泻，陈皮与半夏、茯苓、厚朴、苍术配伍辛香不燥，入经脾胃，理气燥湿，脘腹胀满疼痛自消，呕吐泄泻可除。陈皮与太子参、山药、焦白术配伍益气健脾、燥湿化痰，相得益彰。食积留滞，脘腹胀痛者，陈皮与山楂、神曲配伍，行气化滞。

2. 呕吐、呃逆，症见呕吐酸苦，舌苔色黄，因热者，陈皮与竹茹、生姜、黄连配伍，行气和胃、苦降止吐，清热安胃以止呃，若兼气虚，可佐人参。

3. 寒痰咳嗽，陈皮与细辛、干姜配伍温肺化痰，如《伤寒论》苓甘五味姜辛汤。

4. 胸痹胸痛，因寒气机不畅者与枳壳、生姜配伍，如《金匮要略》橘皮枳实生姜汤。

【临床注意】

陈皮临床应用广泛，与四君子汤相伍，随补而用，于补中益气方中随升而用，于半夏白术天麻汤中随降而用，于橘皮竹茹汤中清降而用，于癫痫丸中随息风涤痰而用，于保和丸中消谷和胃而用，于止嗽散中疏表宣肺，止嗽化痰。诸多配伍，不离其宗，皆以理气健脾，燥湿化痰当辨证择用。

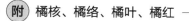

附　橘核、橘络、橘叶、橘红

1. 橘核

性味归经：性平，味苦。归脾经。

功效及用量：理气散结，止痛。煎服，3～10g。

2. 橘络

性味归经：性平，味甘、苦。归脾、肺经。

功效及用量：行气通络，化痰止咳。煎服，3～5g。

3. 橘叶

性味归经：性平，味辛、苦。归脾经。

功效及用量：疏肝行气，散结消肿。煎服，6～10g。

4. 橘红

性味归经：性温，味辛、苦。归肺脾经。

功效及用量：理气宽中，燥湿化痰。煎服，3～10g。

63 枳实

【源头摘录】

枳实出自《神农本草经》。性温，味苦、辛、酸。归脾、胃、大肠经。功效：破气消积，化痰除痞。用法用量：煎服，3～9g，大剂量10～30g。

【临床应用】

枳实味苦能降，味辛能行，功擅降气、能破气滞，化痰除痞，为脾胃经之要药。凡因气滞、食滞、痰滞所致病症，如临床痰食积滞，脘腹痞满，胸痹结胸，热结便秘，湿热泻痢等，皆可应用。

【临床必用】

胃胀，腹胀，泄泻，痢疾，胸痹，结胸，胁痛等。

【临床配伍】

1. 胃肠积滞，食积脘腹胀满疼痛者，枳实与山楂、麦芽、神曲配伍，消食化滞、理气止痛，加莱菔子、陈皮效增。如《医学正传》曲麦枳术丸。

2. 热结便秘，腹满胀痛，腹痛拒按，大便秘结者枳实与大黄、芒硝、厚朴配伍理气消滞，峻下热结，以通为用，则胀满痛自消。

3. 痢疾，便脓血，里急后重者，枳实与黄连、黄芩配伍，苦辛同用，苦以清利湿热，辛以行气通滞，如《内外伤辨惑论》枳实导滞丸。治热痢加白头翁、秦皮清热止痢效增。

4. 胸痹，痰浊痹阻，胸阳不振，胸中痞闷疼痛，枳实与薤白、桂枝、瓜蒌皮配伍，行气宽中，散结祛瘀，以收宽胸散结止痛之功。

5. 痰热结胸，胸闷烦痛，口苦苔腻者，枳实与黄连、瓜蒌、半夏配伍，如吴鞠通《温病条辨》小陷胸加枳实汤，破气化痰，宽胸散结，通则不痛。

6. 腹痛，气血积滞而腹痛痞满者枳实与白芍相伍，以辛散之，取酸敛之，一收一敛，相反相成，行气活血，破积畅机。加莪术、枳壳效增。

【临床注意】

枳实生用，破气力强，炒用力缓，脾胃虚弱而气滞者，宜炒用，枳壳与枳实功效同，枳壳力稍缓和。孕妇慎用。

─────────── 附 枳壳 ───────────

性味归经：性温，味苦、辛、酸。归脾、胃、大肠经。
功效及用量：破气消积，化痰除痞。煎服，5~10g。

64 远志

【源头摘录】

远志出自《神农本草经》。性温，味苦、辛。归心、肾、肺经。功效：宁心安神，祛痰开窍，消散痈肿。用法用量：煎服，3~9g。外用适量。

【临床应用】

远志苦降辛开，其性温，归经心肺，性善宣泄能安心神、化痰止咳，直入心经，对痰阻心窍诸症，有化痰开窍之功，因功擅疏通气血，又入肺经，肺者咽之门户，故喉痹、红肿疮毒之症亦可用之。

【临床必用】

失眠多梦，健忘惊悸，神志恍惚，癫痫惊狂，痈、疽、疮毒、喉痹，咳嗽，咳痰色白者。

【临床配伍】

1. 失眠多梦，健忘心悸，远志苦辛性温，性善宣泄通达。入心，能开心气而宁心神，入肾能通心气而增志不忘。乃交通心肾之要药，对心肾不交，失眠多梦，健忘心悸，神志恍惚或坐卧不安、触事易惊者，远志配伍茯神、茯苓、龙齿、石菖蒲化痰宁神。

2. 咳嗽，远志苦温性燥，入肺经，与杏仁、浙贝母、松贝母、桔梗配伍，化痰止咳。

3. 精神错乱，神志恍惚，癫痫惊狂，远志与法半夏、全蝎、石菖蒲、礞石、天南星、胆南星、明矾水炒郁金配伍，逐痰开窍，安神定志。

【临床注意】

远志助热升阳，痰火内盛以及胃溃疡者慎用。化痰止咳宜炙用。

 65 夜交藤

【源头摘录】

夜交藤（亦名首乌藤）出自《何首乌录》。性平，味甘。归心、肝经。功效：养血安神，祛风通络。用法用量：煎服，9～15g。

【临床应用】

阴虚血少之失眠多梦，心神不宁，头目眩晕以及风湿痹痛、皮肤痒疹等。

【临床必用】

血虚失眠，风疹瘙痒。

【临床配伍】

1. 失眠多梦，阴虚血少，虚烦不得眠，多梦者，夜交藤与合欢花配伍相须为用，亦常与首乌同用，养血安神。

2. 头昏失眠，阴虚阳亢，舌红少苔者，夜交藤与珍珠母、龙骨、牡蛎配伍，滋阴潜阳以安神。

3. 风湿痹痛，属血虚者，夜交藤与鸡血藤、当归、川芎、首乌等同用，活血养血，通络止痛。

4. 皮肤瘙痒，皮色不变，夜交藤与当归、蛇蜕、浮萍等同用，养血通络，祛风止痒。血足络通，则痒自消。

【临床注意】

夜交藤甘平力缓，用于失眠难治者，用量宜大，剂30～40g。

 66 酸枣仁

【源头摘录】

酸枣仁出自《神农本草经》。性平，味甘、酸。归心、肝、胆经。功效：养心益肝，安神，敛汗，生津。用法用量：煎服，9～15g。研末吞服，每次1.5～2g，效增。

【临床应用】

酸枣仁酸甘性平，能养心阴，益肝血而宁心神，临床心肝血虚引起的失眠，惊悸，怔忡等症，皆当用之。

【临床必用】

失眠，惊悸，怔忡，健忘，多梦，眩晕者。

【临床配伍】

1. 心悸、失眠，心肝阴血亏虚，心失所养，神不守舍，健忘，多梦，眩晕者，酸枣仁与白芍、何首乌、天冬、麦冬配伍补血敛阴，宁心安神。

2. 肝虚有热，虚烦不眠者，酸枣仁与知母、茯神、白薇、生地黄配伍，滋阴清热而宁心神；心脾气血亏虚者，酸枣仁与黄芪、党参、白术配伍，补心脾之血而宁心神。

3. 若心肾不交，健忘梦遗者，酸枣仁与山茱萸、生地黄、枸杞子、麦冬配伍，益肾滋阴，清热安神。

4. 自汗、盗汗，治自汗，酸枣仁与黄芪、党参、煅龙牡配伍，益气固表，酸收敛汗；盗汗者，酸枣仁与五味子、山茱萸、浮小麦、煅龙牡相伍，补肾敛阴，收敛止汗。

【临床注意】

本品味酸收敛，味酸过多者，慎用或配伍应用。酸枣仁炒用效增。

---

67 槟榔

【源头摘录】

槟榔出自《名医别录》。性温，味苦、辛。归胃、大肠经。功效：杀虫消积，行气，利水，截疟。用法用量：煎服，3~10g。驱绦虫、姜片虫30~60g。生用力佳，炒用力缓；鲜者优于陈旧者。

【临床应用】

槟榔味苦辛，能降能散，温可通行，临床因气滞、湿滞、水滞所致的病症，皆可应用。

【临床必用】

积滞泻痢，腹痛，里急后重，水肿，脚气肿痛，或虫积腹痛者。

【临床配伍】

1. 泻痢，里急后重，大便黏滞，腹痛，槟榔与木香、大黄相伍，行气止痛，清热泻下双楫并举。

2. 腹痛腹泻反复发作，或夹有泡沫，或夹有脓血，病程较长，或便前腹痛，槟榔与防风、生大黄、干姜相伍，行气导滞，泻火祛瘀，祛风胜湿，解痉止痛熔于一炉（详见本书一方一得集自制方槟风军姜汤）。

3. 水肿，临床槟榔与丹参、茯苓皮相伍，行气利水，活血消肿。

4. 临床小儿腹痛，大便查出虫卵，用槟榔与使君子、苦楝根皮配伍驱杀并举，并兼能泻下，能将虫体排出体外，槟榔单用亦效。

【临床注意】

脾虚便溏，气虚下陷者忌用，孕妇慎用。

─────── 附 大腹皮（槟榔的果皮）───────

性味归经：性微温，味辛。归脾、胃、大肠、小肠经。
功效及用量：行气宽中，利水消肿。煎服剂 5～10g。

68 麻黄

【源头摘录】

麻黄出自《神农本草经》。性温，味辛、微苦。归肺、膀胱经。功效：发汗解表，宣肺平喘，利水消肿。用法用量：煎服，生用，2～9g，发汗解表宜生用，止咳平喘宜炙用。

【临床应用】

麻黄性温味辛，宣肺走表，功擅发散风寒；味辛微苦，入肺家，能升能降，宣肺平喘；归肺与膀胱，辛散苦降，利水而消肿，临床风寒感冒、风水水肿，咳喘皆可应用。

【临床必用】

风寒感冒，肺寒咳喘，寒痰停饮，风水水肿。今之急性肾炎水肿以及慢性肾炎因外感而引发水肿者。

【临床配伍】

1. 风寒感冒，恶寒发热无汗，恶寒重发热轻。头痛咳嗽，咳痰清稀，鼻塞流涕者，生麻黄与桂枝配伍，发汗解表。

2. 肺寒咳嗽，寒痰停饮，症见咳嗽气喘，痰多清稀，麻黄与细辛、干姜、半夏配伍，散寒化饮，宣肺止咳，止喘。

3. 肺热咳喘，邪热壅肺，症见发热喘急，痰稠或黄，麻黄与石膏、杏仁、甘草配伍。如《伤寒论》麻杏石甘汤。用麻黄之辛，石膏之寒，共奏宣清平喘之功。

4. 风水水肿，症见眼睑浮肿，继则四肢，甚则全身者，用生麻黄与白术、杏仁、防风、茯苓皮、浮萍配伍，宣肺消肿；水肿，湿毒偏重，肤肿光亮，身起疮毒，小便短赤者，麻黄和连翘、赤小豆相伍，宣肺利水，清热解毒。

5. 阴疽，流注，痰核、鹤膝风，皮肤色白不变，漫肿酸痛，疼痛不甚者，麻黄与熟地黄、鹿角胶、白芥子、肉桂、炮姜、甘草配伍温散行滞，消痰通络。

【临床注意】

麻黄辛温而苦，其性燥烈，易伤阴动血，凡阴虚血热，如咯血、便血、皮下紫癜以及表虚自汗，阴虚盗汗及肺肾虚喘者，生麻黄皆当慎用。

───────── 附 麻黄根（《本草经集注》）─────────

性味归经：性平，味甘微涩。归肺经。

功效及用量：固表止汗。用法用量：煎服，5～10g。外用适量。

 69 桂枝

【源头摘录】

桂枝出自《神农本草经》。性温，味辛、甘。归心、肺、膀胱经。功效：发汗解肌，温通经脉，助阳化气。用法用量：煎服，3～9g。

【临床应用】

《本经疏证》谓："桂枝能利关节，温通脉……其用之道有六：曰和营，曰通阳，曰利水，曰下气，曰行瘀，曰补中。其功最大，施之最广，无如桂枝汤，则和营其首功也。"笔者认为桂枝其性温热，属阳，其味兼甘能和，味辛善行，用桂枝主要抓住一个"温"字，温能散，温助行，温助通，温祛寒，温能助阳行水。临床凡外感寒邪，内寒伤阳以致营卫不和，络脉痹阻所致的诸病诸症皆可应用。

【临床必用】

风寒表虚证，风寒湿痹，胸痹胸痛，痰饮，水肿，痛经，闭经等阳气不足，络脉痹阻不畅不通者。

【临床配伍】

1. 外感风寒，桂枝辛散温通，外行肌表而奏解表。表虚有汗而表证不解，恶风、发热者，桂枝与芍药、生姜、甘草、大枣配伍，名曰桂枝汤，和营解肌，为治太阳表虚症之代表方。

2. 风寒湿痹，肩背肢节酸痛者，桂枝与附子、羌活、独活配伍祛风除湿，温经通络，膀胱气化不宣，水湿内停，所致水肿者，桂枝与茯苓、泽泻配伍化气行水，如《伤寒论》五苓散。

3. 胸痹，胸痛，桂枝与瓜蒌、薤白等相伍，温通心阳，如瓜蒌薤白桂枝汤；借通心阳以助胸阳，桂枝用量应大，10~20g，温为通用。

4. 妇女腹腔癥瘕，如西医学子宫肌瘤等，桂枝借温以通，与桃仁、牡丹皮配伍，如仲景桂枝茯苓丸。

5. 女子因寒闭经、痛经、产后腹痛者，桂枝与干姜、川芎、红花配伍温通经络，通则病除。

6. 脘腹拘急疼痛或胃脘隐痛，得温痛减者，桂枝与芍药、大枣、生姜配伍温中补虚，温里缓急。气虚者加黄芪，如仲景小建中汤、黄芪建中汤。寒重者加附子、干姜、高良姜以增温中散寒之力；兼嗳气、打嗝者加八月札、木蝴蝶理气止呃。

【临床注意】

1. 桂枝其性热，阴虚阳盛，温热病者忌用。

2. 温病学家吴鞠通《温病条辨》一书中，第一方即桂枝汤，颇多争议，各说其理，学者自酌。不过温热病若已属实，用则不宜。

---

⑦⓪ 紫苏

【源头摘录】

紫苏出自《名医别录》。性温，味辛。归肺、脾经。功效：解表散寒，行气宽中。用法用量：煎服，5～19g，不宜久煎。

【临床应用】

历代本草认为，紫苏乃纯阳之品，性温味辛，入脾胃经，功擅行气宽中，味辛善行，发散风寒。临床凡因风寒外袭，脾（胃）肺气机不畅所致病症皆可应用。

【临床必用】

感冒风寒，或兼食滞，或兼气滞，或兼呕吐者，或暑湿感冒，胸闷不舒，呕吐或妊娠呕吐者。

【临床配伍】

1. 感冒风寒，紫苏与生姜配伍发散风寒，开宣肺气，兼咳嗽者，配伍杏仁、前胡，如《温病条辨》杏苏散；兼气滞胸闷者，配陈皮、香附，如《太平惠民和剂局方》香苏散。

2. 脾胃气滞，胸闷呕吐者，紫苏梗与半夏配伍和胃止呕行气宽中；若舌苔薄白或白微腻偏寒者，紫苏梗与藿香、佩兰配伍散寒和胃；肝胃不和，夹热呕吐者，紫苏梗与黄连、半夏配伍，辛开苦降；偏气滞痰阻者，紫苏与半夏、厚朴配伍，行气化痰。

3. 妊娠呕吐，症见胸腹满闷而吐，紫苏与陈皮、砂仁、焦白术、黄芩配伍，健脾理气，和胃止吐。

【临床注意】

紫苏味辛发散，气虚自汗者慎用。

紫苏解表兼行气，和中止呕是良药，临床中凡脾胃气滞，胸闷不舒，呕吐不止者，无论属寒、属热，皆可用之，但需注意配伍。根据观察，和中之力大于解表之力。祛风寒表证，紫苏不及荆芥、防风。紫苏功擅降气开郁，紫苏子润滑，故脾虚滑泄者，当慎用。

───────────── 附 **紫苏梗（《名医别录》）** ─────────────

性味归经：性温，味辛。归肺、脾经。

功效：理气宽中，止痛，安胎。用法用量：煎服，5～10g。

⑦① 荆芥

【源头摘录】

荆芥出自《神农本草经》。性微温，味辛。归肺、肝经。功效：祛风解表，透疹，消疮止血。用法用量：煎服，4.5～9g。不宜久煎。发表透疹消疮宜生用；止血宜炒用。荆芥穗善于祛风。

【临床应用】

荆芥质轻味辛，其性温散，入肺经，生用能疏散在表风邪，炒用入血分，去血中之风寒，有"血中之风药"之称。发表祛风是其主要作用。凡是证当用。

【临床必用】

风寒感冒，风疹瘙痒，麻疹初期，疮疡初起，衄血、便血、崩漏以及下痢等与风寒相关者。

【临床配伍】

1. 外感风寒，头痛发热、恶寒无汗者，荆芥与防风、羌活配伍祛风解表，如《摄生众妙方》荆防败毒散。

2. 风热上冲，头昏，头痛，咽喉红肿疼痛者，荆芥与金银花、连翘、薄荷、桔梗配伍，祛风散热，利咽消肿。兼语声不扬者，加蝉蜕、玄参。

3. 风疹瘙痒，疹色白者，荆芥与黄芪、当归、防风、蝉蜕、白蒺藜配伍养血祛风而止痒；疹色红者，荆芥与赤芍、牡丹皮、蝉蜕配伍，凉血祛风而止痒。

4. 疮疹初起，红肿热痛，恶寒发热者，荆芥与防风、金银花、连翘配伍，对疮疡初起有表证者，用之可助退热，消肿，免化脓之虞。

5. 衄血，便血，崩漏，下痢者，荆芥炒炭入煎（血见黑则止）。治血热妄行之吐血衄血，荆芥炭与生地黄、侧柏叶配伍；治血热便血、痔血与地榆、槐花、黄芩炭配伍；妇女崩漏下血，与棕榈炭、血余炭、仙鹤草配伍。治痢，清代喻昌对痢疾初起用败毒散治疗是为一绝，所谓"逆流挽舟"，实质是师从仲景，从风毒入里，从肺与大肠相表里而治。

【临床注意】

荆芥辛温主散，血虚自汗，阴虚头痛者不宜用。

72 蝉蜕

【源头摘录】

蝉蜕出自《名医别录》。性寒，味甘。归肺、肝经。功效：疏散风热，利咽开音透疹，明目退翳，息风止痉。用法用量：煎服，3～6g，或研末冲服，一般病症用量宜小，止痉用量宜大。

【临床应用】

蝉蜕质轻上浮，长于疏散肺经、肝经风热，性寒入肝，质轻易散，既可凉肝息风止痉，又可解痉止痛。如咽痛声哑，风疹瘙痒，麻疹不透，目赤生翳，急慢惊风、破伤风等。

【临床必用】

风热感冒，温病初起者。

【临床配伍】

1. 风热感冒，风温初起，声音嘶哑者，蝉蜕与柴胡、薄荷、黄芩、生石膏配伍疏风祛邪；咽喉红肿热痛，蝉蜕与牛蒡子、金银花、连翘配伍，散风清热。

2. 风疹瘙痒，蝉蜕与蛇蜕、防风、白蒺藜疏散风热以止痒。

3. 麻疹不出或出之不透，蝉蜕与牛蒡子、升麻、芫荽、西河柳配伍宣散透发，以助疹出。

4. 目赤翳障，蝉蜕直入肝经，与菊花、白蒺藜、青葙子、密蒙花、决明子配伍疏散肝经风热，明目而退翳，相得益彰。

5. 治小儿急惊风，蝉蜕与天竺黄、栀子、僵蚕配伍，清热息风；治小儿慢惊风，蝉蜕与全蝎、天南星配伍搜络息风；治破伤风蝉衣与全蝎、僵蚕、天麻、天南星配伍息风止痉。

73 人参

【源头摘录】

人参出自《神农本草经》。性微温，味甘、微苦。归肺、脾、心经。功效：大补元气，补脾益肺，生津，安神益智。用法用量：煎服，3～9g；虚脱者重用，15～30g。宜文火另煎分次服。野山参研末吞服，每次2g，每日2次。人参栽培者称"园参"。蒸制后称红参。野生者名山参。

【临床应用】

临床大汗、大吐、大泻、出血或大病、久病所致元气大虚，虚极欲脱，汗出不止，脉微欲绝者，亡阳者。

【临床必用】

元气大虚，脉微欲脱；脾肺气虚，食少咳喘；肾不纳气，气短虚喘；肾气独虚，阳痿宫冷；气虚津伤，内热口渴；心气不足，惊悸失眠；久病虚羸，气血亏虚以及消渴病（糖尿病）、冠心病、慢性肾炎、肿瘤等病属气虚证以及亚健康者。

【临床配伍】

1. 脾肺气虚，脾虚气弱，倦怠乏力，食少便溏者，人参与白术、茯苓、甘草等配伍，如四君子汤；肺气虚弱，咳嗽无力，气喘短促，自汗，脉弱者，人参与黄芪、五味子、紫菀配伍，如《千金方》补肺汤。

2. 肺肾双亏，肾不纳气，气短虚喘者，人参与蛤蚧、胡桃肉配伍，如人参蛤蚧散、人参胡桃汤，纳气归肾，则喘自平。

3. 肾气独虚，男子阳痿，女子宫冷，人参与山茱萸、胡芦巴、仙茅、淫羊藿、肉苁蓉相伍，温肾壮阳。

4. 气虚津伤，内热口渴，如热病之后气虚津亏、口舌干燥，身热烦渴者，人参与石膏、知母配伍，如仲景白虎加人参汤，补气生津，益气清热。

5. 心气不足，惊悸失眠，症见心悸怔忡，失眠多梦，气短健忘者，用人参入心经，益心气，安心神。人参与黄芪、茯神、白术、酸枣仁、当归、远志、龙眼肉、木香等相伍，补心脾之血，养血安神效好，方如归脾丸、天王补心丹。

6. 消渴病（糖尿病），气阴两伤证，人参既能补益肺脾之气，又能生津止渴，用人参配山药、生地黄、茯苓、山茱萸、枸杞子等益气生津贴合病机；糖尿病兼有高血压者，用西洋参易人参，以避人参性温之嫌，配以水蛭，丹参以奏益气养阴、活血化瘀之功，对糖尿病乃最优药选。

7. 冠心病，冠心病属中医胸痹、心痛、真心痛、厥心痛等范畴，是病多因脏腑亏损，气血失调或心气心阳不足，鼓动无力，以致气血阻滞而成。治效仲景，用通阳散结，通阳涤痰，通阳消痞，通阳化痰，温阳逐寒，逐寒补气六法治之，补心气、养心血、振心阳人参不可或缺。

8. 亚健康者，养生调理，人参大补元气配以他药入膏方，人参打粉冲服，日 0.5～1.5g 或切片含化，日 3～5 片，或参芪泡茶，皆可因人因需择用。

【临床注意】

人参性温微苦，内热阴虚者慎用。味甘大补，脾胃实邪停滞，嗳腐吞酸者不宜用。人参不宜与藜芦、五灵脂同用。另有食参不能吃萝卜，用参不能用莱菔子，皆无稽之谈，但用无妨。

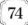 附　人参叶、党参、太子参、西洋参

1. 人参叶

性寒，味苦、甘。归肺、胃经。功效：补气、益肺、祛暑、生津。用法用量：煎服，10g。

2. 党参

性平，味甘。归脾、肺经。功效：补脾肺之气，补血，生津。用法用量：煎服，10～15g。

3. 太子参

性平，味甘，微苦。归脾、肺经。功效：补气健脾，生津润肺。用法用量：煎服，10～15g。

4. 西洋参

性凉，味甘、微苦。归肺、心、肾、脾经。功效：补气养阴，清热生津。用法用量：入汤，5～10g，或另煎兑服 3～5g。

74 黄芪

【源头摘录】

黄芪出自《神农本草经》。性微温，味甘。归脾、肺经。功效：补气健脾，升阳举陷，益卫固表，利尿消肿，托毒生肌。用法用量：煎服，9～30g。

【临床应用】

黄芪入脾肺二经，适用于脾肺气虚诸症，有"补气诸药之最""气中血

药""疮家圣药"等美誉。具生发之性，故有补气固表，补气升阳，补气活血，补气生血，补气生津，补气摄血，补气利水，托毒排脓，生肌长肉等功效。

【临床必用】

脾气虚弱，中气下陷，脏器下垂，食少便溏者；肺虚咳喘，气短喘促，咳声无力，咳痰清稀者；表虚自汗，动则汗出，体虚易感冒者；气血两虚，面色萎黄无华者；中风后遗症用糖尿病、慢性肾炎、恶性肿瘤手术、放疗、化疗后体虚康复，以及不能手术者，用中医药扶正抗癌。

【临床配伍】

1. 胃下坠，肝肾下坠，脱肛，泄泻，黄芪与焦白术、升麻、柴胡、党参配伍益气升提，有利康复，如李杲的补中益气汤。

2. 肺虚咳喘，气短喘促，咳声无力，咳痰清稀者，黄芪与人参、紫菀、五味子等药相伍，如《永类钤方》补肺汤。痰色白质清稀者，黄芪与细辛配伍，益气温肺。

3. 表虚自汗，动则汗出，或体虚易感冒者，黄芪与白术、防风配伍，如玉屏风散，益气固表。

4. 血痹，症见肌肤麻木不仁，少痛或不痛，微恶风寒，脉微涩而紧，黄芪与芍药、桂枝、生姜等配伍，如《金匮要略》黄芪桂枝五物汤。加山茱萸、巴戟天、当归、地鳖虫、干地龙等益肾生血，活血和血以助通络。

5. 消渴病，黄芪重用，配伍山药、红参、炙水蛭等益气生津，活血化瘀。如益气活血清热生津汤（详见本书一方一得集自制方）。

6. 慢性肾炎，脾虚为主的用黄芪与人参、白术、山药等配伍；肾虚为主的用黄芪与附子、巴戟天、金樱子等配伍，相须为用。

【临床注意】

黄芪性温助火，功擅升提，乃益气升阳之品，阴虚阳亢、肝阳上亢（高血压）者不宜用。蜜制可增强补中益气功效。

───────── ⑦⑤ **当归** ─────────

【源头摘录】

当归出自《神农本草经》。性温，味甘、辛。归肝、心、脾经。功效：补血调经，活血止痛，润肠通便。用法用量：煎服，5～10g。

【临床应用】

当归因性味归经之妙，乃妇科要药，凡经带胎产不孕血虚或血瘀者，素体或因病血虚血瘀者皆宜应用。

【临床必用】

眩晕心悸；月经不调，经闭、痛经；肠燥便秘；血虚血瘀，寒凝腹痛以及血虚风寒湿痹者。

【临床配伍】

1. 血虚眩晕心悸，当归甘温质润，为补血圣药，与熟地黄、白芍、川芎、黄芪、人参等配伍，如四物汤、当归补血汤、人参养荣汤等益气养血。

2. 血虚血瘀所致月经不调，经闭、痛经者，当归与熟地黄、川芎、红花、党参、香附配伍，养血活血，疏肝理气，相须为用。

3. 便秘，血虚肠燥而便秘者，当归甘温，补血以润肠通便，老人血虚肠燥便秘。与肉苁蓉、郁李仁、桃仁配伍，养血活血，增液行舟，则大便通畅。

4. 腹痛，血虚夹瘀寒凝腹痛，当归辛甘而温，对血虚夹瘀，寒凝腹痛，当归与桂枝、黄芪、川芎、醋延胡索、附子配伍，补血活血，活血行血，温通散寒，如当归建中汤，当归生姜羊肉汤，皆寓此意，效法效佳。

5. 风寒湿痹血虚者，症见面黄肌瘦，腰膝酸痛，肢体麻木，当归与羌活、黄芪、山茱萸、巴戟天配伍益气养血，强肾壮骨，散寒除湿，通经活络，切中病机。

【临床注意】

湿盛中满，大便泄泻者慎用。

76 阿胶

【源头摘录】

阿胶出自《神农本草经》。性平，味甘。归肺、肝、肾经。功效：补血，滋阴，润肺止血。用法用量：5～10g，煎剂宜烊化冲服。

【临床应用】

阿胶性平味甘，擅补阴血，治虚劳诸症，又能止血，可用于多种阴虚血热出血之症。

【临床必用】

虚劳诸不足，眩晕、心悸，虚烦不眠，手足瘛疭，劳嗽咳血，吐血、尿血，便血、崩漏，妊娠胎漏者。

【临床配伍】

1. 虚劳诸不足，凡素体虚弱，病后体虚，诸虚劳损，或癌症术后，放、化疗后精神不佳，疲惫无力者用阿胶烊冲口服，或与人参、黄芪、补骨脂、薜荔果配伍益气补血、促进康复。

2. 血虚眩晕、心悸失眠者，阿胶与熟地黄、当归、山茱萸、炒枣仁、柏子仁配伍养血宁神，补血充脑；若兼见心动悸，脉结代者，与人参、麦冬、甘草、桂枝配伍益气滋阴，补血复脉。

3. 热病阴伤，虚烦不眠，手足瘛疭者。阿胶直入肝肾，滋肾养肝，与黄连、白芍、龟板、鳖甲、牡蛎、钩藤配伍，滋阴息风。

4. 劳嗽咯血，痰少咽干，或痰中带血，或干咳无痰，心烦口渴者。阿胶与南沙参、白及、杏仁、百部配伍，滋阴清肺，润燥止咳。

5. 吐血、尿血、便血，崩漏，妊娠胎漏，阿胶味甘质黏，乃止血要药，临床用当归择选白术、党参、白及、花蕊石、小蓟、槐花炭、地榆炭、血余炭、仙鹤草与之配伍相须为用。据其归经，每择配一二味即可。

【临床注意】

本品黏腻，有碍消化，脾胃虚者宜慎用。其性补益，有恋邪之弊，凡外感病初起，不论风寒、风热皆属不宜。

 77　北沙参

【源头摘录】

北沙参出自《本草汇言》。性微寒，味甘、微苦。归肺、胃经。功效：清肺养阴，益胃生津。用法用量：煎服，4.5～9g。

【临床应用】

北沙参性寒味甘，甘寒生津，入肺胃二经，临床凡肺胃阴虚、因热阴伤诸病诸症者皆可用之。

【临床必用】

　　胃阴虚，燥咳，痰中带血；热病津伤，口燥舌干，以及消渴病皆当用之。

【临床配伍】

　　1. 口干不欲食，大便干结，舌光剥少津，或舌干无津，兼胃脘隐痛者，北沙参与生地黄、石斛、乌梅、甘草配伍，益胃生津；阴津亏损严重者，可酌加乌梅、甘草，酸甘生津。

　　2. 消渴病，口干口渴，或无口干口渴，但见血糖增高者，笔者用之与黄芪、山药相伍，益气养阴。

　　3. 癌症病人术后，放、化疗后，口干欲吐，不思纳谷，沙参与麦芽配伍，益胃养阴，开胃助食。

　　4. 干咳无痰或干咳少痰，舌红少苔，脉弦细者，北沙参与南沙参配伍，清肺润燥，与麦冬、天冬、甜杏仁配伍，润肺止咳；阴虚劳嗽，咳嗽咯血者，南北沙参与川贝母、白及、天冬配伍，清肺养阴，润肺止血。

【临床注意】

　　《本草从新》谓北沙参：反藜芦，《中华人民共和国药典》（2020 年版）亦认为北沙参不宜与藜芦同用，应注意。

 ## 78　枸杞子

【源头摘录】

　　枸杞子出自《神农本草经》。性平，味甘。归肝、肾经。功效：滋补肝肾，益精明目。用法用量：煎服，6~12g。

【临床应用】

　　枸杞子性平而润，入肝肾，益精血，凡肝肾之阴不足所致病症皆可用之。

【临床必用】

　　肝肾阴虚，虚劳精亏，腰膝酸痛、酸软，阳痿遗精，眩晕耳鸣，须发早白，牙根松动，两目干涩，内障不明，消渴病等。

【临床配伍】

　　1. 阳痿遗精，腰膝酸痛，肝肾阴虚，虚劳精亏，阳痿遗精，腰膝酸痛者，枸杞子与山茱萸、巴戟天、人参、黄芪、山药配伍益气养阴，与女贞子、墨旱莲、生地黄、熟地黄配伍以增滋阴养血之力。

2. 须发早白，牙根松动，枸杞子与何首乌、山茱萸、女贞子、墨旱莲配伍，益肾养血。

3. 两目干涩，内障不明，枸杞子与熟地黄、山茱萸、菊花配伍养肝明目。

4. 糖尿病（消渴病），内热阴伤者，用枸杞子与黄芪、山药、生地黄配伍，益气养阴，清热滋阴。

5. 临床高血脂者，枸杞子与绞股蓝、决明子、生山楂配伍活血降脂。

6. 高血压，枸杞子与牛膝、钩藤、泽泻、丹参、生地黄、山药、桑寄生配伍，滋肝益肾，燮理阴阳，以奏降压之功。

7. 肿瘤，凡肿瘤病人，皆因虚而生，病之后或手术之后，或不能手术，或术后再行放、化疗。皆伤气伤血，伤阴伤阳，症见体乏无力，甚则头发脱落，用枸杞子与山茱萸、灵芝、首乌、黄芪、党参、薜荔果配伍以增益肾生血、益气养血之功。

【临床注意】

枸杞子滋补生津，凡形体丰满、痰湿之体，湿浊内停者不宜常用。

 79 麦冬

【源头摘录】

麦冬出自《神农本草经》。性微寒，味甘、微苦。归胃、肺、心经。功效：养阴润肺，益胃生津，清心除烦。用法用量：煎服，6～12g。

【临床应用】

麦冬味甘性寒，清热生津，肺燥胃热，心阴不足所致的病症皆可应用。

【临床必用】

心烦失眠，口渴干咳，喉痹咽痛，胃脘隐痛，消渴病等阴亏者。

【临床配伍】

1. 心烦失眠，多梦，麦冬与生地黄、酸枣仁配伍共奏养心阴，清心热，除烦安神之功。

2. 肺燥，干咳少痰或无痰，麦冬与天冬、杏仁、梨皮、南沙参配伍清燥养阴，润肺止咳。

3. 热病伤津，舌干口渴，胃脘疼痛，欲吐者，麦冬与生地黄、玉竹、沙参配伍，如《温病条辨》益胃汤。

4. 消渴病（糖尿病）症见内热伤阴口渴者，麦冬与黄芪、山药相伍益气养阴。

5. 冠心病，症见心慌气短，舌干口燥者，麦冬与丹参、五味子、人参配伍补心气，养心阴，活心血，相辅相成。

【临床注意】

麦冬养阴生津有助湿之弊，脾虚湿甚，痰湿中阻者不宜用。

 附　天冬

性寒，味甘、苦。归肺、肾、胃经。功效：养阴润燥，清肺生津。用法用量：煎服，6～12g。

80　五味子

【源头摘录】

五味子出自《神农本草经》。性温，味酸、甘。归肺、心、肾经。功效：收敛固涩，益气生津，补肾宁心。用法用量：煎服，3～6g；研末服，1～3g。

【临床应用】

五味子性温，味酸甘而涩，入肺敛肺止咳，入心宁心安神，入肾涩精缩尿。凡肺、心、肾因气虚失固等所致病症者皆当应用。

【临床必用】

久咳虚喘，遗滑尿频，心悸失眠，自汗盗汗，五更泻，消渴病。

【临床配伍】

1. 久咳虚喘，咳声无力，气喘气短，咳痰不多，或咳而汗出，或喘而汗出，五味子与党参、黄芪、炙紫菀、款冬花、甜杏仁等配伍，补气敛肺；肺肾双亏，咳喘气短，动则喘甚者，此属肾不纳气，五味子与山茱萸、紫石英、蛤蚧配伍，酸收纳气而归元。咳喘寒重，痰质清稀者，和麻黄、细辛、干姜配伍，散寒温肺。如五味子丸、小青龙汤等皆寓此意。

2. 脾肾阳虚，五更泻者，五味子与补骨脂、肉豆蔻、吴茱萸配伍，温脾肾之阳，涩肠止泻。

3. 心悸失眠，多梦者，五味子与麦冬、丹参、酸枣仁、当归、生地黄配伍，宁心安神，如《摄生秘剖》天王补心丹。

4. 自汗、盗汗，五味子与牡蛎、糯稻根、麻黄根收敛止汗。

5. 梦遗精滑，遗尿者，五味子甘温而涩，直入肾经，与桑螵蛸、龙骨同用涩精止遗。兼阴虚相火亢盛者，五味子与知母、黄柏配伍，滋阴降火，固涩止遗。

6. 消渴病，五味子酸甘生津，对内热阴伤，消渴病口渴者，与黄芪、山药等配伍，益气生津。

【临床注意】

舌苔厚腻兼有湿热者或兼表证者不宜用。

 81 诃子

【源头摘录】

诃子出自《药性论》。性平，味苦、酸、涩。归肺、大肠经。功效：涩肠止泻，敛肺止咳，利咽开音。用法用量：煎服，3~10g。涩肠止泻宜煨用，敛肺清热、利咽开音宜生用。

【临床应用】

诃子涩滞收敛，临床肺虚久咳，滑肠久泻皆当应用。

【临床必用】

久泻，久痢，久咳，肺虚咳喘，滑肠泄泻，咽痛，瘖哑。

【临床配伍】

1. 久泻久痢，泻下溏薄，腹部隐痛者，证属虚寒，诃子与焦白术、干姜、罂粟壳、陈皮配伍，温脾健运，涩肠止泻。

2. 脾胃虚弱，大便稀溏，次数增至日3~4次者，或更多者，诃子与太子参、茯苓、焦白术、陈皮、炒扁豆、薏苡仁、砂仁配伍，健脾益气，涩肠止泻，标本兼施。

3. 久咳肺虚，失音，症见喘促短气，声音嘶哑者，诃子与南北沙参、玄参、桔梗、甘草既能敛肺下气止咳，又能清肺利咽开音。

【临床注意】

外有表证，内有湿热积滞者忌用。

82 杜仲

【源头摘录】

杜仲出自《神农本草经》。性温，味甘。归肝、肾经。功效：补肝肾，强筋骨，安胎。用法用量：煎服，10～15g。炒用效好，一般盐水炒。

【临床应用】

杜仲性味甘温；归经肝肾而强筋壮骨，凡肝肾不足所致的筋骨无力，因肾脏虚寒或外力致伤胎元不固、胎动不安者皆当应用。生用或盐水炒用，杜仲盐水炒后补肾作用增强。

【临床必用】

肝肾不足，腰膝酸软，外伤腰痛，妇女经期少腹冷痛，肾虚阳痿，头晕目眩，妊娠漏血，胎动不安者。还能抗肿瘤，降血压，延缓衰老。

【临床配伍】

1. 肝肾不足，腰膝酸软，杜仲与山茱萸、菟丝子配伍，补肝肾，强筋骨；风湿腰痛冷重者，杜仲与独活、桑寄生、细辛配伍强筋壮骨，散寒通络。

2. 外伤腰痛，杜仲与川芎、桂枝、续断、红花、骨碎补配伍，温经活血，强筋骨，恰中病机。

3. 妇女经期腰痛，杜仲与当归、川芎、益母草配伍，补肝肾，行气活血。

4. 肾虚阳痿，精冷不固，小便频数者，杜仲与鹿茸、山茱萸、菟丝子配伍温肾壮阳，从本论治。

5. 肝肾不足，头昏目眩者，杜仲和牛膝、枸杞子、山茱萸、巴戟天配伍益肾充脑，脑得充养，则昏眩自除。

6. 妊娠胎动不安者，杜仲与续断、桑寄生、山药、苎麻根配伍固冲任以安胎。

7. 高血压，据药理研究，杜仲有降压作用，与川牛膝、钩藤、槐花、丹参、泽泻配伍引热下行，平肝潜阳，而降压。

【临床注意】

杜仲属温补之品，外感热病，内热诸症，以及阴虚火旺者慎用。

───── 附 续断 ─────

性微温，味苦、辛。归肝、肾经。功效：补益肝肾，强筋健骨，止血安胎，疗伤续骨折。用法用量：煎服，10～15g。

83 巴戟天

【源头摘录】

巴戟天出自《神农本草经》。性微温，味辛、甘。归肝、肾经。功效：补肾助阳，祛风除湿。用法用量：煎服，5～15g。

【临床应用】

巴戟天性温助阳，凡肾阳不足所致的病症皆可应用，腰膝酸软者属首选。

【临床必用】

肾阳不足，阳痿遗精，不育；下元虚冷，宫冷不孕；风湿痹证，筋骨痿软者。

【临床配伍】

1. 肾阳不足，命门火衰，阳痿精滑不育者，巴戟天与山萸肉、淫羊藿、仙茅、枸杞子、鱼鳔配伍，补肾助阳，增益精子。

2. 下元虚冷，少腹冷痛，月经不调，宫冷不孕者，巴戟天与肉桂、山茱萸、小茴香配伍，补益肝肾，暖宫散寒。

3. 风湿痹证，筋骨痿软者，巴戟天与杜仲、续断、五加皮、狗骨相伍祛风除湿，健骨强筋。

4. 肝肾亏虚，早衰，身体处于亚健康或肿瘤患者，冬季拟膏方调理，在因人因时因病因证辨证下巴戟天与其他药配伍作膏，可增阴升阳长，燮理阴阳之功。

【临床注意】

巴戟天性温属阳，肝肾阴虚，内热火旺，以及血虚血热者，皆属不宜。

巴戟天与山茱萸归经巧同，皆有补益肝肾之功，然山茱萸味酸而涩，温补敛阴力强，巴戟天味甘微温，补肾助阳力好，利取其大。

84 山茱萸

【源头摘录】

山茱萸出自《神农本草经》。性微温,味酸、涩。归肝、肾经。功效:补益肝肾,收敛固涩。用法用量:煎服,5~10g。急救固脱 20~30g。

【临床应用】

山茱萸性温能补,味酸生津,涩可收敛,归经肝肾,临床凡肝肾不足所致的病症皆可应用。

【临床必用】

肝肾不足,眩晕耳鸣,阳痿遗滑,月经过多,崩漏带下,病后康复者,消渴病、慢性肾炎是证者。

【临床配伍】

1. 眩晕耳鸣,阳痿早泄,遗精滑精,遗尿尿频,山茱萸与熟地黄、山药、茯苓配伍,补益肝肾,益精助阳,固涩缩尿。命门火衰,腰膝冷痛,小便频数者,山茱萸可与巴戟天、肉桂、附子配伍,温肾助阳。

2. 肾虚阳痿,早泄,手足冷,腰酸软无力者,山茱萸常与巴戟天、鹿茸、淫羊藿、枸杞子配伍,壮阳益肾。

3. 月经过多,崩漏带下,山茱萸与熟地黄、白芍、当归配伍,如《傅青主女科》加味四物汤。气虚冲任不固,漏下不止者,山茱萸与黄芪(重用30~60g)、白术、仙鹤草配伍,益气固经,如张锡纯固冲汤;若带下不止,质清稀者,山茱萸与莲子、芡实、煅龙骨配伍,温肾固涩而止带。

4. 消渴病,肝肾阴虚,内热伤津,症见口干舌燥,山茱萸与生地黄、枸杞子、天花粉等配伍清热养阴。山茱萸与山药(重用30~40g)、黄芪相伍,再加丹参、炙水蛭益气活血,清热生津,相得益彰,为治消渴病所必选,如益气活血清热生津汤(方见本书一方一得集自制方)。

5. 慢性肾炎“变症”型。临床出现“肾绝”“关格”等急重危证,相当于西医称之为“肾衰竭”等,笔者称之为慢性肾炎“变症”型。用山茱萸与黄芪、党参、山药、茯苓、丹参、水蛭、藤梨根、土茯苓等相伍,相得益彰,如自制方益肾健脾活血排毒汤。

【临床注意】

山茱萸酸涩，下焦湿热，小便淋涩不畅色黄涩痛者慎用。

山茱萸微温酸涩，得巴戟天甘味相助，甘温质润，益肾助阳，酸涩能守，应得皆得，得而不失；巴戟天甘辛微温，得山茱萸酸助，甘温不燥，益精补阳；枸杞子平补肾阴而不伤其阳，与山茱萸、巴戟天以阴升阳，燮理阴阳。山茱萸、巴戟天、枸杞子三味和合，乃阴中求阳，阳中求阴之最佳配伍。

 85　地龙

【源头摘录】

地龙出自《神农本草经》。性寒，味咸。归肝、脾、膀胱经。功效：清热息风，平喘，通络，利尿。用法用量：煎服，干品 4.5～10g，鲜品 10～20g，散剂每次 1～2g，日 1～2 次，冲服，外用适量。

【临床应用】

地龙功擅清热，息风止痉，活络治痹，清热利尿，凡与此相关病症皆可应用。

【临床必用】

高热动风，痉挛抽搐癫痫，痰鸣喘息，热痹红肿，热结膀胱，小便不利。

【临床配伍】

1. 壮热惊痫抽搐，地龙与钩藤、僵蚕配伍，清热息风，抽搐可止。痰热盛者加天竺黄、明矾水炒郁金。

2. 痰鸣喘息，肺热盛者，地龙与麻黄、杏仁、石膏配伍，清热宣肺而令喘平。

3. 痹证红肿热痛者，地龙与川牛膝、薏苡仁、络石藤、赤芍相伍，利水渗湿，凉血消肿。若属寒湿痹证，肢体屈伸不利者，地龙与羌活、独活、川乌、草乌相伍，如小活络丸。

4. 半身不遂，气虚血虚，地龙与黄芪、当归、红花、白术等配伍，补气补血，血足血畅，舒筋活络。

5. 热结膀胱，小便不利，地龙与车前子、瞿麦、小蓟配伍，清热利尿。

6. 小儿急性腮腺炎，鲜地龙 20～30g，加生芙蓉叶 30g 捣烂外敷。

【临床注意】

地龙性寒，脾胃虚弱者慎用。

86 全蝎

【源头摘录】

全蝎出自《开宝本草》。性平，味辛，有毒。归肝经。功效：通络止痛，息风止痉，解毒散结。用法用量：煎服，3～6g。散剂研末吞服，每次0.6～1g，日1～2次。外用适量。

【临床应用】

全蝎性平味辛，辛散走窜，功擅搜风通络，平肝息风。解毒散结，临床痉挛抽搐，诸疮肿毒，风湿顽痹，顽固性正偏头痛皆可应用。

【临床必用】

高热动风，神昏抽搐，癫痫发作，口眼歪斜，瘰疬结节，疮疡肿毒，风湿顽痹，正偏头痛，以及肿瘤等。

【临床配伍】

1. 顽固性正偏头痛，全蝎与川芎、磁石配伍搜风通络，镇静止痛。

2. 高热动风，痉挛抽搐神昏者，全蝎与羚羊角、钩藤配伍清热凉血，息风开窍。

3. 痰迷心窍，癫痫抽搐，全蝎与天南星、胆南星、礞石、明矾水炒郁金配伍，息风止痉，化痰开窍。

4. 风中经络，口眼歪斜，全蝎与白僵蚕、白附子、威灵仙配伍入络搜风，化痰通络。

5. 瘰疬结核，诸疮肿毒，全蝎与贝母、皂角刺、黄芩、白芥子、连翘配伍清热解毒，化痰散结。

6. 各种肿瘤，全蝎与泽漆、皂角刺、芙蓉叶等配伍，清热解毒，化痰软坚，活血化瘀，相得益彰。

7. 风湿顽痹，筋脉拘急，关节变形，属顽痹者，全蝎与白花蛇、干地龙、地鳖虫配伍，活血通络，舒筋止痛；与鹿角片、山茱萸、五加皮、黄芪、当归配伍益气养血，搜风活络。

【临床注意】

全蝎有毒，用量不宜过大。孕妇慎用。

 87 蜈蚣

【源头摘录】

蜈蚣出自《神农本草经》。性温，味辛，有毒。归肝经。功效：息风镇痉，解毒散结，通络止痛。用法用量：入煎剂 3~10g，散剂每服 1~1.5g，日 1~2 次。

【临床应用】

蜈蚣功擅息风止痉，功效与全蝎相似，故两药往往相须为用。临床凡手足抽搐、风中经络，口眼歪斜，恶疮肿毒，蛇毒咬伤，风湿疼痛，游走不定，疼势剧烈，头痛难忍者，皆可应用。

【临床必用】

痉挛抽搐，头部抽掣疼痛，疮疡肿毒，风湿痹痛，中风以及肿瘤疼痛症。

【临床配伍】

1. 痉挛抽搐，角弓反张，蜈蚣与全蝎配伍息风止痉，加钩藤、僵蚕效增。

2. 疮疡肿毒，蜈蚣与金银花、连翘、芙蓉叶、皂角刺配伍解毒散结，消肿止痛。

3. 头痛抽掣，跳痛难忍，蜈蚣与全蝎相伍，入络息风，镇痉止痛。

4. 肿瘤疼痛，蜈蚣 1.5g，全蝎 1.5g，雄黄 0.3g 研末，日 1~2 次，吞服。入煎剂，蜈蚣 5g，轻者配威灵仙 30g，重者加延胡索 30g，仙人掌 30g。

【临床注意】

蜈蚣有毒，用量不宜过大。孕妇忌用。

 88 僵蚕

【源头摘录】

僵蚕出自《神农本草经》。性平，味辛、咸。归肝、肺、胃经。功效：息风止痉，祛风止痛，化痰散结。用法用量：煎服，5~9g（成人），小儿酌减。研末吞服，每次 1~1.5g。

【临床应用】

僵蚕辛能散，咸能软坚，入经肺肝胃。临床痰热壅盛，瘰疬痰核，风痰所致头痛、咽痛、风疹瘙痒、口眼歪斜、皮下结节者，皆可应用。

【临床必用】

惊痫抽搐，头痛目赤，咽喉肿痛，瘰疬、痰核，风疹瘙痒，中风后遗症以及肿瘤。

【临床配伍】

1. 惊痫抽搐，僵蚕与天麻、全蝎、胆南星、天南星、法半夏配伍，息风止痉，化痰通络。

2. 头痛，目赤，咽喉肿痛，僵蚕与桑叶、菊花、木贼草、赤芍、牡丹皮、玄参配伍辛散清热，解毒消肿。

3. 瘰疬痰核，肿瘤，僵蚕与夏枯草、浙贝母、皂角刺配伍，化痰散结。

4. 风毒挠痒，疹点色红，僵蚕与蝉蜕、蛇蜕、赤芍、牡丹皮配伍，祛风凉血以止痒。

【临床注意】

一般多炒用，散风热宜生用。

89 天麻

【源头摘录】

天麻出自《神农本草经》。性平，味甘。归肝经。功效：息风止痉，平抑肝阳，祛风通络。采摘后，立即洗净，蒸透，敞开低温干燥，切片备用。用法用量：煎服，3~9g，研末吞服，每次1~1.5g。

【临床应用】

天麻甘平，功能息风止痉，为治肝风内动之要药，临床肢体痉挛麻木，风湿痹痛，皆当应用。

【临床必用】

肝风内动、惊痫抽搐、肝阳上亢所致眩晕头痛、正偏头痛，以及风湿痹痛、肢体麻木等症。

【临床配伍】

1. 惊风抽搐，因天麻甘平，不论是症属寒属热，天麻与全蝎、僵蚕、南星配伍平抑肝阳，息风止痉。

2. 肝阳上亢，头昏头痛者，天麻与川牛膝、钩藤、槐花配伍，平肝息风，引热下行。

3. 风痰上扰眩晕者，天麻与半夏、白术、茯苓配伍，化痰息风，祛风通络。

4. 正偏头痛，天麻与全蝎、川芎、磁石配伍，活血行气，平肝活络。

5. 风湿痹证，肢体麻木者，天麻与羌活、独活、黄芪、当归、地龙配伍，益气养血，除风湿，通经络。

【临床注意】

现代研究表明，天麻不良反应：天麻制剂偶有过敏性反应及中毒的反应，录之供参考。笔者因需按中医常规制法辨证应用，未见一例不良反应，更未见有一例中毒者。

90 钩藤

【源头摘录】

钩藤出自《名医别录》。性凉，味甘。归肝、心包经。功效：清热平肝，息风止痉。用法用量：3～12g，入煎剂，宜后下。

【临床应用】

钩藤性凉，主入肝经，功能清肝热，平肝阳，息风止痉。清泄肝热，临床凡因肝阳上扰、肝风内动所致的病症皆可应用。

【临床必用】

头痛，头胀，眩晕，惊痫抽搐者。

【临床配伍】

1. 肝阳上亢，头痛，头胀，眩晕者，钩藤与夏枯草、龙胆草、磁石、川牛膝配伍，平肝潜阳，引热下行。

2. 肝阴不足，肝阳上亢者，钩藤与生地黄、白芍、石决明配伍，滋阴潜阳。

3. 小儿高热惊风，钩藤清热作用不强，但具较好的息风止痉功效，乃惊痫抽搐之证之要药。故小儿高热惊风，四肢抽搐者，钩藤与羚羊角、全蝎、僵蚕、龙胆草、白芍、菊花配伍，息风止痉。

4. 癫痫，钩藤与礞石、天南星、胆南星、天竺黄配伍，清热化痰，息风止痉。

【临床注意】

本品有良好的降压功效，对高血压而属肝阳上亢者可用，用量宜大，剂30g。

────── 91 **牡蛎** ──────

【源头摘录】

牡蛎出自《神农本草经》。性微寒，味咸，归肝、胆、肾经。功效：重镇安神，平肝潜阳，软坚散结，收敛固涩。用法用量：煎服，9～30g。宜打碎先煎，外用适量，收敛固涩宜煅用，其他宜生用。

【临床应用】

牡蛎临床生用偏于滋阴潜阳，重镇安神，化痰软坚；煅用偏于固涩下焦，制酸止痛。临床与之相关的头胀目眩，失眠多梦，结节肿块，滑脱诸症皆可应用。

【临床必用】

失眠，眩晕，耳鸣，胃酸过多，瘰疬，痰核，癥瘕积聚，以及滑脱诸症如自汗、盗汗、遗精、滑精、崩漏、带下等。

【临床配伍】

1. 阴虚阳亢，水不涵木，症见眩晕耳鸣，心中烦热者，生牡蛎与生龙骨、生龟板、生杭芍、玄参、生麦芽等配伍，如《医学衷中参西录》镇肝熄风汤滋阴潜阳。

2. 瘰疬痰核，生牡蛎与贝母、夏枯草、白芥子、皂角刺、泽漆配伍化痰软坚、散结消瘰，如《医学心悟》消瘰丸。

3. 癥瘕积聚，生牡蛎与鳖甲、龟板、三棱、莪术、泽漆等配伍化痰散结。

4. 自汗、盗汗，煅牡蛎常与浮小麦、糯稻根、麻黄根配伍收敛止汗，自汗者加黄芪、白术、防风固表敛汗；阴虚盗汗者加枸杞子、生地黄、炙龟板滋阴止汗。阴虚火旺而盗汗者与黄柏、知母配伍，清热止汗。

5. 遗精、滑精，煅牡蛎常与煅龙骨配伍，多梦遗精者加知母、黄柏、芡实，无梦滑精者加沙苑子、金樱子、芡实相须为用。

6. 崩漏，治妇女崩症，煅牡蛎常与黄芪、党参、白术、山药、仙鹤草、三七等配伍，牡蛎煅用，黄芪重用 30～60g，益气摄血，收敛止血。

7. 尿频或小儿遗尿，煅牡蛎与煅龙骨、桑螵蛸、金樱子配伍益肾缩尿。

8. 胃痛泛酸，煅牡蛎与煅瓦楞子、乌贼骨配伍制酸止痛。

【临床注意】

龙骨与牡蛎均有重镇安神，平肝潜阳，收敛固涩作用，均可用治心神不安，惊悸失眠，阴虚阳亢，头晕目眩及各种滑脱证。然龙骨长于镇静安神且收敛固涩力优于牡蛎；牡蛎平肝潜阳功效显著，又有软坚散结之功。

 龙骨

性味、归经、功效及用量：性平，味甘、涩。归心，肝，肾经。镇惊安神，平肝潜阳，收敛固涩。煎服，15～30g。

 石决明

【源头摘录】

石决明出自《名医别录》。性寒，味咸。归肝经。功效：平肝潜阳，清肝明目。用法用量：煎服，3～15g。打碎先煎。平肝、清肝生用。外用点眼宜煅用，水飞。

【临床应用】

肝阳上亢，烦躁易怒，头晕，目眩，目赤红肿。邪热灼阴，经脉拘急，手足蠕动者。

【临床必用】

头痛且胀，红眼病，翳障，青盲，雀目，胃酸过多。

【临床配伍】

1. 肝阳上亢，肝火亢盛，引发头痛、头晕、烦躁易怒者，石决明与夏枯草、川牛膝、白芍、水牛角配伍平肝潜阳；若阴不制阳，肝阳上扰，头昏目眩者，与生地黄、珍珠母、牡蛎配伍滋阴潜阳。

2. 外感热病，邪热灼阴所引起的筋脉拘急，手足蠕动，头晕目眩者，石决明与白芍、生地黄、钩藤、知母、丹参配伍清热养阴，滋阴息风。

3. 目赤昏花，石决明与川牛膝、土牛膝、龙胆草、夏枯草相伍清肝泻火、引热下行；肝虚阴亏，目失所养，目涩昏花者，石决明与生熟地黄、枸杞子、女贞子、墨旱莲配伍补益肝肾、滋肝明目；风热目赤、翳膜遮睛，石决明与菊花、谷精草、木贼草、蝉蜕、青葙子、密蒙花配伍清肝明目，退翳。

4. 胃酸过多，煅石决明与煅瓦楞子、乌贼骨等量为末，每次 5~10g，冲服，1 日 2~3 次。亦可入煎剂用之。

【临床注意】

石决明生用，平肝潜阳、清肝明目力强；炒用虽寒凉之性减弱，但脾胃虚寒，便溏者仍当慎用。

---

⑬ 丹参

【源头摘录】

丹参出自《神农本草经》。性微寒，味苦。归心、心包、肝经。功效：活血调经，祛瘀止痛，除烦安神，凉血消痈。用法用量：煎服，10~20g。

【临床应用】

丹参其性微寒，味苦不大苦，故不生大燥，活血药中属平和之品，乃活血化瘀、通经止痛之常用药，兼可养血。凡属瘀血病症皆可应用。

【临床必用】

中医癥瘕积聚，血瘀痹证，妇女月经不调，痛经，闭经，跌打损伤等属血瘀者。

【临床配伍】

1. 胸痹（心绞痛，冠心病等），丹参与川芎、红花、瓜蒌皮、薤白、桂枝相伍。如现代临床常用的丹参片、复方丹参片、丹参滴丸活血以通心络，通则症消。

2. 癥瘕积聚，用丹参配伍三棱、莪术、白芥子、贝母活血化瘀，化痰散结，如《赵炳南临床经验集》活血逐瘀汤。

3. 慢性肾炎。治慢性肾炎，丹参活血化瘀，促进血液循环，有助肾功能恢复，水肿的消退，如：益肾健脾活血排毒汤（自制方）。与水蛭、地鳖虫、王不留行配伍用，活血利水，效增。

4. 慢性肾炎"变症型"。慢性肾炎后期出现"肾绝""关格"等危急症，即今之肾病综合征、肾衰竭、尿毒症等，笔者称之为慢性肾炎"变症型"。用灌肠排毒，丹参和大黄、附子相伍，温通、活血、排毒三者不可缺一。用量30~40g。

5. 高血压。治高血压，丹参重用，配川牛膝活血化瘀，引热下行，佐钩藤平肝靖木，潜阳降压，共奏活血潜降之功，如活血潜降汤（自制方）。

6. 瘀血痹痛，丹参与乳香、没药、当归配伍活血止痛，如张锡纯《医学衷中参西录》活络效灵丹。

7. 失眠，丹参味苦，入心，性不过寒，对烦躁失眠，心悸等症，是药与酸枣仁、首乌及藤配伍，活血养血，宁心安神。

【临床注意】

丹参反藜芦。

94 甘草

【源头摘录】

甘草出自《神农本草经》。性平，味甘。归心、肺、脾、胃经。功效：补脾益气，祛痰止咳，缓急止痛，清热解毒，调和诸药。用法用量：煎服，1.5~9g。

【临床应用】

本品味甘入中焦，善补脾胃之气，入心补益心气，益气复脉，入肺补肺益气，止咳化痰，生用性微寒，可清热解毒，临床凡与此述相关病证，皆当选用。

【临床必用】

心动悸，脉结代，中虚气弱，咳喘，脘腹痛，血虚痹痛，咽喉疼痛，疮疖痈肿者。调和方药之性。

【临床配伍】

1. 心气不足，心动悸，脉结代，炙甘草与人参、阿胶、生地黄、桂枝等配伍，补心气养心血。

2. 中虚气虚，纳谷不香，甘草与人参、白术、谷芽、麦芽、焦山楂、焦神曲配伍，益气助运，开胃助食。

3. 咳喘，属寒喘者，甘草与附子、干姜、炙麻黄配伍；咳喘属热者，甘草与生石膏、炙麻黄配伍；肾虚而喘，甘草与山茱萸、紫石英、蛤蚧配伍。

4. 咽喉肿痛，甘草与玄参、麦冬、桔梗、牛蒡子相伍，清热利咽。

5. 热毒疮痈，甘草与蒲公英、紫花地丁，连翘相伍，清热解毒，以消肿痛。

6. 调和药性，药性过寒，过热，毒烈之味，如附子、大黄、川乌、草乌、黄连、干姜、墓头回等，每加甘草以调和药性，以矫正药性之偏。

【临床注意】

甘草生用，性微寒，用于清热解毒为好，蜜炙用，性微温。可增强补益心脾，润肺止咳功效。

药中甘草，非凡方皆用甘草，甘草味甘助湿，湿滞中焦，不思纳谷者慎用。

"十八反"中反大戟、芫花、甘遂、海藻，当慎之。笔者临床甘草常与海藻配伍治痰结肿瘤未见不良反应。

三、低频用药 8 味

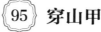

95 穿山甲

【源头摘录】

穿山甲出自《名医别录》。性微寒，味咸。归肝、胃经。功效：通经下乳，祛瘀散结，消痈排脓。用法用量：煎服剂 5～10g，散剂次 0.5～1g，1 日 2 次，开水冲服。

【临床应用】

穿山甲其性散走窜，通达气血，活血祛痰之力尤强，凡与此相关病症皆可应用。

【临床必用】

乳汁不通，中风瘫痪，皮肤顽癣，肿瘤疼痛。

【临床配伍】

1. 乳汁不通，穿山甲与王不留行配伍，通乳。乳汁不通属气血不足者，穿山甲与党参、黄芪、当归配伍；肝郁气滞者，穿山甲与柴胡、郁金、当归、川芎配伍，因需择配。

2. 中风瘫痪，气血不足，痰瘀阻络者，穿山甲与制川乌、制草乌、天麻、干地龙配伍，活血通络，祛痰通络。

3. 风湿痹痛，穿山甲与羌活、独活、乌梢蛇配伍活络祛湿。

4. 瘰疬，穿山甲与夏枯草、法半夏、贝母、泽漆配伍，活血散结，化瘀通络。

5. 牛皮癣，皮肤瘙痒，结痂，久治不效者，穿山甲与白鲜皮、白蒺藜、全蝎配伍，活血祛风，止痒。

【临床注意】

穿山甲其性走窜，孕妇忌服。

注：穿山甲现为国家一级保护野生动物，临床已停用。

 96 川乌

【源头摘录】

川乌出自《神农本草经》。性热，味辛、苦，有大毒。归心、肝、肾、脾经。功效：祛风湿，温经止痛。用法用量：煎服，制川乌 1.5～3g；生用宜先煎、久煎；生品外用，适量。

【临床应用】

乌头辛温大热峻烈之品，功擅祛风除湿、散寒止痛，风寒湿痹应用，既可内服，亦可外用。内服用制川乌。

【临床必用】

临床寒湿痹阻经络、肢体筋脉挛痛、关节屈伸不利，心腹冷痛、寒疝腹痛者。

【临床配伍】

1. 寒痹，关节冷痛，不可屈伸，川乌与麻黄、芍药、甘草配伍，如《金匮要略》乌头汤。

2. 寒湿瘀阻，痹痛者川乌与草乌、地龙、乳香、没药、天南星配伍，如《太平惠民和剂局方》小活络丹。

3. 胸痹心痛，属阴寒内盛，心阳不振，夹瘀阻络，症见心腹冷痛，心痛彻背，背痛彻心者，乌头与赤石脂、干姜、花椒配伍，如《金匮要略》乌头赤石脂丸。

4. 寒疝，少腹阴部冷痛，绕脐疼痛，手足厥冷者，川乌、草乌与小茴香、乌药配伍，温经散寒，理气止痛。

【临床注意】

乌头大辛大热，有毒，属峻烈之品，阴虚阳亢热证疼痛及孕妇忌用。不宜与半夏、川贝母、浙贝母、瓜蒌、天花粉、白及、白蔹同用（见"十八反"）。

⟨97⟩ 犀角

【源头摘录】

犀角出自《神农本草经》。性寒，味苦、酸、咸。归心、肝、胃经。功效：清热泻火，凉血解毒，定惊止血。用法用量：散剂口服，成人 1.5 ~ 3g，小儿酌减，昏迷者鼻饲给药。现临床已禁用犀角，用水牛角代之，用量宜大，入煎剂，每剂 30 ~ 60g，先煎 30 ~ 60 分钟。

【临床应用】

犀角性大寒，入心肝，清心凉肝，临床风热入营血引起的病症皆当应用。

【临床必用】

温病热盛，热入营血，热毒发斑，神昏谵语，高热不退，肝风内动，惊痫抽搐。

【临床配伍】

高热不退，热入营血，神昏谵语，惊痫抽搐，斑色紫黑者，制粉，口服（神昏者鼻饲）1.5 ~ 3g。煎剂，与生地、芍药、丹皮、玄参、竹叶心、麦冬、银花、连翘等配伍，如清营汤、犀角地黄汤。

【临床注意】

非实热者不宜用，孕妇慎用。犀角已禁用，临床以羚羊角或水牛角代之。

注：为了传承弘扬有效名方，犀角仍保留在此。用时水牛角易犀角即可。

──── 附 羚羊角、水牛角 ────

1. 羚羊角

性寒，味咸。归心，肝经。功效：平肝息风，清热解毒。用法用量：煎服，1～3g，宜单煎2小时以上，磨汁或研粉服，每次0.3～0.6g。

2. 水牛角

性寒，味苦。归心，肝经。功效：清热凉血，解毒定惊。用法用量：镑片或粗粉煎服，汤剂30～60g，宜先煎30～60分钟，或单煎，兑服。

──── 98 牛黄 ────

【源头摘录】

牛黄出自《神农本草经》。性凉，味苦。归肝、心经。功效：凉肝息风，清热解毒，化痰开窍。用法用量：散剂，每次0.15～0.35g，冲服。外用适量，研末敷患处。

【临床应用】

牛黄为名贵药材之一，功擅清热解毒、豁痰开窍，息风定惊，凡高热神昏，痰迷心窍，惊厥抽搐，突然仆倒，昏不知人，口吐涎沫或口舌生疮，痈疽疔毒等病症皆可应用。

【临床必用】

高热惊厥，神昏谵语，中风昏迷，小儿惊风，癫痫，疔疮，喉痛，口舌生疮，浸淫疮等。

【临床配伍】

1. 高热惊厥，神昏谵语者，如脑膜炎，中毒性脑病，脑出血，败血症等，牛黄与水牛角浓缩粉、人工麝香、珍珠、朱砂、雄黄、黄连、黄芩、栀子、郁金、冰片配伍清热解毒，凉肝息风，化痰开窍，如安宫牛黄丸。

2. 中风、癫痫，属痰热闭阻心窍，突然神昏者，牛黄一味为末，温开水冲服，清心化痰，开窍醒神。

3. 口舌生疮，牙龈肿痛，咽喉红肿，目赤肿痛，大便干结。人工牛黄与黄芩、大黄、石膏、桂枝、雄黄、冰片、甘草等配伍清热解毒，如牛黄解毒丸。

4. 浸淫疮，牛黄与黄连、芙蓉叶、赤芍、丹皮等配伍清热解毒，凉血解毒，效佳。

【临床注意】

脾胃虚弱，孕妇非实热症者忌用。

99 朱砂

【源头摘录】

朱砂出自《神农本草经》。性微寒，味甘，有毒。归心经。功效：清心镇惊，安神解毒。用法用量：内服，只宜入丸，散剂，每次 0.1 ~ 0.5g，日 1 次；不宜入煎剂，外用适量。

【临床应用】

朱砂为历代医家常用的金石类药之一，性寒质重，镇心清火，凡心火亢盛，心神不安，胸中烦热，心神不宁皆可应用。

【临床必用】

癫痫，惊风，惊悸，不眠，肿毒，口舌生疮。

【临床配伍】

1. 癫痫，惊风属心火亢盛者，朱砂研末冲服，或择用成药，如安宫牛黄丸。

2. 心血虚，心悸，失眠者，朱砂与当归、生地黄、酸枣仁，麦冬（朱砂染）配伍，清心养血安神如朱砂安神丸。

3. 疮疡肿毒，口舌生疮，咽喉肿痛者，另用朱砂与雄黄研末外涂或与黄连、黄芩、黄柏共研细末，未溃者，醋调外敷，药干结即换，再敷。

【临床注意】

朱砂有毒，肝肾功能障碍者慎用。内服注意用量，中病即止，免致汞中毒。

100 鳖甲

【源头摘录】

鳖甲出自《神农本草经》。性寒，味甘、咸。归肝、肾经。功效：滋阴潜阳，退热除蒸，软坚散结。用法用量：煎服，日 9~24g，先煎。胶：烊冲，日 3~5g。

【临床应用】

鳖甲咸寒，走阴分，入肝肾，功擅滋阴潜阳，生用滋阴力强，故滋阴潜阳宜生用，醋制散结力增，所以软坚散结醋制为佳。温病后期，夜热早凉，或骨蒸潮热，或癥积肿块，今之肝脾肿大、肝硬化等。

【临床必用】

阴虚发热，阴血亏虚，阴虚阳亢，阴虚风动，癥瘕积聚，女子经闭以及肿瘤阴虚证。

【临床配伍】

1. 夜热早凉，热退无汗者，鳖甲与龟甲、生地黄、青蒿配伍滋阴清热；阴虚内热，盗汗遗精，鳖甲与知母、黄柏等配伍滋阴降火；阴虚阳亢，头昏目眩者，鳖甲与生牡蛎配伍滋阴潜阳。

2. 阴血亏虚，骨蒸劳热，阴虚风动，手足瘛疭者，鳖甲咸而微寒，入血而走阴分，阴血亏虚，鳖甲与地骨皮、生龟甲、生地黄配伍滋阴息风。

3. 癥瘕积聚，久疟疟母，相当今之肝脾肿大、肝硬化者，鳖甲味咸，咸能软坚，与牡丹皮、桃仁、地鳖虫相伍软坚散结，活血化瘀。气虚者加黄芪、党参益气活血；血虚加当归、黄芪补血活血。加黄芪、当归、山茱萸益气养阴，滋阴生血，各显其长。

【临床注意】

鳖甲性寒质腻，脾胃虚寒忌用，食欲不振、大便稀溏者当慎用。现代药理研究鳖甲有抗肿瘤，护肝，降低胆固醇、甘油三酯，抗疲劳，补血等作用，临床凡肿瘤病人，老年抗衰防老，降低血脂、胆固醇。鳖甲皆可在辨证前提下配伍应用。

 101 鹿茸

【源头摘录】

鹿茸出自《神农本草经》。性温，味甘、咸。归肾、肝经。功效：补肾阳，益精血，强筋骨，调冲任，托疮毒。用法用量：1～2g，研末吞服。亦可酒泡分服，或入丸、散。

【临床应用】

临床凡肾虚，尤其阳虚，肝肾不足，腰膝酸软，男女体虚，不孕不育，病后康复，虚损羸瘦等。鹿茸性温助阳，味甘能补，味咸入肾。温壮元阳，补益精血，强筋健骨，防衰延年。凡上述可应用。

【临床必用】

肾阳亏虚，精血不足，阳痿遗精，宫冷不孕，羸瘦神疲，未老先衰，畏寒怕冷；眩晕，耳鸣，腰脊冷痛，筋骨酸软，少儿先天不足，发育迟缓以及阴疽等。

【临床配伍】

1. 阳痿遗精，宫冷不孕，元气不足，阳痿早泄，女子不孕，男子不育，两目昏花，身体瘦削者，鹿茸与人参、龟甲、山茱萸、巴戟天、枸杞子、黄芪、当归配伍益气壮阳，生精益髓。

2. 羸瘦神疲，精神疲惫，畏寒怕冷者，鹿茸打粉，0.5~1g，日2次，开水冲，空腹，或鹿茸泡酒，加黄芪、人参、海马、海龙等效增。

3. 眩晕，耳鸣，鹿茸与山药、熟地黄、山茱萸、枸杞子、龟甲配伍滋阴补肾，双楫并举。

4. 腰脊冷痛，筋骨酸软，气衰神疲者，鹿茸与山茱萸、枸杞子、菟丝子、杜仲、续断、桑寄生相伍温肾壮阳，补益肝肾，从本论治。

5. 阴疽，临床上脱疽、流注、痰核、鹤膝风等。症见患处漫肿无头，皮色不变，酸痛不热者，鹿角霜与黄芪、地鳖虫、山茱萸、桂枝、白芥子配伍温阳逐寒，补气活血，化痰通络，切中病机。

【临床注意】

鹿茸虽无毒，性偏壮阳，阴虚火旺、血热者，皆不宜用。年少者虽有肾虚之征，不可操之过急而滥用。

------------------------------ 附 鹿角、鹿角胶、鹿角霜 ------------------------------

1. 鹿角

性温，味咸。归肝、肾经。功效：补肾助阳，强筋健骨。

用法用量：煎服，5~15g。

2. 鹿角胶

性温，味甘、咸。归肝、肾经。功效：补肝肾，益精血。

用法用量：3~5g，烊化冲服。

3. 鹿角霜

性温，味咸。归肝、肾经。功效：补肾助阳，涩精止血，敛疮。

用法用量：煎服，10～15g。

---

102 冬虫夏草（虫草）

【源头摘录】

冬虫夏草出自《本草从新》。性温，味甘。归肾、肺经。功效：补肾益肺，止血化痰。用法用量：煎服，5～15g。也可入丸、散。

【临床应用】

虫草甘温，入肾能平补肾阴肾阳。入肺，肺气虚亏、肺肾双亏，肾不纳气而咳喘者。诸劳虚损，癌症术后、放化疗后者，病后康复，皆可应用。

【临床必用】

肾虚精亏，阳痿遗精，腰膝酸痛；久咳虚喘，劳嗽咳血；动则气喘，不能平卧；病后体虚者。

【临床配伍】

1. 肾虚精亏，阳痿遗精，腰膝酸痛。冬虫夏草药性甘温，补肾益精，有兴阳起痿之功。上述是症者用白酒 1 斤，虫草 15～30g，配伍淫羊藿 30g，杜仲 30g，巴戟天 30g，海马 15g，温服，每次 15～30ml。打粉口服，日 1～3g，两次分服。

2. 久咳劳嗽，或痰中带血，虫草补肾益肺或止咳平喘，可单用。或与沙参、川贝母、阿胶、白及、花蕊石、仙鹤草配伍，宁肺止咳，止血化痰。

3. 咳喘，动则喘甚，不能平卧，肺肾双亏，肾不纳气者，虫草与人参、蛤蚧、黄芪、胡桃肉配伍，肺肾双补。

4. 病后体虚，自汗怕冷，神疲无力，虫草与鸭、鸡、瘦肉炖服，补肾固本，抗衰防老。

5. 癌症。各种癌症，术后或行放、化疗后，气血双亏，身无力，纳谷不香者，虫草与黄芪、党参、白术、茯苓、山药、陈皮、炒扁豆、砂仁、薏苡仁、神曲、山楂配伍，健脾助运，开胃助食。

【临床注意】

感冒不宜用。

────────────── 附 蛤蚧、胡桃肉 ──────────────

1. 蛤蚧

性味归经及功效：性平，味咸。归肺、肾经。补肺气，助肾阳，定喘嗽，益精血。

用法用量：去头足，研末吞服，每次 1～3g。

2. 胡桃肉

性味归经及功效：性温，味甘。归肾、肺、大肠经。补肾、温肺、润肠。

用法用量：煎服，10～30g。生、炒皆可食用，每天 15～30g 为宜。

────────────── 附 临床常用中药药性歌 ──────────────

（一）化痰类药药性歌

化痰药化诸种痰，寒痰热痰和顽痰。

还有清稀泡沫痰，痰气为病古今同。

咳喘痹厥癫痫癥，膈注瘰疬肿瘤等。

痰药临床如何用，全靠辨证去变通。

半夏辛温脾胃肺，因其有毒多制用。

燥湿化痰能和胃，降逆消痞散结肿。

南星辛苦温有毒，化痰祛风止痉良。

辛味苦凉胆南星，同能息风且定惊。

皆能化痰且散结，癫狂肿瘤皆入方。

白芥（子）辛温归肺经，祛痰利气能通络。

皮里膜外痰作祟，白芥子用能奏功。

皂角辛咸温有毒，归肺还归大小肠。

祛除顽痰能开窍，散结消肿（瘤）是良方。

皂角有刺名皂刺，同属一类归选用。

桔梗宣肺能祛痰，肺寒肺热皆可参。

旋覆花苦平咸温，祛痰降气止咳宁。

白前辛苦性微温，降气化痰归肺经。

猫爪（草）辛甘性微温，化痰散结归肺肝。

解毒消肿治瘰核，淋巴乳癌是良方。
前胡苦辛寒祛痰，降气还能散风热。
瓜蒌皮清肺宽胸，仁能润肺令便通。
贝母微寒味苦甘，化痰止咳入心肺。
　散结消肿其效好，清润化痰称"妙药"。
竹茹竹沥皆甘寒，清热化痰能除烦。
还有甘寒天竺黄，清心定惊化痰忙。
海浮石与海蛤壳，咸寒归肺化痰结。
礞石甘寒归肝肺，下气消痰镇癫痫。
海藻昆布俱咸寒，消痰软坚利水参。
甲状（腺）头部消化道，肺部肿瘤是良方。
泽漆苦辛寒有毒，入肺还有大小肠。
行水消肿能化痰，结节瘰疬皆可消。
黄药（子）甘寒归肺肝，化痰软坚散结良。
化痰药类药味多，性味归经各不同。
五脏六腑令人咳，详细辨证莫含糊。
杏仁苦温归肺肠，咳喘便结可润肠。
苦之有毒甜之润，虚劳咳喘用甜良。
百部止咳能杀虫，新久咳嗽皆用它。
紫菀味苦又辛甘，其性微温入肺家。
新久咳嗽都能治，化痰止咳通便方。
款冬花辛温肺经，润肺下气止咳良。
苏子降气能通便，兜铃同归肺大肠。
因其兜铃性偏寒，止咳平喘要掂量。
桑皮泻肺能消肿，五皮饮中深受夸。
葶苈苦辛寒泻肺，归经归肺归膀胱。
痰涎壅盛皆堪治，胸腹积水效显彰。
枇杷叶苦平归肺，和胃降逆痰咳平。
白果甘（苦）涩平有毒，敛肺平喘能止带。
大凡止咳平喘药，皆应辨证去选药。

（二）活血化瘀类药药性歌

活血化瘀促血行，行活破逐令血通。
通络畅络祛百病，权在方家去辨证。

活血祛瘀和逐瘀，药力轻重各不同。
川芎血中称气药，活血行气止痛好。
头身诸痛皆可治，顽固头痛量可商。
丹参苦寒归心肝，活血凉血功独擅。
一味丹参功四物，其意为何自掂量。
红花辛温归心肝，活血散瘀通经良。
还有珍贵藏红花，功用相同力更强。
美容降脂还降压，强身免疫出新裁。
益母活血能利水，调经消肿是良方。
月季花与凌霄花，活血调经功不差。
桃仁祛瘀通便结，治疗咳喘亦入方。
王不留行辛苦平，归肝归胃通乳行。
活血调经能利水，走而不停上下行。
自然铜本伤科药，散瘀接骨疗外伤。
苏木与之刘寄奴，内瘀外伤皆可商。
水蛭山甲与蟅虫，活血破血逐瘀功。
更能钻入经脉中，治经治络都见功。
更值一提穿山甲，下乳通经是良药。
牛膝活血补肝肾，强筋通淋药下行。
怀补肝肾川活血，各有所偏需商榷。
活血止痛五灵脂，化瘀止血皆用炒。
鸡血藤温归肝经，行血补血活络通。
虎杖活血能定痛，清利湿热化瘀功。
三棱莪术与姜黄，破血行气能止痛。
癥瘕积聚气血阻，辨证施治配伍用。
郁金辛寒味苦辛，归心还有肝胆经。
祛瘀解毒清心火，利胆退黄亦奏功。
延胡索乃辛苦温，活血行气止痛先。
凡是心肝脾经痛，醋炒更增止痛功。
因其镇静能止痛，治疗失眠出新章。
乳香没药能活血，消肿止痛生肌用。
本品味苦液混浊，胃弱用量当作斟。
还有干漆药一味，破血祛瘀能杀虫。
活血化瘀也有弊，孕妇经期当慎用。

（三）补益类药药性歌

补阴补阳补气血，统称名曰补益药。

气血阴阳四虚证，针对其补药分明。

但因临床病多变，因人制宜再谈补。

误补益疾成坏事，加减配伍须揣摩。

人参党参太子参，大补元气数人（红）参。

作用缓和是党参，气阴双补找洋参。

较之力薄太子参，临床老年少儿病。

需用参时先四诊，切勿随便去用参。

黄芪甘温归脾肺，补气生津升阳功。

固表生肌疮家用，利水消肿效显彰。

当归甘温（辛）肝心脾，补血还兼活血功。

调经止痛是圣药，润肠通便亦堪功。

阿胶甘平肺肝肾，补血滋阴润燥功。

味甘质黏能止血，免疫抗癌立新功。

补阴味甘性凉润，滋阴润燥功效彰。

肝肾肺胃还有心，诸阴不足皆堪商。

入脏入腑各相异，因热因燥各有方。

随因不同证不同，权衡择药在医工。

北南沙参归肺胃，甘寒清肺亦养胃。

养胃稍强北沙好，若治燥咳南沙找。

杞子甘平归肝肾，阴虚诸虚少不了。

降压降糖降血脂，抗癌抗衰立新功。

麦冬微苦甘微寒，归心归肺归胃经。

清心养心少不了，养肺滋胃亦选它。

鳖甲咸寒归肝肾，滋阴潜阳善除蒸。

软坚散结抗肿瘤，护肝降脂立新功。

鹿茸甘咸温肝肾，能壮肾阳益精血。

强筋壮骨冲任调，阴疽疮肿配伍用。

杜仲甘温归肝肾，白丝浓密色紫好。

强筋安胎补肝肾，还能防衰抗肿瘤。

巴戟微温味辛甘，其药归经为肾肝。

功擅补肾能壮阳，强筋壮骨祛风湿。

（四）清热类药药性歌

清热药性属寒凉，功效主治不一样。
泻火燥湿加解毒，还有凉血清虚热。
清热不可一概论，各有所用要据量。
寒凉多用伤脾胃，孰轻孰重当辨详。

1. 清热泻火类药药性歌

清热泻火苦甘寒，清脏清腑清气热。
热之盛谓火之邪，清热泻火互相兼。
热邪伤人无定处，周身到处皆可然。
石膏专清肺胃热，知母滋阴相火安。
青葙蒙花决明子，退翳明目善清肝。
还有一味谷精草，疏散风热目明疗。
蒌根名曰天花粉，生津止渴能除烦。
专清心火莲子心，若嫌力小配翘心。
更有芦根淡竹叶，利尿通淋勿小看。
寒水石咸性属寒，若配石膏祛大热。
栀子苦寒清郁火，凉血止血须炒用。
诸血妄行黄疸病，栀子配伍亦可参。

2. 清热解毒类药药性歌

热毒伤人病多端，斑疹疮痛各不同。
红肿热痛还化脓，咽痛腮肿加癌肿。
用时加减需变通，银花疏散能解毒。
连翘更奏疮家功，肠痈红藤败酱找。
热痢白头翁最好，下乳散痈漏芦用。
梅毒效药土茯苓，若要清咽疗喉痛。
马勃射干山豆根，马齿苋令血痢平。
鸦胆子祛蚀猴疣，重楼解毒能定惊。
山慈菇能消肿瘤，各入其所须择用。
金荞麦与鱼腥草，肺痈热咳效力高。
二丁解毒疗诸疔，乳痈去找蒲公英。
青黛凉血消肿痛，大青更奏祛斑功。

半枝莲与蛇舌草，解毒利水消肿好。
世人用来治癌症，常伴半边莲根草。
清热利湿垂盆草，肝炎降酶把功表。
活血止血地锦草，泻痢退黄功也高。
柜有白茅夏枯草，咯血咽痛肿能消。
若因中毒暑伤人，绿豆一味煮汤好。

3. 清热燥湿类药药性歌

苦能燥湿寒清热，败胃伤阴也作孽。
黄芩止咳能清肺，也治泻痢与诸血。
黄柏下焦清湿热，黄连善攻心上热。
湿热火毒皆堪治，注意归经配伍参。
苦参燥湿疗黄疸，可治痢带与疮疡。
杀虫利尿内外用，独有一弊反藜芦。
秦皮涩痢还止带，都因性寒味苦涩。
白鲜皮治虫癣疥，清除湿热能止痒。
龙胆泻肝清湿热，以此冠名不需商。
今人报道草有毒，劝君斟酌勿盲目。

4. 清热凉血类药药性歌

苦甘咸寒凉血药，凉血止血化瘀良。
生地甘寒心肝肾，清热凉血滋阴良。
赤芍丹皮凉血药，热入营血是良药。
凉血止血散血好，诸多疾病把功表。
紫草能消斑疹毒，治癌方中立新功。
咽喉肿痛玄参好，治疬化斑少不了。
若治气血两燔证，清热泻火相伍好。

5. 清虚热类药药性歌

阴虚内热暗伤人，五心烦热骨蒸蒸。
潮热盗汗皆由此，清虚热药显神功。
青蒿归经肝胆肾，透热凉血退热通。
不信打开方剂学，青蒿鳖甲汤作证。
地骨皮能清肺热，银柴胡使骨蒸瘥。
胡黄连治儿疳热，肥儿丸中有其功。

能清湿热因苦寒，骨蒸潮热皆可参。
白薇凉血通淋用，实热虚热都见功。

（五）解表类药药性歌

解表药用外感方，轻扬辛散别温凉。
辛温宜于风寒用，寒重热轻无汗尝。
辛凉解表散风热，有汗热重另配方。
孰轻孰重选谁好，权在辨证二字中。
麻黄解表功归肺，利水平喘发汗强。
若欲发汗须配伍，加入桂枝力才强。
桂枝解肌能发表，温通经络又通阳。
寒痰饮瘀络不通，莫忘桂枝屡建功。
细辛辛温善走散，散寒祛风止痛良。
辛不过钱是古言，温肺化饮有奇功。
生姜止吐和中气，发汗解表温肺寒。
姜皮利水能消肿，炒炭还能令血安。
紫苏解表兼行气，因其辛温归脾肺。
理气宽胸消痞胀，孕妇止吐助胎安。
荆芥轻扬能发表，祛风解痉是良方。
风寒风热在配伍，疮疡血痢皆可商。
防风辛甘性微温，祛风解表能胜湿。
止痛止痉还止痒，风寒风热皆可商。
羌活性温味苦辛，归肾膀胱互相通。
应用能祛风与湿，头痛痹痛是良方。
白芷鼻渊头痛好，亦治牙痛及痈疡。
藁本辛温能散寒，头痛痹痛效显彰。
苍耳能令鼻渊愈，常和辛夷共入方。
香薷祛暑兼利水，犹如冬月用麻黄。
解表化湿利水肿，芳香和中祛暑功。
大凡解表多开泄，阴虚津伤慎重尝。
辛凉解表多辛凉，发散风热归一章。
桑叶苦甘寒肺肝，甘寒质轻善疏散。
清肺润燥还止咳，平肝清肝目明疗。
柴胡苦辛性微寒，疏散解郁能通阳。

轻用升阳重退热，若用和解再商量。
薄荷辛凉归肺肝，清利头目且利咽。
疏肝透疹常入伍，发汗退热是良药。
牛蒡辛苦寒肺胃，解表解毒利咽强。
今人发现牛蒡子，治疗肾炎出新才。
疮痈肿毒皆堪治，亦治痄腮与瘾痒。
蝉蜕甘寒归肺肝，明目退翳止痉强。
风疹瘙痒常用药，声音嘶哑必选它。
葛根生津鼓胃气，发表解肌透疹良。
大凡辛凉散风热，若配清热力更强。

（六）祛湿类药药性歌

湿邪在表头身重，风寒湿热各有异。
如若遇到暑湿季，暑热暑湿又不同。
湿邪入里易伤阳，脾性喜燥祸殃来。
水湿之邪若内停，诸症缠身苦难言。
要问治法分三途，祛湿化湿渗水湿。
孰轻孰重用何药，加减灵活去变通。
祛风湿药疗痹痛，风寒湿热各不同。
防己性寒祛风湿，利水消肿还兼功。
（威）灵仙善治肢体痛，诸骨鲠咽亦奏功。
苍草祛风祛湿毒，临床降压现代功。
蚕沙痒痛拘挛展，肢麻不遂臭梧桐。
若要通络利关节，络石桑枝海风藤。
徐长卿是辛温药，痹痛疹痒癣皆用。
五加祛湿强筋骨，安胎腰痛桑寄生。
寻骨风与海桐皮，皆祛风湿通络功。
千年健能健筋骨，关节外伤瘀血同。
更有虎骨强筋骨，可惜保护不能动。
豹狗猪猴皆相似，药力稍逊可选用。
独活辛苦性属温，归经归肾归膀胱。
祛风除湿兼解表，通痹止痛是良方。
白花蛇甘咸温毒，乌梢甘平无有毒。
二者同把肝经入，祛风定痉通络功。

木瓜酸温归肝脾，舒筋活络能疗痹。
和胃化湿治吐泻，脚气水肿是良方。
秦艽性平味苦辛，归经归胃归肝胆。
通络止痛祛风湿，还有一功清虚热。
川乌辛苦其性热，归经心肝脾和肾。
温经止痛祛风湿，因其有毒须掂量。
脾性喜燥而恶湿，芳香化湿显其功。
藿香止吐和中气，佩兰更把脾瘅医。
暑湿伤人苔厚腻，二药合用更奏功。
厚朴行气平喘满，苍术健脾燥湿功。
砂仁温中能行气，还奏止呕安胎功。
还有白蔻红豆蔻，温中行气化湿宗。
草豆蔻因燥性重，脾胃寒湿重才用。
更有草果性相同，临床更兼截疟功。
温燥伤阴应防弊，芳香不宜久煎用。
利水渗湿药两途，用之恰当显奇功。
淡渗利湿消水肿，清热利湿通淋用。
茯苓健脾安神药，其皮利水更消肿。
还有猪苓功亦同，尤能利尿是己功。
葫芦赤豆冬瓜皮，利水消肿虚证用。
蝼蛄咸寒利水强，遂戟芫花是朋友。
不信去阅"半边散"，非是实证万不用。
苡米滑石车前子，各有所长稍不同。
虽都利水能消肿，择药配伍需商榷。
滑石通淋利尿好，车前止泻目明疗。
苡仁健脾功渗湿，治癌多入配伍方。
泽泻利水能清热，痰饮昏眩是良方。
木通利尿尤通乳，通草异药功亦同。
书有名方导赤散，用是木通不是草。
关木川木都木通，关会伤肾孕慎用。
海金沙与地肤子，清热利湿小便通。
若因湿热瘙痒症，内服外用皆兼功。
茵陈利湿疗黄疸，金钱草亦通淋方。
今治胆囊能泄热，结石用之功效彰。
草薢分清利湿浊，石苇利湿力偏傲。

泽漆利水化痰结，瘤肿瘰疬皆可消。
萹蓄通淋杀虫癣，内服外洗皆入方。
冬葵瞿麦灯心草，利水通淋是一招。
冬葵下乳能润肠，瞿麦破血把经调。
利尿药易耗阴液，阴虚津伤请慎用。

（七）温里类药药性歌

寒邪伤里亦伤阳，温里类药能温阳。
临床用时当分辨，莫把内寒当外寒。
附子辛热且有毒，回阳救逆显神功。
四肢厥逆出冷汗，当选附子莫等闲。
若见心脾肾阳虚，附桂合用屡建功。
临床多取炮制用，盐附黑白功皆用。
书有川乌和草乌，更能止痛但有毒。
用量煎煮须推敲，还当一一炮制好。
干姜温中暖脾胃，理中汤方见奇效。
肉桂能补命门火，腰酸阳痿寒瘀功。
细辛辛温善走散，散寒温饮通窍良。
温中下气吴茱萸，性味太烈制淡用。
花椒胡椒荜澄茄，温中止痛功效同。
还有辛温高良姜，脘腹冷痛吐泻瘥。
丁香温降助肾阳，打嗝丁香柿蒂汤。
凡是温里多辛燥，热证阴虚莫轻尝。

（八）理气类药药性歌

理气类药理气机，理疏行破降不同。
寒湿食饮痰和瘀，忧思郁怒皆是因。
伤及肺胃肝脾脏，气逆脏胀痛难当。
橘皮性温味辛苦，健脾理气归脾经。
世人常用因平和，理气化痰都见功。
另有一味化橘红，性味相同功也同。
橘核还能消肿块，络叶化痰把络通。
青皮理气消瘀滞，食积癥瘕皆入用。

乌药行气能止痛，温肾散寒有奇功。
香附辛平入肝经，解郁疏肝更调经。
枳实枳壳能破气，除痞消积化痰宗。
温中佛手和香橼，疏肝化痰胁痛灵。
木香行气擅止痛，脾胃大肠肝胆通。
还有名曰青木香，行气止痛辟秽用。
沉香降逆调中寒，下元虚喘也奏功。
檀香辛温归脾肺，胸腔冷痛配伍用。
甘松甘温止胃痛，柿蒂更兼降逆功。
九香虫归肝脾肾，行气止痛温肾用。
开心果能疏肝气，宽中和胃肝胃松。
八月札专疏肝胃，常与（木）蝴蝶成药对。
疼痛瘰疬皆能用，今人治癌也立功。
荔枝核归肝胃经，散寒止痛疝痛医。
川楝苦寒有小毒，疏泄肝胆更奏功。
薤白辛温能通阳，散结行气痰浊通。
金匮方名有数条，冠有薤白方名扬。
玫瑰花归肝脾经，解郁还奏和血功。
绿梅花能疏肝胃，胁痛胃痛皆能松。
理气耗气多伤阴，气虚阴伤应慎用。

（九）平肝息风类药药性歌

平肝息风药两余，一以平肝一息风。
原因诸药皆入肝，肝阳肝风当掂量。
犀角咸寒胃心肝，清心泻火解毒良。
凉血定惊有奇效，临床水牛角来代。
另有一味羚羊角，功同犀角也名方。
二者虽属稀贵物，死后入药当无妨。
牛黄苦凉归心肝，息风定惊清热良。
豁痰开窍称上品，人工牛黄代缺如。
牡蛎咸寒肝胆肾，首功潜阳还滋阴。
重镇安神能软坚，收敛固涩亦制酸。
还有一味叫龙骨，入心安神疗效好。
二者临床成药对，平肝潜阳显一招。

石决寒咸独归肝，潜阳明目善清肝。
珍珠以及珍珠母，性寒味咸归心肝。
玳瑁平肝定惊用，清热解毒治疮疡。
紫贝齿亦归肝经，镇惊安神清头目。
代赭石虽归心肝，降逆止血功独占。
钩藤惯在儿科用，定惊息风善清肝。
今人用治高血压，功归清肝心自安。
天麻止痛疗麻木，平肝潜阳把名扬。
刺蒺藜苦能平肝，味辛祛风又止痉。
决明清肝能明目，润肠通便亦奏功。
罗布麻味淡涩咸，平肝清热降血压。
僵蚕息风治痉痛，化痰散结功独宗。
鲁豆衣能养肝血，滋阴清热亦是方。
全蝎蜈蚣归肝经，息风止痉通络强。
攻毒散结治顽痹，正偏头痛是良方。
地龙咸寒能定惊，息风平喘通络功。
今人用治高血压，还能令人小便通。
平肝息风药多端，辨证择药靠底功。

（十）收涩类药药性歌

收敛固涩收涩药，敛汗止泻还止血。
崩漏滑脱皆堪用，涩肠止带各不同。
必用配用有文章，提醒方家当琢磨。
固表止汗浮小麦，益气除蒸屡建功。
麻黄根与糯稻根，临床止汗不能丢。
敛肺当选五味子，补肾宁心也常用。
乌梅敛肺涩肠好，五倍子也固精方。
椿皮燥湿能止带，涩肠敛肺诃子当。
明矾性寒味酸涩，收涩止痒祛风痰。
肉豆蔻温能止泻，石榴皮兼杀虫功。
赤石脂与禹余粮，涩肠止泻有不同。
罂粟壳即御米壳，敛肺涩肠能止痛。
酸涩性平还有毒，用多用少当慎用。
还有固精缩尿药，大都入肾补肾功。

山茱萸酸涩微温，补益肝肾当首选。
眩晕耳鸣遗滑精，消渴经带皆良方。
桑螵蛸与金樱子，固精缩尿功效彰。
还有一味覆盆子，功效皆同还明目。
刺猬皮药能制酸，收敛止血还固精。
若要制酸止痛好，海螵蛸效力最高。
莲子芡实补脾肾，固精止泻止带好。
若要养心找莲子，莲心苦泻还解烦。
莲房崩漏尿血用，涩精清心妙莲须。
清暑利湿荷叶好，升阳降浊减胖功。
荷梗和胃能安胎，暑湿胸闷少不了。
不要小看姓荷的，全家老少皆是宝。
花供欣赏人喜爱，若供药用看医工。
收敛多有敛邪弊，湿邪表证均不宜。

（十一）安神类药药性歌

安神类药能安神，安神药多归于心。
烦热惊悸癫痫证，重镇安神石类选。
重镇安神朱砂用，清心定惊第一方。
磁石辛咸寒心肝，潜阳安神耳目聪。
琥珀散瘀能通淋，定惊安神归心肝。
酸枣（仁）养心还敛汗，柏子安神把便通。
夜交藤令虚烦眠，疏风通络配伍用。
远志安神能祛痰，开窍消肿也奏功。
合欢皮与合欢花，解郁安神效可夸。
安神重镇伤胃气，只宜暂服不久尝。

（十二）消食驱虫类药药性歌

消化食积消食药，驱杀寄生驱虫药。
归经多归脾与胃，有的还入肺肝肠。
体内诸虫食积症，脘腹胀痛苦难当。
小儿得之成疳积，消食驱虫首择方。
食滞中焦胀难当，消食化滞急煎尝。

神曲麦芽与谷芽，消食化滞功相当。
山楂消食散瘀血，化浊降脂立新功。
消食化痰莱菔子，三子养亲是孝子。
鸡内金亦能消食，遗尿遗精亦担当。
健胃消食莫小看，脾能健运身体康。
驱虫药具杀虫功，蛔蛲绦钩列其中。
绕脐痛因虫作怪，祛虫类药选着用。
榧子雷丸加鹤虱，苦楝芜荑皆有功。
槟榔消积兼行气，杀虫还兼利水功。
贯众杀虫还止血，南瓜子亦杀虫方。
大凡杀虫伤正气，临床配伍不要忘。

（十三）止血类药药性歌

止血药止诸出血，紫癜吐衄咳便血。
斑疹崩漏外伤血，需用止血当止血。
凉血收敛化瘀用，还有温经止血药。
丝丝入扣各有门，该用何药用何药。
仙鹤草止诸出血，不分寒热与虚实。
紫珠草也止诸血，尤多用止肺胃血。
槐实槐花及地榆，肠风痔血效显彰。
当今用来降血压，其效显凸出新方。
大蓟小蓟归心肝，止血凉血功独占。
侧柏茅根清血热，白及更治肺络血。
血余棕榈炒炭用，崩漏便血可煎尝。
茜草止血能活血，凉血通经皆入方。
活血定痛参三七，止血散瘀功两当。
咯血吐血花蕊石，蒲黄炒用亦止血。
艾叶温经崩漏用，苎麻止血能安胎。
止血多有留瘀痹，加减配伍当揣量。

（十四）抗癌类药药性歌

人生气血乃是本，气足血畅病何生。
痰瘀互结蕴热毒，一旦正气不敌邪。
诸毒积聚病由生，现代病名叫肿瘤。

如若得之勿恐悲，人间没有不治病。
西医发挥西医长，中药治癌亦有方。
医患联手共合作，抗癌路上谱新章。
单列中药抗癌类，目的择选图便当。
其他类药也还有，辨证选用不要忘。

1. 清热解毒类抗癌药药性歌

蛇舌草寒味甘苦，归经入胃和二肠（大、小肠）。
清热解毒能利尿，黄疸热淋治癌彰。
半枝莲辛微苦凉，归肺入胃还有肝。
清热解毒利水好，活血能抗各种癌。
藤梨根寒味甘酸，入肝入胃膀胱通。
解毒除湿能利尿，主治胃肠食道癌。
天葵微苦其性寒，归经入心入小肠。
清热解毒治肿瘤，痈疽疮瘰皆良方。
蛇莓苦寒肺胃肝，清热解毒肿瘤参。
咳嗽崩漏皆堪治，痈肿疔毒是良药。
清热解毒抗癌药，关键是抗毒与热。
蚤休苦寒专入肝，各种肿瘤皆可参。
因其蚤休能镇痉，脑部肿瘤它先担。
还有一味草河车，功同蚤休归经同。
凤尾草治肺肠癌，也治宫颈膀胱癌。
苍耳子与芙蓉叶，专入肺经把癌灭。
苦参苦寒疗黄疸，诸多肿瘤能灭绝。
蕌头回治白血病，还有肝癌宫颈癌。
下乳消痈漏芦好，亦治肝胃乳腺癌。
甘草清热解毒用，各种肿瘤莫丢了。
椿根（皮）苦寒归胃肠，宫颈肠癌皆可用。
石燕清热治肝癌，还有肠癌膀胱癌。
紫金牛与望江南，亦治肝癌和肺癌。
土茯苓能清热毒，肾癌膀胱宫颈癌。
清热消肿白英好，声带骨癌是癌找。
绒毛膜上皮癌病，甘平石上柏最好。
咽癌舌癌马勃用，半枝莲治各种癌。
大凡清热多苦寒，加减变通要掂量。

2. 活血化瘀类抗癌药药性歌

紫参正名石见穿，苦辛性平入肝经。
活血化瘀能解毒，各种肿瘤都可用。
古今还治痈肿毒，临床肝炎亦奏功。
还有一味石打穿，性味相同胃膀胱。
食管贲门与胃癌，黄疸水肿皆能用。
水蛭咸苦平入肝，逐瘀消癥能治癌。
破血通经外伤用，中风偏瘫亦建功。
铁树叶甘性微温，活血化痰入胃经。
胃肝肺癌鼻咽癌，吐血胃痛经闭良。
天龙又名叫守宫（壁虎），咸寒心肝有小毒。
化瘀散结治癌肿，祛风定惊皆有功。
斑蝥肝胃辛温毒，破癥散结蚀疮瘤。
肝胃食道贲门癌，乳癌肺癌皮肤癌。
恶疮瘰疬都堪上，外用内服慎之详。
痰瘀互结百毒生，尤其肿瘤是病根。
大黄乃是苦寒药，泻火祛瘀积滞通。
消化系统癌皆治，黑色素瘤是良方。
蜈蚣入肝能镇痉，脑癌当是第一方。
䗪虫破瘀经归肝，肝癌骨癌皆当参。
消化系癌卵巢癌，当找水蛭不商量。
天龙化瘀能散结，脑癌肺癌淋巴癌。
羊蹄根治白血病，留行子治各种癌。
其有肝癌乳腺癌，还有各种良性瘤。
棱术能治多种癌，加减配伍自掂量。
大凡活血多耗血，扶正活血去抗癌。

3. 化痰软坚散结类抗癌药药性歌

痰瘀互结蕴毒生，久而成核肿瘤根。
逐瘀化痰加解毒，软坚散结一锅蒸。
散结消肿夏枯草，肝癌乳癌是良方。
软坚散结山慈菇，癥瘕瘰疬皆当用。
无花果治肺咽癌，韭子专治食管癌。
海浮石咸归肺经，化痰散结亦治癌。
鹅不食草消肿毒，多用肺癌鼻咽癌。

僵蚕解痉化痰结，黄独散结消瘿良。
蜂房食管肺胃癌，亦治女子乳腺癌。
解毒散结猫爪草，瘰疬痰核乳癌好。
山甲能治多种癌，海藻昆布散结良。
皂角硇砂入肝胃，软坚化痰蚀疮瘤。
今治胃肠食道癌，还有女子乳腺癌。
临床配用是有效，硇砂有毒当慎用。
化痰软坚药还多，散在各类供选用。
治癌则是一亮点，一药多用贵择选。

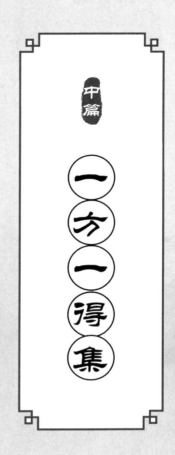

中篇

一方一得集

一、经典方 31 首

（一）仲景方 24 首

① 小柴胡汤

【方源概说】

本方出自《伤寒论》。组成：柴胡半斤（24g）半夏洗半升（9g）人参三两（9g）黄芩三两（9g）甘草炙三两（9g）生姜三两（9g）大枣擘十二枚（4枚）。用法：上七味，以水一斗二升，煮取六升，去滓，再煎，取三升，温服一升，日三服。现代用法：汤剂，日 1 剂，水煎，分 2 次温服。功用：和解少阳。

【临床应用指征】

1. 伤寒少阳病，寒热往来。发热如疟，体温在 37℃ 以上或正常者，移时自退，或自汗而退，或口淡，口苦不欲食，或兼见呕恶频吐，脘腹胀满，舌苔薄白，脉弦者。

2. 女子经期感冒，月经或停，或停而复来。淋漓不净，寒热往来，周身不舒，头昏目眩者。

【临床必用】

少阳病本证。《伤寒论》谓：伤寒五六日，中风，往来寒热，胸胁苦满，默默不欲饮食，心烦喜呕，或胸中烦而不呕，或渴，或腹中痛，或胁下痞硬，或心下悸、小便不利，或不渴，身有微热，或咳者，小柴胡汤主之。

【加减应用】

1. 少阳病若胸中烦而不呕，小柴胡汤去半夏、人参、大枣温燥之品，口苦咽干渴者，加生地黄 12g，天花粉 15g 甘苦凉润，清热生津。

2. 胆胀胁痛者，加金钱草 15g，芍药 12g 疏肝泄胆，疏理少阳之机。

3. 大便秘结，小柴胡汤去生姜、大枣，加大黄 10g 后下，枳实 10g 泻阳明之火，利少阳枢机。

4. 女子经期受寒，经水续断续来，周身不舒，似若感冒，小柴胡汤去人参、大枣，甘草生用。加炒荆芥 10g，益母草 10g，红花 10g 和解发表，活血止血。

5. 少腹痛，夹有大血块（血块过指）者小柴胡汤加红花 10g，桃仁 10g，肉桂 5g 活血温经，温为活血，祛瘀生新，令血归经。

6. 少阳外邻太阳，内走阳明，若外邪侵入少阳，正邪相争而高热，体温 38℃以上者，治当重用柴胡，剂 30g，佐青蒿 20g 透泄其热。其邪在里，发自少阳者，方中黄芩不可或缺，加石膏 60g，牡丹皮 12g 折其里热。若体温正常，寒热往来者，柴胡常规用量，10g 即可，和解表里。

【按语】

寒热往来一词，余临床 50 多年，察之少阳病之寒热往来，有一日一至者，有隔日一至者，更有隔月、隔年而是症发作者，皆可用小柴胡汤加减治疗。《伤寒论》谓："伤寒中风，有柴胡证，但见一证便是，不必悉具。"即寓此意。

用量：柴胡 12g 半夏 10g 党参 12g 黄芩 12g 生姜 3 片 大枣 3 枚 甘草 5g。录之供参考。

 # 2 麻黄细辛附子汤

【方源概说】

本方出自《伤寒论》。组成：麻黄_{去节}二两（6g）附子_{炮，去皮，破八片}一枚（9g），细辛二两（3g）。用法：上三味，以水一斗，先煮麻黄，减二升，去上沫，内诸药，煮取三升，去滓。温服一升，日三服。现代用法：日 1 剂，水煎，分 2 次，热服。功用：助阳解表。

【临床应用指征】

素体阳虚，外寒直入，邪入不深，病之初始，不恶寒，表证不显，亦无里证，虽然如此，但正气已伤，邪不外解，用是方助阳发汗，令外寒速解。素体阳虚，外感寒邪直入少阴，症见畏寒，脉沉细尺弱者，或素体阳虚，寒邪直入少阴，症见畏寒肢冷，少腹隐痛或少腹痛甚或伴足跟痛，脉沉微细弱，尺脉不扬者，皆当应用。

【临床必用】

少阴病兼变证。《伤寒论》："少阴病，始得之，反发热，脉沉者，麻黄细辛附子汤主之。"

【加减应用】

1. 少阴病，阳气虚弱兼见面色苍白，语声低微者，加人参 10g，黄芪 15g，麦冬 12g 益气助阳。

2. 老年咳喘，反复发作，畏寒怕冷，吐痰清稀者，加蛤蚧 1 只，去头足留尾，焙干脆打粉，日 2 次，冲服。另加紫石英 15g，人参 5g，五味子 10g，半夏 10g，杏仁 10g 温肾逐寒，温肺散寒，肺肾双补，止咳平喘，相得益彰。

3. 兼湿滞留，肢体酸痛者，加桂枝 10g，羌、独活各 10g，乌梢蛇 10g 温经祛湿，通络止痛。

4. 女子经期、或产后不久或房事之后外感风寒，内入厥少，兼见少腹冷痛者，加巴戟天 12g，山茱萸 12g，小茴香 12g，肉桂 5g，醋延胡索 15g，壮阳散寒，温理厥少，则寒散阳复。

【按语】

用量：麻黄 10g 附子 10g 细辛 10g。录之以供参考。

---

 3 小青龙汤 ───────

【方源概说】

本方出自《伤寒论》。组成：麻黄_{去节}三两（9g）芍药三两（9g）细辛三两（3g）干姜三两（6g）甘草_炙三两（6g）桂枝_{去皮}三两（9g）五味子半升（9g）半夏_洗半升（9g）。用法：上八味，以水一斗，先煮麻黄，减二升，去上沫，内诸药，煮取三升，去滓，温服一升。现代用法：日 1 剂，水煎，分 2 次，温服。功用：解表蠲饮，止咳平喘。

【临床应用指征】

咳喘痰邪清稀，色白量多，或兼恶寒发热，或头身疼痛，或咳喘不得平卧。舌紫黯苔薄白或水滑，脉弦或浮尺弱者。

【临床必用】

咳喘属外寒内饮证。

【加减应用】

1. 咳喘若外感证轻者，去桂枝，麻黄改用炙麻黄；兼有热象而出现烦躁者，加生石膏 30g，黄芩 12g 以清热。

2. 咳喘兼喉中痰鸣，加杏仁 10g，射干 10g，款冬花 10g 化痰降气以平咳喘；兼鼻塞，清涕多者，加辛夷 10g，苍耳子 6g 以宣通鼻窍；兼水肿者，加茯苓 12g，猪苓 12g 以利水消肿；痰多夹有泡沫或清稀者，加山茱萸 12g，巴戟天 12g，炒白术 12g，陈皮 12g 益肾健脾，燥湿化痰。

3. 咳痰色白或清稀，寒重者，重用细辛，视病情每剂 10～20g；痰黄稠者，邪已化热，加黄芩 10g，清热化痰。

4. 肺肾亏损，动则喘甚，张口抬肩，甚则不能平卧者，加蛤蚧 1 只，去头足，焙干，打粉 2 次冲服，紫石英 15g，人参 5g，胡桃肉 2 只切开补肺益肾，纳气归肾，温肺化饮，熔于一炉。

【按语】

用量：麻黄 10g 芍药 12g 细辛 10g 干姜 5g 桂枝 10g 炙甘草 6g 五味子 10g 半夏 12g。录之以供参考。

④ 白虎汤

【方源概说】

本方出自《伤寒论》。组成：生石膏碎一斤（50g）知母六两（18g）甘草二两（6g）粳米六合（9g）。用法：上四味，以水一斗，煮米熟汤成，去滓，温服一升，日三服。现代用法：日 1 剂，水煎，2 次分服。功用：清热生津。

【临床应用指征】

壮热面赤，烦渴引饮，汗出恶热，脉洪大。临床外感热病，气分热盛，如暑温、湿温、春温等。今之肺炎、心肌炎、腮腺炎是证者。

【临床必用】

阳明气分热盛。

【加减应用】

1. 温病。气血两燔，引动肝风，症见神昏谵语，抽搐者，上方加水牛角，剂 60g（先煎 30 分钟），生地黄 12g，赤芍 12g，牡丹皮 12g 凉肝息风；视病情可日 2 剂，水煎，日 4 次分服，效增。

2. 壮热，神昏谵语，大便秘结，小便赤涩者，加大黄 10g（后下），芒硝 5g（冲服）通腑泄热。

3. 消渴病。烦渴引饮，属胃热者，加天花粉 15g，芦根 30g，麦冬 12g 清热生津。

4. 胃热亢盛，进食头汗出，汗出如雨，尤其午饭，中午属阳中之阳其一，进食助热为阳其二，加之素体胃热，笔者谓之"三阳汗症"，方中生石膏重用，剂 60～100g，甚者 200g。

【按语】

是方加人参，名白虎加人参汤；加桂枝，名白虎加桂枝汤；加苍术，名白虎加苍术汤，各有所主，因需择选。

用量：生石膏 60g 知母 12g 甘草 6g 粳米 15g。录之以供参考。

 ## 5 麻黄杏仁甘草石膏汤

【方源概说】

本方出自《伤寒论》。组成：麻黄去节四两（9g）杏仁去皮尖五十个（9g）石膏碎，绵裹半斤（18g）甘草炙二两（6g）。用法：上四味，以水七升，煮麻黄，减二升，去上沫，内诸药，煮取二升，去滓。温服一升。现代用法：日 1 剂，水煎，2 次分服。功用：辛凉宣泄，清肺平喘。

【临床应用指征】

表邪入里化热，邪热壅肺，大热，大汗，口渴，苔黄，脉洪数，咳逆气急，甚则鼻扇者。

【临床必用】

外感风热，邪热壅肺，壮热咳嗽。

【加减应用】

1. 肺热甚，壮热汗出者，重用生石膏 60～100g，加桑白皮 15g，黄芩 12g，知母 10g 清肺泄热。

2. 外感风热，发热咳嗽者，方中石膏用量宜轻，剂 30g，选加薄荷 10g，苏叶 10g，桑叶 10g 辛凉宣肺，散热止咳。

3. 痰多色黄而气急者，加葶苈子 15g，枇杷叶 12g 清热泻肺，相得益彰。

4. 痰黄稠而胸闷者，加瓜蒌皮 12g，贝母 10g，黄芩 12g，理气宽胸，清热化痰。

【按语】

麻黄石膏相伍一温一清，直入病所，凡热病者，石膏可重用，专清肺胃之热，小儿 30~60g，成人 60~200g 因人因症。

用量：麻黄 10g 杏仁 12g 石膏 60g 甘草 6g。录之以供参考。

 6 茵陈蒿汤

【方源概说】

本方出自《伤寒论》。组成：茵陈六两（18g）栀子十四枚（12g）大黄_{去皮}二两（6g）。用法：上三味，以水一斗二升，先煮茵陈，减六升，内二味，煮取三升，去滓，分三服。现代用法：日 1 剂，水煎，2 次分服。功用：清热，利湿，退黄。

【临床应用指征】

黄疸，色黄鲜明，如橘子色，小便赤黄，发热口渴，恶心呕吐，胸胁作胀，不思饮食，舌红苔黄腻，脉弦数或滑数者。

【临床必用】

黄疸。

【加减应用】

1. 黄疸。发热甚，体温 39℃以上者，加柴胡 30g，黄芩 12g，生石膏 60g，青蒿 20g，山栀 10g 清热退黄。

2. 黄疸。泛恶欲吐，舌苔白腻者，加藿香、佩兰各 12g，砂仁 6g 化湿退黄。热重于湿者，加黄柏 12g，山栀 10g，黄芩 10g，甘草 6g 清热退黄。

3. 黄疸。失治误治变成阴黄，症见色黄晦滞者加附子 10g，干姜 5g 温阳退黄。

4. 黄疸兼小便黄赤尿时尿道灼热者，加六一散 30g（包煎），使湿热之毒由小便而出。

5. 黄疸兼胆胀者加金钱草 30g，焦山栀 10g，鸡内金 12g，麦芽 30g 清热退黄，泄胆利湿。

【按语】

用量：茵陈 30g 栀子 12g 大黄 12g（后下）。录之以供参考。

──────── 附 栀子柏皮汤、茵陈四逆汤 ────────

1. 栀子柏皮汤（《伤寒论》）

【组成】栀子^擘十五个 甘草一两（15g）黄柏二两（30g）。

【功用】清热利湿。

【主治】黄疸，热重于湿证。身热，发黄，心烦懊𢙨，口滑苔黄。

2. 茵陈四逆汤（《伤寒微旨论》）

【组成】甘草 茵陈各二两（各6g）干姜一两半（4.5g）附子_{破八片}一个（6g）。

【功用】温里助阳，利湿退黄。

【主治】阴黄。黄色晦黯，身重食少，手足不温，口不渴，舌淡苔薄白，脉沉细少力。

──────── 瓜蒌薤白白酒汤 ────────

【方源概说】

本方出自《金匮要略》。组成：瓜蒌实一枚（24g）薤白半升（12g）白酒七升（适量）。用法：三味同煮，取二升，分温再服。现代用法：日1剂，水煎，分2次，加白酒数滴，温服。功用：通阳散结，行气祛痰。

【临床应用指征】

胸阳不振，痰气互结而致胸痹者，心绞痛，症见胸背疼，气短，甚则胸痛彻背，背痛彻心，咳唾喘息短气，舌苔白腻，脉沉弦紧者。

【临床必用】

胸痹，真心痛。

【加减应用】

1. 心阳不振，心气不足，心胸疼痛气短者，加人参10g，桂枝10g，炙甘草10g振心阳，补心气；加丹参15g，失笑散10g，三七5g通心阳活心血。

2. 痰湿偏重者，加半夏10g，川芎12g，桂枝12g通心阳，散塞结，祛痰浊，宽胸畅机。

3. 心阳不振，痰气互结，胸中痞满，气逆上冲于心，加枳实、桂枝通阳散结，下气祛塞，消痞除满。

4. 心肾阳虚者，加山茱萸 15g，巴戟天 12g，桂枝 12g 温肾阳以通心阳，相得益彰。

【按语】

凡用瓜蒌薤白白酒汤诸方，皆宜选加川芎 12g，丹参 15g，失笑散 10g，或三七 5g 为宜，以增活心血之力，血活血流畅，畅则结散而气血自通。

桂枝性辛味甘温，归心肺、膀胱经，温通心阳力强，心主血脉，桂枝能助阳复脉，故不论胸痹何型，桂枝必用，若配炙甘草尤佳，如炙甘草汤，又名复脉汤。

用量：全瓜蒌 15g（或瓜蒌仁 12g 瓜蒌皮 6g）薤白 10g 白酒数滴（服药时加入）。录之以供参考。

—————— **附** 枳实薤白桂枝汤、瓜蒌薤白半夏汤 ——————

1. 枳实薤白桂枝汤（《金匮要略》）

【组成】枳实四枚 厚朴四两 薤白半斤 桂枝一两 瓜蒌一枚（捣）。

【功用】通阳散结，祛痰下气。

【主治】胸阳不振痰气互结之胸痹。症见胸满而痛，甚则胸痛彻背，喘息短气，舌淡苔薄白或白腻，脉沉弦。

2. 瓜蒌薤白半夏汤（《金匮要略》）

【组成】瓜蒌实一枚（捣）薤白三两 半夏半斤 白酒一斗。

【功用】通阳散结，祛痰宽胸。

【主治】胸痹而痰浊较甚，胸痹彻背，不能安卧者。

8 炙甘草汤（复脉汤）

【方源概说】

本方出自《伤寒论》。组成：甘草_炙四两（12g）生姜_切三两（9g）桂枝_{去皮}三两（9g）人参二两（6g）生地黄一斤（50g）阿胶二两（6g）麦冬半升_{去心}（10g）麻仁半斤（10g）大枣_擘三十枚（10 枚）。用法：上以清酒七升，水八升。先煮八味，取三升，去滓，内胶烊消尽，温服一升，日三服。现代用法：日 1 剂，水煎，分 2 次，温服。功用：益气滋阴，补血复脉。

【临床应用指征】

脉结代，心动悸，虚羸少气，舌光少苔。虚劳肺痿，形瘦气短，痰中带血，自汗盗汗，虚烦不眠，咽干舌燥，大便干结，舌淡苔薄，脉细数。

【临床必用】

心动悸，脉结代。

【加减应用】

1. 兼脾阳不足，运化失职，肢凉便溏者，加白术 12g，茯苓 12g，干姜 5g 温脾助运。

2. 兼肾阳不足，畏寒肢冷，腰膝酸软者，加山茱萸 12g，枸杞子 12g 益肾助阳，心肾相济。

3. 失眠者，加炒枣仁 20g，夜交藤 30g，茯神 12g，与方中麦冬相合，养心宁神。

4. 大便干结者，加郁李仁 12g，火麻仁 12g 润肠通便，便秘日久者，加桃、杏仁各 10g，活血通润。

【按语】

用量：炙甘草 10g 桂枝 10g 人参 5g 生地黄 12g 阿胶 10g（烊冲）。2 次服用。麦冬 12g 麻仁 12g 大枣 3 枚 生姜 3 片。录之以供参考。

---

⑨ 小陷胸汤

【方源概说】

本方出自《伤寒论》。组成：黄连一两（6g）半夏洗半升（12g）瓜蒌实，大者一枚（20g）。用法：上三味，以水六升，先煮瓜蒌，取三升，去滓，内诸药，煮取二升，去滓，分温三服。现代用法：日 1 剂，水煎，分 2 次，温服。功用：清热化痰，宽胸散结。

【临床应用指征】

痰热结于胸胃，心下痞闷，按之则痛，或心胸闷痛，心烦不寐，口苦，多梦纷纭，或咳嗽痰黄，舌红苔黄腻，脉滑数。

【临床必用】

痰热互结，胸脘痞闷。

【加减应用】

1. 痰热扰心，心烦不宁，加竹茹 10g，黄芩 12g，炙远志 12g，枳壳 12g 清热化痰，宁心安神。

2. 心烦不寐，多梦纷纭如见鬼神，痰稠而黏者，加天南星 10g，胆南星 5g，天竺黄 15g，竹茹 10g，贝母 12g，天冬 12g 合主方清心化痰，宁心除烦。

3. 咳嗽痰黄，加桃仁、杏仁各 12g，桑白皮 15g，青贝母 10g 清肺化痰。

4. 郁证属湿热扰神，悲伤欲哭，多梦纷纭，心中烦乱，呵欠频作，加生甘草 10g，浮小麦 60g，大枣 5 枚，清热化痰，养心缓急。若痰黄而稠，舌红苔黄而腻，心烦不寐，多梦纷纭，胆怯心悸，如见鬼神者，加竹茹 10g，天竺黄 10g，枳壳 10g，陈皮 10g，茯苓、茯神各 12g 清热化痰，开胸宁神。

5. 胸闷脘胀，不思纳谷，口黏而苦，加枳实 10g，白术 12g，黄芩 12g，莱菔子 12g 清化痰结，理气健脾，开胃助食。

【按语】

用量：黄连 6g 半夏 10g 瓜蒌仁 10g 瓜蒌皮 6g。录之以供参考。

附 大陷胸汤、柴胡陷胸汤

---

1. 大陷胸汤（《伤寒论》）

【组成】大黄_{去皮}六两（10g）芒硝一升（10g）甘遂一钱匕（1g）。

【功用】泻热逐水。

【主治】水热互结之结胸证。症见心下痞痛，拒按，按之硬，舌红苔黄，脉沉紧弦。

2. 柴胡陷胸汤（《重订通俗伤寒论》）

【组成】柴胡（3g）半夏（9g）黄连（2.5g）桔梗（3g）黄芩（4.5g）瓜蒌仁_杵（15g）枳实（4.5g）生姜汁（4 滴）。

【功用】和解清热，涤痰宽胸。

【主治】邪陷少阳，痰热结胸证。症见寒热往来，胸胁胀满，舌红苔黄腻，脉弦滑或弦数。

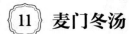

10　半夏厚朴汤

【方源概说】

本方出自《金匮要略》。组成：半夏一升（12g）厚朴三两（9g）茯苓四两（12g）生姜五两（15g）苏叶二两（6g）。用法：以水七升，煮取四升，分温四服，日三夜一服。现代用法：日1剂，水煎，分2次，温服。功效：行气散结，化痰降逆。

【临床应用指征】

咽中似物梗阻，吐之不出，咽之不下，饮咽无碍，或咳或呕或打嗝，舌苔白润或白滑，脉弦滑或弦缓。

【临床必用】

梅核气。

【加减应用】

1. 肝气郁结，嗳气频频，或胁痛，或欲吐、打嗝者，加柴胡10g，香附12g，广郁金12g，白芍12g疏肝理气，气顺则诸症平。

2. 梅核气痰多色白者，加焦白术10g，陈皮10g，制天南星10g，胆南星5g以增健脾理气化痰之力；痰多色黄者，加黄芩10g，竹茹10g，浙贝母10g清热化痰。

3. 嗳气打嗝，舌苔薄白或白腻属寒者，加丁香3g，柿蒂10g，淡吴茱萸5g温中下气，降逆化痰。

【按语】

是方治梅核气，梅核气多由情志不遂，肝气郁结，肺胃津液不布，聚而为痰，痰气相搏，结于咽喉所致。用此方时可合逍遥丸同用，医者应多费心机，动之以情，说明与坏症（咽喉癌）无关，免生多虑多疑，则用药效佳。

用量：半夏10g 厚朴10g 茯苓12g 苏叶10g 生姜5片。录之以供参考。

11　麦门冬汤

【方源概说】

本方出自《金匮要略》。组成：麦冬七升（42g）半夏一升（6g）人参三两

（9g）甘草二两（6g）粳米三合（6g）大枣十二枚（4枚）。用法：上六味，以水一斗二升，煮取六升，温服一升，日三夜一服。现代用法：日 1 剂，水煎，分 2 次，温服。功用：滋养肺胃，降逆和中。

【临床应用指征】

咽喉干燥，咳逆上气，咯痰不爽；胃阴不足，口干，气逆干呕。舌红少苔，脉虚细数。

【临床必用】

肺胃阴虚证。

【加减应用】

1. 咽干或痛者加玄参 12g，南沙参 12g，乌梅 10g 顺应胃性增液养胃。

2. 肺胃阴伤，口干气逆干呕干咳者，加南沙参 12g，北沙参 12g，杏仁 10g，黄芩 12g 入肺入胃清肺养阴，降逆止呕，兼以止咳。

3. 胃阴不足，胃脘隐痛，有烧灼感者，去温燥之半夏，加沙参 12g，生地黄 12g，乌梅 10g，白芍 12g，生麦芽 20g 滋养胃阴，生发肝气。

【按语】

用量：麦冬 12g 半夏 10g 人参 3g 甘草 5g 粳米 15g 大枣 3 枚。录之以供参考。

⑫ 酸枣仁汤

【方源概说】

本方出自《金匮要略》。组成：酸枣仁炒二升（15g）甘草一两（3g）知母二两（6g）茯苓二两（6g）川芎二两（6g）。用法：上五味，以水八升，煮酸枣仁得六升，内诸药，煮取三升，分温三服。现代用法：日 1 剂，水煎，分 2 次，温服。功用：养血安神，清热除烦。

【临床应用指征】

心肝血虚，虚热内扰。症见虚烦失眠，心神不安，咽干舌燥，头晕目眩，舌红苔少，脉细弦者。

【临床必用】

阴虚内热，虚烦不眠症。

【加减应用】

1. 酸枣仁性平,味甘酸,归心经。本品养心阴,乃安神效药。心阴不足配天、麦冬各12g滋阴养心;大便干结者加柏子仁12g,郁李仁12g养心通便;心火上炎,口舌生疮者,加生地黄12g,麦冬12g,知母10g,甘草3g,竹叶12g,木通6g引心火下行,甘寒凉润,恰中病机。

2. 血虚明显者,加黄芪20g,当归10g,紫丹参12g,柏子仁12g益气养血,养心安神。

3. 失眠,头昏,目花,耳鸣者可加磁石30g,山茱萸12g,枸杞子12g,菊花10g,滋肾养肝,潜阳安神。

【按语】

是方药仅五味,临床多和天王补心丹、柏子养心丸配伍应用。

用量:酸枣仁(炒)15g　知母12g　茯苓15g　川芎10g　甘草6g。录之以供参考。

 13　旋覆代赭汤

【方源概说】

本方出自《伤寒论》。组成:旋覆花三两(9g)人参二两(6g)生姜五两(15g)代赭石一两(3g)甘草炙三两(9g)半夏洗半升(9g)大枣擘十二枚(4枚)。用法:以水一斗,煮取六升,去滓再煎,取三升,温服一升,日三服。现代用法:日1剂,水煎,2次分服。功用:降逆化痰,益气和中。

【临床应用指征】

胃虚有热,气逆不降,痰浊内阻,气机不畅,症见心(胃)下痞硬,胃气上逆而呃,恶心,甚则呕吐,舌苔薄黄或腻,脉缓或弦滑。

【临床必用】

中虚气逆证。呃逆、呕吐。

【加减应用】

1. 呃逆、呕吐酸苦,加橘皮10g,竹茹10g,吴茱萸3g,黄连5g清温相合,辛开苦降,理气和胃。

2. 胃寒重者,加干姜5g易生姜,炒白术12g温为降用。

3. 痰多者，加茯苓 12g，陈皮 12g，健脾理气以化痰。

4. 胃闷痛者，加枳壳 10g，青皮 10g，佛手片 10g 疏肝理气，止痛。

5. 胃酸多者，加煅瓦楞子 20g，海螵蛸 15g 制酸止痛。

6. 气虚不甚，去人参之大温大补，用党参 10g 或易太子参 10g 平和益气，降逆止呕。

【按语】

胃者，和为贵，降为顺，加减应用皆由此出。旋覆花辛以能散，味苦能降，苦降辛开，归经肺胃，乃降肺胃之气之要药，世有诸花皆升，旋覆独降之说。胃气以降为顺，凡气逆之症，是方皆可加减应用。

用量：旋覆花 10g 代赭石 30g 生姜 5 片 炙甘草 6g。录之供参考。

附 **丁香柿蒂汤、橘皮竹茹汤**

1. 丁香柿蒂汤（《症因脉治》）

【组成】人参一钱（3g）丁香二钱（6g）柿蒂三钱（9g）生姜三钱（6g）。

【功用】温中益气，降逆止呕。

【主治】胃气虚寒证。呃逆不止，胸脘痞闷，舌淡苔薄白，脉弦。

2. 橘皮竹茹汤（《金匮要略》）

【组成】橘皮二升（15g）竹茹二升（15g）大枣三十枚（5 枚）生姜半斤（9g）甘草五两（6g）人参一两（3g）。

【功用】降逆止呕，益气清热。

【主治】胃虚有热之呃逆。症见呃逆口干，虚烦气短，舌红苔薄，脉弦而少力。

---

 14 **理中丸**

【方源概说】

本方出自《伤寒论》。组成：人参 干姜 甘草炙 白术各三两（9g）。用法：上四味，捣筛，蜜和为丸，如鸡子黄大（9g）。以沸汤数合，和一丸，研碎，温服之，日三四，夜两服。汤法：用水八升，煮取三升，去滓，温服一升，日三服。服汤后，如食顷，饮热粥一升许，微自温，勿发揭衣被。现代用法：上药共研细末，炼蜜为丸，重 9g，每次 1 丸，温开水送服，每日 2～3 次。汤剂用法：日 1 剂，水煎，分 2 次，温服。功用：温中祛寒，补气健脾。

【临床应用指征】

中焦虚寒，阳虚失运，气机不畅，胃脘诸虚疼痛者，疝气疼痛，遇寒加重，得温则舒，畏寒肢冷，或纳差，便溏，舌质淡或紫，苔薄白或白润，脉沉细或沉迟无力。

【临床必用】

脾胃虚寒证。

【加减应用】

1. 胃脘痛，临床变化较多，就虚寒胃痛而言，一般分中虚气弱，中虚气滞，中虚寒盛，中虚夹瘀，中虚木贼，中虚食滞诸多证型，凡此皆可致胃不和而疼痛，只是痛势有所不同，兼症有所差异。需辨证施治。气滞者加陈皮 12g，佛手 10g，甚则枳壳 10g 理气畅机；气弱者佐党参 15g，黄芪 15g 益气建中；寒甚者加附子 10g 以增强温中散寒之力；呕吐者加姜半夏 10g，淡吴茱萸 5g 温中止呕；土虚木贼，嗳气泛酸者，加八月札 10g，木蝴蝶 10g，乌贼骨 15g，煅瓦楞子 30g 既疏肝气又制酸止吐；中虚夹瘀者加丹参 12g，三七 5g 活血通络；止痛选用延胡索 15g，九香虫 6g，甘松 3g；中虚食滞者加谷、麦芽各 15g，神曲 10g 健胃消食，肉食积滞者加炒山楂 12g 消肉食以畅气机。随症变而加减。

2. 胸胃阳虚，心口疼痛。病人自云心口疼痛，得温稍好者。加瓜蒌皮 5g，薤白头 10g，桂枝 12g，人参 5g，温胃阳，振心阳，畅理气机，则胸胃疼痛自松。

【按语】

用量：人参 5g 干姜 5g 焦白术 10g 炙甘草 5g。录之以供参考。

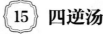

15 四逆汤

【方源概说】

本方出自《伤寒论》。组成：甘草_炙 二两（6g）干姜一两半（6g）附子_{生用,去皮，破八片}一枚（15g）。用法：上三味，以水三升，煮取一升二合，去滓，分温再服，强人可大附子一枚，干姜三两。现代用法：日 1 剂，水煎，分 2 次，温服。功用：回阳救逆。

【临床应用指征】

少阴病，症见四肢厥逆，畏寒蜷卧，精神不振，但欲寐，面色不华，少腹冷痛，或下痢或呕吐不渴，舌苔白滑，脉微细者。

【临床必用】

少阴病，心肾阳虚，寒厥证。

【加减应用】

1. 本方为回阳救逆的代表方剂，凡符合临床应用指征诸症者皆可用之，气虚阳气欲脱，汗出脉微者加人参 10g，煅龙骨 30g，生白术 12g，山药 15g 益气回阳，救逆固脱。

2. 下利清谷，里寒外热，手足厥冷，脉微细欲绝者，重用附子，每剂 15g 加人参 10g，温里逐寒，益气回阳。

【按语】

用量：炙甘草 10g 熟附子 10g 干姜 6g。录之以供参考。

16 温经汤

【方源概说】

本方出自《金匮要略》。组成：吴茱萸三两（9g）当归二两（6g）芍药二两（6g）川芎二两（6g）人参二两（6g）桂枝二两（6g）阿胶二两（6g）牡丹皮去心二两（6g）生姜二两（6g）甘草二两（6g）半夏半升（6g）麦冬去心一升（9g）。用法：上十二味，以水三斗，煮取三升，分温三服。现代用法：日 1 剂，水煎，分 2 次，温服。功用：温经散寒，祛瘀养血。

【临床应用指征】

月经不调，色黯夹有血块，或淋漓不尽，少腹疼痛，舌紫气紫黯苔薄白，脉弦细而涩者。

【临床必用】

月经不调，痛经，属寒夹瘀证。

【加减应用】

1. 月经先期有热者，方去桂枝、半夏、生姜、人参，加焦山栀 12g，黄芩 12g 清热宁血。

2. 月经后期加黄芪 15g, 红花 10g 助方中当归益气养血, 活血调经。

3. 月经延期者, 去半夏、生姜、川芎、桂枝、麦冬, 加黄芪 30g, 血余炭 12g, 棕榈炭 12g 益气摄血, 合方中牡丹皮凉血止血, 血自归经。

4. 瘀、热、气郁相兼者, 月经先后无定期, 去吴茱萸、半夏之燥, 加醋柴胡 12g, 香附 12g, 黄芪 12g, 焦山栀 12g, 益母草 12g 疏肝解郁、凉血活血。

5. 少腹疼痛者, 厥少受寒者, 加山茱萸 12g, 巴戟天 12g, 小茴香 10g, 醋柴胡 10g, 去牡丹皮之凉, 温通厥少, 通则不痛。

6. 经期痛甚夹有瘀血者加醋延胡索 20g, 牛膝 12g, 失笑散 10g 活血止痛; 经前痛甚者加香附 15g, 莪术 10g, 醋延胡索 15g 行气止痛; 经后余痛者, 方去牡丹皮、生姜、半夏、麦冬, 加黄芪 15g, 山茱萸 12g, 女贞子 12g, 墨旱莲 12g, 红花 5g 补益肝肾, 活血养血。

【按语】

用量: 淡吴茱萸 6g 当归 12g 芍药 12g 川芎 10g 人参 5g 桂枝 10g 阿胶 10g (烊化冲服, 日分 2 次) 牡丹皮 10g 半夏 10g 麦冬 10g 甘草 6g 生姜 5 片。录之以供参考。

 附 温经汤

温经汤 (《妇人大全良方》)

【组成】当归 川芎 肉桂 莪术_{醋炒} 牡丹皮各五分 (6g) 人参 牛膝 甘草各七分 (9g)。

【功用】温经补虚, 化瘀止痛。

【主治】血海虚寒, 血气凝滞症。月经不调, 脐腹作痛, 其脉沉紧。

【按语】两方温经汤中均有当归、川芎、牡丹皮、人参、甘草等。皆有温经散寒、祛瘀养血之功用, 对血虚宫寒、瘀血阻络月经不调者均可运用。《金匮要略》温经汤有阿胶、白芍之味, 养血之功显著;《妇人大全良方》温经汤有莪术、牛膝之味, 活血祛瘀、止痛之力较强。笔者临床习惯于用仲景《金匮要略》之温经汤加减治疗相关妇科诸病。

 17 肾气丸

【方源概说】

本方出自《金匮要略》(又名八味肾气丸、崔氏八味丸)。组成: 干地黄八两（24g）薯蓣（即山药）山茱萸各四两（12g）泽泻 茯苓 牡丹皮各三两（9g）桂枝 附子_炮各一两（3g）。用法：上为细末，炼蜜为丸，如梧桐子大，酒下 15 丸（6g），日再服。现代用法：蜜丸，每服 6g，日 2 次，白酒或淡盐汤送下。现代用法：汤剂，日 1 剂，水煎，分 2 次，温服。功用：温补肾阳。

【临床应用指征】

肾阳不足，腰痛腿软，遇寒加重，少腹拘急疼痛，小便清长，或夜尿反多，或阳痿早泄，或咳喘水肿。舌淡苔薄白，脉沉细尺弱或尺脉不扬者。

【临床必用】

肾阳不足证诸病诸症。

【加减应用】

1. 治腰痛，酸软无力，方加怀牛膝 12g，续断 12g，杜仲 15g 补益肝肾，强筋壮骨。

2. 少腹疼痛兼足跟痛者，方加附子 15g，桂枝 10g，山茱萸 15g，细辛 10g 温理厥少，逐寒止痛。

3. 产后过早房事，经期房事，寒入厥少，脐周疼，足跟受寒，少腹拘急疼痛。男子龟头阴囊，拘挛缩小，疼痛难忍者。方去牡丹皮、泽泻、生地黄加生麻黄 10g，细辛 10g，附子重用，剂 30g，先煎 30 分钟。温通散寒，止痛。

4. 肾阳虚水肿，加黄芪 30g，白术 12g，地鳖虫 10g，丹参 12g 温肾活血，利水消肿。慢性肾炎属肾虚夹瘀型多用此法。

5. 肾虚咳喘，张口抬肩，不能平卧者，加鹿茸、五味子、紫石英、蛤蚧温肾壮阳，纳气归肾。

【按语】

肾气丸为补肾助阳之代表方，以腰膝酸软，腰以下冷，小便清长。舌淡苔薄，脉沉无力，尺脉不扬为辨证要点。

用量：熟地 10g，山药 12g，山茱萸 12g，丹皮 10g，泽泻 12g，茯苓 12g，桂枝 10g，附子 10g 录之以供参考。

 附 加味肾气丸、十补丸

1. 加味肾气丸（《济生方》）

【组成】附子_炮二枚（15g）白茯苓_{去皮} 泽泻 山茱萸_{取肉} 山药_炒 车前子_{酒蒸}

牡丹皮_{去木} 各一两（30g）官桂_{不见火} 川牛膝_{去芦，酒浸} 熟地黄各半两（15g）。上为细末，炼蜜为丸，如梧桐子大，每服七十丸（9g），空心米饮送下。

【功用】温补肾阳，利水消肿。

【主治】肾（阳）虚水肿，小便不利者。

2. 十补丸（《济生方》）

【组成】附子_{炮，去皮、脐} 五味子各二两（60g）山茱萸_{取肉} 山药_{锉，炒} 牡丹皮_{去木}（60g）鹿茸_{去毛，酒蒸}一钱（3g）熟地黄_{洗，酒蒸}二两（60g）肉桂_{去皮，不见火}一钱（3g）白茯苓_{去皮} 泽泻各一两（30g）。上为细末，炼蜜为丸，如梧桐子大，每服七十丸（9g），空心盐酒、盐汤任下。

【功用】温补肾阳。

【主治】肾气不足证。面色黧黑，足冷足肿，耳鸣耳聋，肢体羸瘦，足膝软弱，小便不利，腰脊疼痛。

18　大柴胡汤

【方源概说】

本方出自《金匮要略》。组成：柴胡半斤（24g）黄芩三两（9g）芍药三两（9g）半夏_洗半升（9g）枳实_炙四枚（9g）大黄二两（6g）生姜五两（15g）大枣_擘十二枚（4枚）。用法：上八味，以水一斗二升，煮取六升，去滓，再煮，温服一升，日三服。现代用法：日1剂，水煎，分2次，温服。功用：和解少阳，内泻热结。

【临床应用指征】

胁肋胀痛，口苦、口黏、恶心欲吐，胸闷纳差，小便黄，大便不畅或秘结，或兼见发热，舌红苔黄或兼见黄腻、白腻，脉弦有力。

【临床必用】

胁痛，胁胀，胆胀。

【加减应用】

1. 胁痛便秘者大黄生用取其通滞，无便秘者大黄照用，取其泻火，通腑泄热；口苦甚者，加黄连5g，生地黄12g，牡丹皮12g兼清胃火。

2. 治胆胀查有结石者，加金钱草30g，生鸡内金15g，鱼脑石20g打粉冲2次分服泄胆化石。

【按语】

本方原系中医和解少阳的小柴胡汤合轻下阳明热结的小承气汤合方加减而成。今用是方加金钱草 30～60g，广郁金 12g，香附 12g 治胆囊炎有效；若胆囊结石者，再加生鸡内金 15g，鱼脑石 20g（打粉冲），玄明粉 5～10g，冲服，颇佳。

用量：柴胡 12g 黄芩 12g 芍药 5～12g 半夏 10g 大黄 10g 枳壳 10g 大枣 3 枚 生姜 3 片。录之以供参考。

 19 黄芪桂枝五物汤

【方源概说】

本方出自《金匮要略》。组成：黄芪三两（9g）桂枝三两（9g）芍药三两（9g）生姜六两（18g）大枣十二枚（4 枚）。用法：上五味，以水六升，煮取二升，温服七合，日三服。现代用法：日 1 剂，水煎，分 2 次，温服。功用：益气养血，温经通络。

【临床应用指征】

血痹，症见肌肤麻木不仁，不痛或微痛，微恶风寒，舌淡苔薄，脉细涩而紧或迟者。

【临床必用】

血痹。

【加减应用】

1. 血痹夹瘀肢体麻木疼痛，舌紫黯有瘀点瘀斑、疼痛固定者，加三七 3g，地鳖虫 12g，天麻 12g 活血化瘀，通经活络。

2. 血痹血虚者，加当归 12g，与方中黄芪、桂枝配伍益气养血，活血通络；夹痰者加皂角刺 30g，泽漆 15g 化痰通络。

【按语】

黄芪桂枝五物汤即桂枝汤去甘草，倍生姜加黄芪而成。临床上血痹之症多因营气亏虚，血脉不畅而致，如中风后遗症，因营血亏虚，或夹瘀夹痰、夹寒夹湿、痹阻络脉，血流不畅所致，脉络失养，肢体麻木不仁者，皆可用本方加减应用。

用量：黄芪 10～15g，桂枝 10g，芍药 10g，生姜三片，大枣三枚，录之以供参考。

20　大黄䗪虫丸

【方源概说】

本方出自《金匮要略》。组成：大黄_蒸十分（7.5g）黄芩二两（6g）甘草三两（9g）桃仁一升（6g）杏仁一升（6g）芍药四两（12g）干地黄十两（30g）干漆一两（3g）虻虫一升（6g）水蛭百枚（6g）蛴螬一升（6g）䗪虫半升（3g）。用法：上十二味，末之，炼蜜和丸小豆大，酒饮服五丸，日三服。现代用法：每日 1 丸，温开水或酒送服。汤剂：日 1 剂，水煎，分 2 次，温服。功用：去瘀生新。

【临床应用指征】

形体羸瘦，肌肤甲错，目框黯黑，少腹挛急，腹痛拒按，舌有瘀点瘀斑，脉弦或沉涩者。

【临床必用】

五劳虚极，干血痨，癥瘕积聚。

【加减应用】

1. 虚劳癥积。因虚致瘀，气阴虚者加黄芪 15g，山药 15g 益气养阴；血虚者，加黄芪 15g，当归 10g 益气养血；气虚者加人参 15g，黄芪 15g 补气助运，气行则血行，气足血畅则瘀血自散；阳虚者加鹿茸 3～5g 打粉冲，巴戟天 12g，当归 5g 壮阳活血，益气养血。

2. 肝脾肿大，肝硬化腹水属脾虚癥积者，加白术 12g，茯苓 15g，党参 12g，山药 15g，陈皮 12g，砂仁 6g 健脾助运；加三棱、莪术各 12g，炙鳖甲 10g，炙龟板 10g 软坚散结；腹水加蝼蛄 3 只，大腹皮 12g 利水消肿；另治肝癌加七叶一枝花 15g，蛇莓 30g，铁树叶 30g，皂角刺 30g，牡蛎 30g 清热解毒、活血祛瘀、软坚散结；加黄芪 15g，灵芝 10g，刺五加 15g 扶正抗癌，相须为用。

【按语】

是方有成药，按说明服用。汤剂用量：大黄 10g（不后下）䗪虫 12g 炙水蛭 5～10g 泽漆 15g 桃仁 10g（打）杏仁 10g（打）赤芍 12g 干地黄 12g 虻虫

3g 黄芩 10g 甘草 6g（蛴螬未用）。录之以供参考。

㉑ 桂枝茯苓丸

【方源概说】

本方出自《金匮要略》。组成：桂枝 茯苓 牡丹皮_{去心} 芍药桃仁_{去皮尖}。用法：各等分，末之，炼蜜和丸，如兔屎大，每日食前服一丸（3g）。不知，加至三丸。现代用法：丸剂按说明书服用。汤剂：日 1 剂，水煎，分 2 次，温服。功用：活血化瘀，缓消癥块。

【临床应用指征】

瘀结胞宫证，妇人经闭腹痛，产后恶露不尽，舌紫有瘀斑瘀点，脉沉涩。

【临床必用】

妇人胞宫瘀血痹阻证。如癥块，今子宫肌瘤，疗效缓慢。

【加减应用】

1. 子宫肌瘤。用成药：桂枝茯苓丸。汤剂加三棱、莪术各 12g，鳖甲 12g，牡蛎 30g，皂角刺 30g 活血化瘀，散结软坚。

2. 盆腔积液腹痛者加益母草 12g，薏苡仁 15g，泽漆 15g 活血利水。

3. 面斑者加大青叶 15g，玄参 12g，薏苡仁 15g 凉血活血化斑。

4. 经闭腹痛，产后恶露不尽腹痛拒按者加红花 10g，当归 10g，炮姜 5g 温通活血。

【按语】

用量：桂枝 10g 茯苓 15g 牡丹皮 12g 芍药 12g 桃仁 10g（打）。录之以供参考。

㉒ 十枣汤

【方源概说】

本方出自《伤寒论》。组成：芫花_熬 甘遂 大戟。用法：上三味各等分，各别捣为散，以水一升半，先煮大枣肥者十枚，取八合，去滓，内药末。强人服一钱匕，羸人服半钱，温服之，平旦服。若下少，病不除者，明日更服，加半钱，得快下利后，糜粥自养。现代用法：三药研细末，或装入胶囊，每次 0.5～1g，以大枣 10 枚随汤送服，糜粥自养。功用：攻逐水饮。

【临床应用指征】

心下痞硬，咳唾胸胁引痛，干咳短气，头痛目眩，水肿，一身悉肿，尤以身半以下为重，腹胀喘满，或胸背刺痛不得息，舌苔白滑，脉沉弦。

【临床必用】

悬饮，水肿。今之肝硬化腹水，胸腔积液。

【加减应用】

1. 悬饮。治肝硬化腹水，加党参 12g，黄芪 15g，焦白术 12g，莪术各 12g，丹参 12g 益气健脾，活血逐水。

2. 水肿，腹胀喘满，二便不利，脉弦实者，加蝼蛄（土狗）去头足翼，文火焙脆，研细末，1.5～3g/次，2 次/日，开水送服，峻泻逐水。

【按语】

此剂峻烈，逐水力猛，不宜久用，效即停。

用量：芫花 3g 甘遂 3g 大戟 3g，单选 1 味，入汤剂。或三药研粉，次 0.5g，饭后即服。录之供参考。

23 吴茱萸汤

【方源概说】

本方出自《伤寒论》。组成：吴茱萸洗一升（9g）人参三两（9g）大枣擘十二枚（4枚）生姜切六两（18g）。用法：上四味，以水七升，煮取二升，去滓，温服七合，日三服。用法：日 1 剂，水煎，分 2 次，温服。功用：温中补益，降逆止呕。

【临床应用指征】

1. 胃中虚寒，症见食谷欲吐，胸胁满闷，或胃脘疼痛，吞酸嘈杂。

2. 厥阴头痛，症见干呕吐涎沫，头痛者。

【临床必用】

胃中虚寒，厥阴头痛，少阴吐泻。

【加减应用】

1. 呕吐无酸苦，用是方时干姜易生姜，加焦白术 12g，姜半夏 12g，砂仁 6g，代赭石 20g 合方中人参益气温中，降逆止呕。

2. 厥阴头痛者，加姜半夏 12g，焦白术 12g，川芎 30g，磁石 30g，白芷 10g 温中降逆，祛风，止吐止痛。

3. 呕吐常作，手足逆冷，腰膝酸软，甚则呕吐完谷，舌淡苔白，脉细弱或沉迟者，加山茱萸 12g，巴戟天 12g，焦白术 12g 温肾健脾，补虚降逆，标本同治。

【按语】

用量：吴茱萸 5g 人参 6g（党参 12g）大枣 5 枚 生姜 5 片。录之以供参考。

---

24 黄连粉（散）

【方源概说】

本方出自《金匮要略》。组成：黄连粉一味。用法：仲景未定用量用法。功用：清热燥湿解毒。

【临床应用指征】

《金匮要略》谓："浸淫疮，从口流向四肢者可治，从四肢流向入口者，不可治。""浸淫疮，黄连粉主之。"浸淫疮是一种难治的皮肤病，为较顽固的小粟状，起病时范围小，先痒后痛，分泌黄汁浸润皮肤，逐渐蔓延四肢，红肿消退结痂脱落，反复不已，甚则蔓延胸骨或全身，疼痛难忍。本病与现代西医 SAPHO 综合征［滑膜炎（synovitis, S）、痤疮（acne, A）、脓疱病（pustulosis, P）、骨肥厚（hyperostosis, H）和骨髓炎（osteomyelitis, O）综合征，是一种骨关节和皮肤等多器官受累的慢性无菌性炎性疾病］类似。病根在热，归纳为"火"，火毒蔓延，轻重不等，五脏六腑皆可有之。轻者伤其气血，重则毁起气血，肉腐为脓，四肢末端流脓淌血，红肿热痛，进而伤及皮肉筋骨，筋骨凸起剧痛，或面部或胸骨或局部痛不欲生，属世界性难治病。

仲景用黄连散主之，其意非凡，考人之五脏，心属火，火与诸脏皆有关联。病机十九条有十条与火有关。如心火亢盛、心肝火旺、心火上炎、肾水不足、心肺热重，一句话五行心主火凡火皆与心有关，而黄连苦寒入心，专清心火，和黄芩、黄柏号称三黄，清心火、肺火、下焦火。所有清火药中莫过于黄连应用频率最高。以黄连冠名的汤、散、丸、膏以及酊有 55 种之多，和其他方药组成的方剂就更多了，从而悟出黄连以清火建功。医圣仲景用黄连一味治如此难治之证连用量也没有，绝非大师疏忽，也非儿戏，笔者反复揣摩，认为是有意留给后人的无价之宝，思维空间，是以药代法，以法择药的典范，用心良苦，其意深远。笔者运用黄连加味，配伍芙蓉叶 30g，黄芩 12g，黄柏 12g，生地黄 12g 牛黄口服日 3g，治疗浸淫疮，清心火、凉血解毒。

【临床必用】

浸淫疮。

【加减应用】

1. 治浸淫疮加黄芩 12g，芙蓉叶 30g，紫花地丁 30g，七叶一枝花 12g，连翘 12g 等以增清热解毒消肿之力。

2. 治浸淫疮加减应用参见本书上篇一药一得集（黄连）。

【按语】

《医宗金鉴》云："浸淫疮者，浸谓浸浸，淫谓不已，谓此疮浸淫，留连不已也。从口流向四肢者轻，以从内走外也，故曰可治，从四肢流走入口者重，以从外走内也，故曰不可治。"魏荔彤云："不可治者，难治之义，非当委之不治也。"笔者经临床实践，浸淫疮属难治病不错，与西医学的 "SAPHO" 相似。SAPHO 是世界性难治病，笔者仿仲景方从黄连粉意扩，纯中药煎剂内服，外用，用黄连、黄芩、黄柏等量打粉，撒于浸淫疮面，50 多年来，治 3 例愈 3 例。

用量：黄连 5 ~ 10g，毒重者增之 15g。录之以供参考。

（二）吴鞠通方 7 首

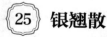 **银翘散**

【方源概说】

本方出自《温病条辨》。组成：金银花一两（30g）连翘一两（30g）桔梗六钱（18g）薄荷六钱（18g）竹叶四钱（12g）甘草五钱（15g）荆芥四钱（12g）淡豆豉五钱（15g）牛蒡子六钱（18g）。用法：上杵为散，每服六钱，鲜芦根汤煎，香气大出，即取服，勿过煮。肺药取轻清，过煎则味厚而入中焦矣。病重者，约二时一服，日三服，夜一服，轻者三时一服，日二服，夜一服；病不解者，仍再服。现代用法：日 1 剂，水煎，分 2 次，热服。或 1 日 3 次分服。功用：辛凉透表，清热解毒。

【临床应用指征】

风温，温热，瘟疫，冬温初起发热，不恶寒或微恶风寒，口干，咽痛，咳嗽痰黄，脉浮数，舌红。

【临床必用】

凡外感热病，邪在卫分、上焦者，如风温初起，风热感冒，风热咳嗽，西医之流行性感冒，腮腺炎，急性咽炎，流行性出血热，过敏性紫癜，急性扁桃体炎等证属外感风热者。

【加减应用】

1. 外感发热，口干，渴甚者，为津伤之征，加天花粉 12g 助芦根以生津止渴。

2. 咽红项肿，热毒较甚者，去荆芥加马勃 6g，射干 10g，玄参 12g 清热利咽，消肿止痛。

3. 热毒内蕴发为疮疖红肿热痛者，去荆芥，加紫花地丁 30g，蒲公英 30g，芙蓉叶 30g 清热解毒、消肿止痛。

4. 外感热病，热伤血络而衄血者，去荆芥、豆豉之辛温，加赤芍 12g，牡丹皮 12g，白茅根 30g，侧柏叶凉血止血。

5. 急性阑尾炎发热者，右少腹有块拒按，腹痛者，去荆芥、豆豉，加红藤 30g，败酱草 30g，大黄 10g，牡丹皮 12g，通腑泄热，活血化瘀，相须为用。

6. 紫癜，去荆芥、豆豉、牛蒡子，加水牛角 15g，紫草 10g，玄参 10g，生地黄 10g，牡丹皮 10g 清热解表，凉血化斑。

7. 咳嗽痰黄发热者，加黄芩 10g，桑皮 15g，杏仁 10g 清肺止咳；肺炎喘嗽发热者，加石膏 60g，麻黄 10g，大黄 10g，宣肺清热于上，通腑泄热于下，肺与大肠同治。

8. 外感热病，体温 39℃以上者，是方加柴胡 30g，黄芩 10g，青蒿 20g，生石膏 60g 辛凉宣肺，速退其热。

【按语】

用量：金银花 10～15g 连翘 12g 荆芥 10g 牛蒡子 10g 淡豆豉 10g 桔梗

10g 竹叶 10g 薄荷 10g 甘草 5g 芦根 15g。录之以供参考。

 桑菊饮

【方源概说】

本方出自《温病条辨》。组成：桑叶二钱五分（7.5g）菊花一钱（3g）杏仁二钱（6g）连翘一钱五分（5g）薄荷八分（2.5g）桔梗二钱（6g）甘草八分（2.5g）芦根二钱（6g）。用法：水二杯，煮取一杯，日二服。现代用法：日1剂，水煎，分2次，温服。功用：疏风清热，宣肺止咳。

【临床应用指征】

风温、风热初起，临床以咳嗽为主，身热不扬，口微渴，脉浮数。

【临床必用】

风温初起，风热感冒。

【加减应用】

1. 气分热势甚者，是方加石膏 60g，知母 12g，红花 10g，粳米 15g 卫气同治。

2. 咳嗽频痰黄者，加黄芩 12g；咳痰黄稠，咯吐不爽，加瓜蒌 12g，海浮石 15g，黄芩 12g；咳嗽痰中夹血者，加白茅根 15～30g，白及 12g，蛇莓 12g 清热凉肺，止咳化痰止血。

3. 口渴甚者，上方加天花粉 15g，南沙参 12g，滋阴清热。

4. 若咽喉红肿疼痛者，加牡丹皮 12g，赤芍 12g，玄参 10g，桔梗 12g 凉血清热，利咽消肿。

【按语】

本方为"辛凉轻剂"，肺热甚者，当适当加味，以免病重热轻，难以胜病。

用量：桑叶 10g，菊花 10g，杏仁 12g，连翘 10g，薄荷 6g（后下），桔梗 10g，甘草 5g，芦根 10g，录之以供参考。

27 **清营汤**

【方源概说】

本方出自《温病条辨》。组成：犀角三钱（水牛角 30g 代）生地黄五钱

（15g）元参三钱（9g）竹叶心一钱（3g）麦冬三钱（9g）丹参二钱（6g）黄连一钱五分（5g）金银花三钱（9g）连翘连心用二钱（6g）。用法：上药，水八杯，煮取三杯，日三服。现代用法：水牛角 60g 或羚羊角 10g 代犀角，先煎，日 1 剂，2 次分服。功用：清营解毒透热，养阴。

【临床应用指征】

热入营分，身热夜甚，时有谵语，口渴或不渴，或见斑疹，舌绛而干，脉数。

【临床必用】

热邪入营证。

【加减应用】

1. 是方寓温病学家叶天士"入营犹可透热转气"之意，治外感发热加金银花，竹叶轻清透热外达，将入营之邪透出气分而解。加青蒿 15g 以增药力。

2. 热与瘀结而为瘀热，斑疹隐隐者，方加牡丹皮 12g，赤芍 12g 配合麦冬、玄参、竹叶等，清营透热，活血化斑。

3. 有高热谵语，乃热邪扰乱心营，神明欲乱之征，加莲子心 5g 合方中玄参、麦冬、竹叶清心安神。

【按语】

用量：水牛角 30～60g 或羚羊角 10g（代犀角）先煎 30 分钟 生地黄 12g 玄参 12g 竹叶 10g 麦冬 12g 丹参 12g 黄连 6g 金银花 15g 连翘 12g。录之以供参考。

㉘ 安宫牛黄丸

【方源概说】

本方出自《温病条辨》。组成：牛黄一两（30g）郁金一两（30g）犀角（水牛角代）一两（30g）黄连一两（30g）朱砂一两（30g）梅片二钱五分（7.5g）麝香二钱五分（7.5g）珍珠五钱（15g）山栀一两（30g）雄黄一两（30g）黄芩一两（30g）。用法：上为极细末，炼老蜜为丸，每丸一钱（3g），金箔为衣，蜡护。脉虚者，人参汤下，脉实者，银花、薄荷汤下，每服一丸。大人病重体实者，日再服，甚至日三服；小儿服半丸，不知，再服半丸。现代用法：口服，日1次1粒，小儿3岁以内，1次1/4丸；4～6岁，一次1/2丸，日1～3次。昏迷不能口服者，可鼻饲给药。清热解毒，开窍醒神。

【临床应用指征】

温热病，热邪内陷心包，高热昏迷者，神昏谵语，烦躁不安，舌謇肢厥，舌红或绛，脉数。中风昏迷，小儿惊厥属邪热内闭者，痰热壅闭心窍所致病症。

【临床必用】

泄热内陷心包证。

【加减应用】

1. 原书用法为"脉虚者，人参汤下"，防其由闭转脱，"脉实者，银花、薄荷汤下"，以加强清热透解之效，用当效法。

2. 神昏腑塞，大便秘结者，可佐大黄末，每次3～5g，冲服。或生大黄10g滚水泡，冲服。以便下为度，不下再服，以泻阳明腑热，下其上燔之火势，而助清心醒脑，有利顿挫病势。

【按语】

临床多用丸剂。本方为热闭证而设，寒闭证或脱证禁用。用量：按现代用法服用。

────────────── 附　紫雪散（丹）、至宝丹、苏合香丸 ──────────────

1. 紫雪散（丹）(《外台秘要》)

【组成】黄金一百两 寒水石 石膏 磁石 滑石各三斤 玄参 升麻各一斤 羚羊角 水牛角60g 先煎60分钟（代犀角）沉香 青木香各五两 丁香一两 甘草八两。

【功用】清热开窍，息风止痉。

【主治】热闭心包，热盛动风证。

2. 至宝丹（《苏沈良方》)

【组成】犀角 朱砂 雄黄 生玳瑁 琥珀各一两 牛黄半两 龙脑 麝香各一分 安息香一两半 金箔半入药半为衣 银箔各五十片。

【功用】化浊开窍，清热解毒。

【主治】痰热内闭心包证。

3. 苏合香丸《外台秘要》

【组成】白术 诃梨勒皮 光明砂各二两 麝香 安息香用无灰酒一升煎膏 香

附　沉香　青木香　丁香　白檀香　荜茇　熏陆香各一两　犀角二两　苏合香　龙脑香　各一两。

【功用】芳香开窍，行气止痛。

【主治】寒闭证。

【按语】

临床常用于急救的四种成药择药配伍歌，录之供参考：

神昏谵语牛黄丸（热重），不声不响至宝丹（痰重）。

乒乒乓乓紫雪丹（风重），苏合香丸寒闭开（温开）。

㉙ 新加香薷饮

【方源概说】

本方出自《温病条辨》。组成：香薷二钱（6g）鲜扁豆花三钱（9g）厚朴二钱（6g）银花三钱（9g）连翘二钱（6g）。用法：水五杯，煮取二杯。先服一杯，得汗止后服；不汗再服；服尽不汗，再作服。现代用法：日1剂，水煎，日2次，热服，功用：祛暑解表，清热化湿。

【临床应用指征】

头痛发热，无汗，口渴面赤，或微恶寒，胸闷不舒，舌苔薄白微腻，脉浮而数。

【临床必用】

夏季感冒，暑温。

【加减应用】

1. 暑温初期，头痛发热微恶寒，未传中下焦者，加荷叶10g，竹叶10g，绿豆衣10g，祛暑解表。

2. 夏月贪凉，感受暑湿之邪，湿多热少，症见发热头痛、身重痛者，加薏苡仁15g，黄芩10g，厚朴10g，苍术10g清暑除湿。

3. 暑易伤气，暑必夹湿，口渴，胸闷者，加黄芪12g，焦白术12g，太子参10g，陈皮12g，炒扁豆12g清暑益气，健脾除湿；暑邪伤气灼津者，加南沙参10g，北沙参10g，荷叶10g，西瓜翠衣如掌大一块切片，清暑益气，养阴生津。

【按语】

用量：香薷10g 炒扁豆12g 厚朴6g 金银花12～15g 连翘10g。录之以供参考。

————————————　附　香薷散　————————————

香薷散（《太平惠民和剂局方》）

【组成】香薷一斤（9g）白扁豆厚朴各半斤（6g）。

【功用】祛暑解表，化湿和中。

【主治】阴暑。

————————————　(30) 三仁汤　————————————

【方源概说】

本方出自《温病条辨》。组成：杏仁五钱（15g）白蔻仁二钱（6g）生薏苡仁六钱（18g）滑石六钱（18g）白通草二钱（6g）厚朴二钱（6g）半夏五钱（15g）竹叶二钱（6g）。用法：甘澜水八碗，煮取三碗，每服一碗，日三服。现代用法：日1剂，水煎，分2次，温服。功用：宣畅气机，清利湿热。

【临床应用指征】

湿温初起，或暑温夹湿，邪在气分，症见头痛恶寒，身重疼痛，肢体倦怠，身热不扬，午后热甚，面色淡黄，胸闷不饥，口不渴，面色淡黄，舌苔薄白，或白微腻，脉弦细而濡。

【临床必用】

湿温初起，暑温夹湿证。西医流行性感冒，流行性乙型脑炎，伤寒，病毒性肝炎，钩端螺旋体病等属湿热证者。

【加减应用】

1. 是方是治疗湿温初起，邪在气分，湿重于热的常用方。热重于湿者，方宜加黄连5~10g，黄芩12g，连翘12g以增苦寒清热胜湿之力。

2. 热盛湿阻，去半夏、厚朴之燥，加苍术10g，生石膏30g，知母10g清热燥湿。

3. 夹有秽浊之症，胸脘痞闷，泛恶欲吐，舌苔白腻垢者，加藿香10g，佩兰10g，芳香化湿；暑湿在表恶寒者，加香薷10g以祛暑解表。

【按语】

湿温初起，症多疑似，每易误治，吴鞠通于《温病条辨》中明示"三戒"：一者，不可见其头痛恶寒，身重疼痛，以为伤寒而汗之，汗伤心阳，则神昏耳聋，甚则目暝不欲言；二者，不可见其中满不饥，以为停滞而下之，下伤脾胃，湿邪乘势下注，则为洞泄；三者，不可见其午后身热，以为阴虚而用柔药润之，否则易使湿热锢结而病深不解，录之以作借鉴。

用量：杏仁 10g 白豆蔻 10g 生薏苡仁 15～30g 滑石 15～30g 白通草 10g 法半夏 12g 厚朴 10g 竹叶 10g。录之以供参考。

㉛ 桑杏汤

【方源概说】

本方出自《温病条辨》。组成：桑叶一钱（3g）杏仁一钱五分（4.5g）沙参二钱（6g）象贝一钱（3g）淡豆豉一钱（3g）栀皮一钱（3g）梨皮一钱（3g）。用法：水二杯，煮取一杯，顿服之，重者再作服，轻药不得重用，重用必过病所，再一次煮成三杯，其二三次之气味必变，药之气味俱轻故也。现代用法：日 1 剂，水煎，2 次分服。是方轻宣，药量宜轻，煎煮时间不宜过长。功用：清宣温燥。

【临床应用指征】

身热不甚，口渴，咽干鼻燥，干咳无痰，舌红苔薄，脉浮数或见右脉独大。

【临床必用】

外感温燥证，邪在肺卫。

【加减应用】

1. 外感温燥之邪，咽干疼痛者，加玄参 12g，桔梗 10g，天冬、麦冬各 12g，以宣肺清热，润燥。

2. 燥气化火上冲，清窍不利，耳鸣目赤，加连翘 12g，生甘草 5g，桔梗 10g，稽豆衣 10g 宣清上焦。

【按语】

是方秋季秋燥证者常用。

用量：桑叶 10g 杏仁 12g 沙参 12g 浙贝母 10g 淡豆豉 10g 焦山栀 10g 鲜梨皮一只。录之以供参考。

附 清燥救肺汤、翘荷汤

1. 清燥救肺汤（《医门法律》）

【组成】桑叶三钱（9g）石膏两钱五分（8g）甘草一钱（3g）人参七分（2g）胡麻一钱（3g）阿胶八分（3g）麦冬一钱二分（4g）杏仁七分（2g）枇杷叶一片（3g）。

【功用】清燥润肺，养阴益气。

【主治】温燥伤肺证。

2. 翘荷汤（《温病条辨》）

【组成】薄荷 连翘 黑栀皮各一钱五分（4.5g）生甘草一钱（3g）桔梗二钱（6g）穞豆衣一钱（6g）。

【功用】清上焦气分燥热。

【主治】上焦燥热热盛，上炎头面诸窍之症。

二、古典医籍方 59 首

四君子汤

【**方源概说**】

本方出自《太平惠民和剂局方》。组成：人参_{去芦}（10g）白术（9g）茯苓_{去皮}（9g）甘草_炙（6g）各等分。用法：为细末，每服二钱，水一盏，煎至七分。通口服，不拘时，入盐少许，白汤点亦得。现代用法：日1剂，水煎，分2次，温服。功用：益气健脾。

【**临床应用指征**】

气短乏力，面色不华，舌淡苔薄，脉细弱少力。

【**临床必用**】

气虚证。

【**加减应用**】

临床凡气虚皆可加减应用，详见下面附方。

【按语】

《灵枢·营卫生会》云："人受气于谷，谷入于胃，以传与肺，五脏六腑皆以受气。"脾胃为后天之本，气血生化之源，凡气虚者，此方皆为首选。

用量：人参 5~9g，白术 10g，茯苓 10g，甘草 6g，录之供参考。

 附　六君子汤、异功散、香砂六君子汤、十全大补汤

1. 六君子汤（《医学正传》）
【组成】人参（10g）白术（9g）茯苓（9g）甘草（6g）陈皮（3g）半夏（4.5g）。
【功用】益气健脾，燥湿化痰。
【主治】脾胃气虚兼痰湿证。

2. 异功散（《小儿药证直诀》）
【组成】人参 9g　茯苓 9g　白术 9g　甘草 9g　陈皮 9g。
【功用】益气健脾，行气化滞。
【主治】脾虚气虚兼气滞证。

3. 香砂六君子汤（《古今名医方论》）
【组成】人参 9g　茯苓 9g　白术 9g　甘草 9g　陈皮 9g　半夏 6g　砂仁 6g, 后下　木香 6g。
【功用】益气健脾，行气化痰。
【主治】脾虚气虚，痰阻气滞证。

4. 十全大补汤（《太平惠民和剂局方》）
【组成】人参 6g　肉桂 3g　川芎 6g　地黄 12g　茯苓 9g　白术 9g　甘草 3g　黄芪 12g　当归 9g　白芍 9g（原方煎时加生姜 3 片、枣子 2 个）。
【功用】温补气血。
【主治】气血两虚证。

33　参苓白术散

【方源概说】

本方出自《太平惠民和剂局方》。组成：莲子肉_{去皮}一斤（9g）薏苡仁一斤（9g）缩砂仁一斤（6g）桔梗一斤（6g）白扁豆_{姜汁浸, 去皮, 微炒}一斤半（12g）白茯苓二斤（15g）人参　白术各二斤（15g）甘草二斤（10g）山药二斤（15g）。用

法：上为细末，每服二钱（6g），枣汤调下。小儿量按岁数加减服用。现代用法：散剂每服 6g，大枣煎汤送服，亦可作汤剂，加大枣 3 枚，水煎服。功用：益气健脾，渗湿。

【临床应用指征】

气短乏力，形体消瘦，消化不良，腹胀纳呆，饭后脘胀，肠鸣泄泻，面色萎黄，舌质淡苔白腻，脉虚缓。

【临床必用】

脾虚夹湿证。

【加减应用】

1. 食后觉胀气，舌苔薄白，脉细弱者。可加焦三仙各 10g 开胃进食，消食助运。

2. 脾胃虚弱，食少便溏，食后脘胀，四肢乏力，面色不华，慢性喘咳，形体消瘦，病后纳呆，大便泄泻，舌淡苔薄白，脉细缓少力者。以及病后出现消化力差，不思纳谷者，凡是多因病因药而伤了脾胃之气者，加炒三仙（谷芽、麦芽、山楂）各 12g，开胃助食。土炒太子参 12g 易人参缓补缓调。泄泻者，加诃子肉 12g，肉豆蔻 10g，理气涩肠，温中止泻。

3. 久咳肺虚，食少便溏，形体消瘦者，加款冬花 12g，百部 12g 和方中桔梗相伍，借桔梗清润保肺，载药上浮以补肺，而奏补肺保肺之功，培土生金。

4. 是方健脾助运又能渗湿，素体脾虚，病后气虚，如肿瘤病人术后、放疗、化疗后，伤气伤血者，皆可应用此方加减治疗。

【按语】

脾为后天之本，生化之源，气血亏虚，病邪易侵，参苓白术健脾益气，强身固本，是治已病、防未病的最优选择。脾胃一虚，用什么仙方妙药也难达目的。

用量：人参 5g（党参 10g）茯苓 12g 白术 12g 炒扁豆 15g 陈皮 12g 山药 15～30g 莲子肉 12g 砂仁 5g～10g（打，后下）薏苡仁 15g 桔梗 10g 大枣 3 枚 甘草 5g。录之以供参考。

㉞ 归脾汤

【方源概说】

本方出自《正体类要》。组成：白术 黄芪 茯神 当归 远志 酸枣仁 龙眼肉各一钱（3g）人参二钱（6g）木香五分（1.5g）甘草三分（1g）生姜 大枣。用法：日1剂，水煎，日2次，温服。功用：益气补血，健脾养心。

【临床应用指征】

心脾血虚，心悸怔忡，健忘失眠，气短乏力，面色萎黄，纳谷不香，舌淡苔薄白，脉细弦，或月经先期，量多色淡或淋漓不尽者。

【临床必用】

心脾气血亏虚证。

【加减应用】

1. 是方应用治疗心悸怔忡，健忘失眠者，加麦冬12g，五味子10g，炒枣仁15g，合欢花10g配合主方益气养血，宁心安神。

2. 脾不统血，月经淋漓者，黄芪重用，剂30g，加仙鹤草30g，血余炭10g，丹参12g益气摄血，活血养血，恶血去，新血生，则血自归经。

3. 纳谷不香者，加神曲12g，焦山楂12g，炒谷、麦芽各12g，配合主方益气健脾，开胃助食。

【按语】

用量：人参5g（党参10g）白术12g 黄芪15～30g 当归12g 炙远志12g 炒枣仁10～20g 茯神12g 木香10g 龙眼肉5～10g 生姜3片 大枣3枚 甘草5g。录之以供参考。

㉟ 补中益气汤

【方源概说】

本方出自《内外伤辨惑论》。组成：黄芪五分，病甚、劳倦热甚者一钱（18g）白术五分（9g）陈皮_{不去白}三分（6g）升麻三分（6g）柴胡三分（6g）人参_{去芦}，三分（6g）甘草_炙五分（9g）当归_{酒焙干或晒干}二分（3g）。用法：日1剂，水煎，分2次，食远，稍热服。功用：补中益气，升阳举陷。

【临床应用指征】

体乏少力，纳谷不香，面色不华，大便溏薄；或脏器下垂，如胃下垂、子宫下垂、脱肛等；或身热自汗，渴喜热饮。

【临床必用】

中气不足，脾胃气虚，气虚下陷，脏器下垂，气虚发热。

【加减应用】

1. 治久泄、脱肛者，是方加诃子肉 12g，赤石脂 10g，禹余粮 10g 益气健脾，收敛止泻。

2. 治肾、子宫以及其他脏器下垂者，选加山茱萸 15g，巴戟天 12g，枸杞子 12g，薜荔果 15g，从肾系着手，补肾即所以补脾，脾肾双补，益气升阳以增举陷之力。

3. 眩晕。属气虚重者重用参芪，肾虚者，加巴戟天 12g，枸杞子 12g，桑椹 12g 益肾充脑，则眩晕自平。

【按语】

补中益气补脾之气，方中黄芪当重用。

用量：黄芪 15～30g 白术 10g 陈皮 12g 升麻 5～10g 柴胡 10g 党参 12g 当归 12g 甘草 5g。录之以供参考。

36 清暑益气汤（《温热经纬》）

【方源概说】

本方出自王孟英《温热经纬》。组成：西洋参 5g 石斛 15g 麦冬 9g 黄连 3g 竹叶 6g 荷梗 15g 知母 6g 甘草 3g 粳米 15g 西瓜翠衣 30g（原著本方无用量）。用法：日 1 剂，水煎服。功用：清暑益气，养阴生津。

【临床应用指征】

夏日身热汗多，口渴心烦，体倦少气，精神不振，小便短赤，脉细数或细数无力。

【临床必用】

暑热，气津两伤证。

【加减应用】

1. 王氏清暑益气汤主治暑热气津两伤之证。暑为阳邪，耗气伤津，发热口干渴，体乏少气，甚者加绿豆衣 10g 清凉祛暑；暑必夹湿，加炒扁豆 12g 祛暑化湿；方中黄连苦寒，苦能生燥，当去之。

2. 李杲清暑益气汤，除清暑益气，尚有除湿健脾之功。夏月暑气当令，暑必夹湿。若平素脾胃气虚，夏季暑湿相夹，症见发热、头痛、四肢困倦，胸闷不适，小便黄赤者，当佐健脾燥湿之味，仿李杲清暑益气汤加炒扁豆 12g，白术 10g，陈皮 12g，佩兰 10g，绿豆衣 12g 益气生津，健脾化湿，相须配伍。

3. 夏日感受暑凉而发热、头痛、恶寒无汗、胸闷不舒者，加香薷 6g，薄荷 10g，炒扁豆 12g 祛暑解表，化湿和中。

4. 感受暑邪，发热烦渴、小便不利者，加六一散 30g（包煎），令暑热之邪多一出路，由小便而出。

───── 附 **清暑益气汤（《脾胃论》）** ─────

清暑益气汤（《脾胃论》）

【组成】黄芪（汗少减五分）苍术（泔浸，去皮）升麻（以上各一钱）人参 去芦 泽泻 神曲 炒黄 橘皮 白术（以上各五分）麦门冬 去心 当归身 炙甘草（以上各三分）青皮 去白（二分半）黄柏（酒洗，去皮）（二分或三分）葛根（二分）五味子（九枚）。

【功用】清暑益气，健脾除湿。

【主治】平素气虚，感受暑湿。

【按语】

笔者临床常用量：西洋参 3～5g 石斛 12g 麦冬 12g 黄连 3～5g 竹叶 10g 荷梗 12g 知母 10g 甘草 5g 粳米 15～30g 西瓜翠衣一块大如掌大切片。录之以供参考。

───── ㊲ **健脾丸** ─────

【方源概说】

本方出自《证治准绳》。组成：白术 炒 二两半（15g）木香 另研 黄连 酒炒 甘草各七钱半（6g）白茯苓 去皮 二两（10g）人参一两五钱（9g）神曲 炒 陈皮 砂仁 麦芽 炒 山楂 取肉 山药 肉豆蔻 面裹，纸包槌去油，各一两（6g）。用法：丸药按照说明服用；汤剂，日1剂，水煎，分2次，温服。功用：健脾和胃，消食止泻。

【临床应用指征】

食少不化，食后脘腹作胀，大便溏薄，倦怠乏力，脉虚弱，舌淡，苔薄腻。

【临床必用】

脾虚食积证。

【加减应用】

1. 气虚气短者，煎剂加黄芪 15g 助参术以增益气之力；气血不足者，加黄芪 20g，当归 10g 益气补血。

2. 肾阳不足者，煎剂加山茱萸 15g，巴戟天 12g 益肾助阳。

3. 无湿热兼症者去黄连。

【按语】

凡脾胃虚弱者，是病是证皆用。用量：白术 10g 木香 10g 黄连 5g 甘草 5g 茯苓 12g 党参 12g 神曲 12g 陈皮 12g 砂仁 6g（打，后下）炒麦芽 12g 焦山楂 12g 山药 12g 肉豆蔻 6g。录之以供参考。

38 二陈汤

【方源概说】

本方出自《太平惠民和剂局方》。组成：半夏汤洗七次 橘红各五两（15g）白茯苓三两（9g）甘草炙一两半（4.5g），用法：上药咬咀，每服四钱（12g），用水一盏，生姜七片，乌梅一个，同煎至六分，去滓，热服，不拘时候。现代用法：加生姜 3g 乌梅 1 个，水煎，温服。功用：燥湿化痰，理气和中。

【临床应用指征】

湿痰咳嗽，痰多色白，易咯，胸膈痞满，恶心欲吐，肢体困倦，或头眩心悸，舌苔白润白腻，脉滑。

【临床必用】

湿痰病证。

【加减应用】

1. 湿痰咳嗽，咳嗽痰色白甚者，加紫菀 10g，杏仁 10g 以增止咳之力；痰白而稀加干姜 5g，细辛 5~10g 温肺化痰。

2. 头眩、肢体困重者，加苍术 12g，白术 5g，天麻 12g 健脾燥湿，绝生痰之路。

3. 恶心呕吐加生姜 5g，紫苏梗 10g 理气和胃止吐。

4. 纳谷不化而痰多者，加莱菔子 12g，焦山楂 12g，黄芩 12g，神曲 12g 消食化痰。

5. 寒痰化热，痰色黄者加黄芩 10g，桑皮 15g，瓜蒌 12g，贝母 10g 清热化痰。

6. 治顽痰怪症，如癫病，加礞石 10g，天南星 10g，枳壳 10g 逐痰通窍。

7. 瘰疬，加海藻 10g，昆布 10g，泽漆 15g，壁虎 3g，皂角刺 30g 化痰散结。

【按语】

二陈汤，二陈指方中君药半夏、臣药橘红，橘红即橘皮，亦称陈皮。《医方集解》云："陈皮、半夏贵其陈久，则无燥散之患，故名二陈。"

用量：半夏 12g 橘红 12g 茯苓 12g 甘草 5g 生姜 3 片 乌梅 1 枚。录之以供参考。

———————— 附 导痰汤、涤痰汤、温胆汤 ————————

1. 导痰汤（《传信适用方》）
【组成】半夏 6g 天南星 3g 枳实 3g 陈皮 3g 茯苓 3g。
【功用】燥湿祛痰，行气开郁。
【主治】痰厥证。

2. 涤痰汤（《奇效良方》）
【组成】南星 8g 半夏 8g 枳实 6g 茯苓 6g 陈皮 6g 石菖蒲 3g 人参 3g 竹茹 2g 甘草 2g 生姜 3g。
【功用】涤痰开窍。
【主治】中风痰迷心窍证。

3. 温胆汤（《三因极一病证方论》）
【组成】半夏 6g 竹茹 6g 枳实 6g 陈皮 9g 甘草（炙）3g 茯苓 5g 生姜 5 片 大枣 1 枚。
【功用】理气化痰，和胃利胆。
【主治】胆胃不和，痰热内扰证。

39　藿香正气散

【方源概说】

藿香正气散出自《太平惠民和剂局方》。组成：大腹皮　白芷　紫苏　茯苓各一两（3g）半夏　白术　陈皮　厚朴　桔梗各二两（6g）藿香三两（9g）甘草_炙二两半（6g）。用法：上为细末，每服二钱（6g）。水一盏，加生姜三片，大枣一枚，同煎至七分，热服，如欲出汗，衣被盖，再煎再服。现代用法：汤剂，加生姜3片，大枣1枚，水煎，日1剂，水煎，2次分服。散剂，每服9g，生姜3片，大枣1枚，煎汤送服。功用：解表化湿，理气和中。

【临床应用指征】

发热恶寒，头痛，胸膈满闷，脘腹疼痛，呕恶欲吐，以及山岚瘴疟等。舌苔白腻，脉浮或濡缓，以及山岚瘴疟等。

【临床必用】

外感风寒，内伤湿滞证。

【加减应用】

1. 外感风寒，内伤湿滞，发热恶寒，头痛，胸脘痞闷欲吐，疼痛呕恶，舌苔秽浊白腻者，加佩兰 12g，藿香 12g 芳香化湿，辟秽和中。轻者，可用成药藿香正气水（丸）。

2. 夏日感冒，恶寒发热，头痛，泛恶欲吐者，加香薷 10g，炒扁豆 10g，厚朴 10g，川连 5g 祛暑散寒。

【按语】

用量：藿香 10g 大腹皮 10g 白芷 10g 紫苏 12g 茯苓 12g 半夏 10g 焦白术 12g 陈皮 12g 厚朴 10g 桔梗 10g 甘草 6g 大枣 3 枚 生姜 3 片。录之以供参考。

40　清胃散

【方源概说】

本方出自《脾胃论》。组成：生地黄　当归身各三分（6g）牡丹皮半钱（6g）黄连六分，夏月倍之，大抵黄连临时增减无定（9g）升麻一钱（6g）。用法：上为细末，都作一服，水一盏半，煎至七分，去滓，放冷服之。现代用法：日 1 剂，水煎，分 2 次，稍凉服下。功用：清胃凉血。

【临床应用指征】

牙龈属胃，胃火牙痛，牙宣出血，牙龈红肿热痛或溃烂，口臭，口干舌燥，舌红苔黄，脉滑数。

【临床必用】

胃热证。

【加减应用】

1. 胃中积热，是方单用即效，胃热重，口苦口臭甚者，加生石膏 30g 效增；口臭而便秘者，加生大黄 12g 泻腑清火。

2. 治牙龈红肿疼痛出血者，加白茅根 30g，侧柏叶 15g，赤芍 15g，牡丹皮 15g 以增清热凉血之力。

【按语】

用量：生地黄 12g 黄连 6g 升麻 15g（重用升清降浊）牡丹皮 12g 生石膏 60g 当归 10g。录之以供参考。

──────── ㊶ 天王补心丹 ────────

【方源概说】

本方出自《校注妇人良方》。组成：生地黄四两（12g）酸枣仁 柏子仁_炒 当归_{酒洗} 天冬 麦冬_{去心} 各二两（9g）人参 丹参 玄参 白茯苓_{去皮} 五味子_烘 远志_{去心，炒} 桔梗各五钱（5g）。用法：朱砂为衣，蜜为丸，丸剂遵说明服用。现代用法：汤剂，日 1 剂，水煎，分 2 次，温服。功用：滋阴养血，补心安神。

【临床应用指征】

心悸怔忡，虚烦失眠，神疲健忘，或梦遗，大便干结，口舌生疮，手足心热，舌红少苔，脉细数者。

【临床必用】

阴虚血少、神志不安证。

【加减应用】

1. 阴虚血少，心悸失眠，兼肾亏者，加枸杞子 12g，山茱萸 12g 滋阴补肾，养心安神。

2. 气虚心慌自汗者，加黄芪 15g，生白术 12g，浮小麦 30g，煅龙骨 30g 与方中天冬、麦冬、五味子配伍，益气养心，收敛止汗。

【按语】

用量：生地黄 12g 炒酸枣仁 12g 柏子仁 12g 当归 10g 天冬 12g 麦冬 12g 党参 12g 丹参 12g 玄参 12g 茯苓 12g 五味子 5~10g 炙远志 10g 桔梗 10g。 录之以供参考。

 42 生脉散

【方源概说】

本方出自《医学启源》。组成：人参五分（9g）麦冬五分（9g）五味子五粒（6g）。用法：长流水煎，不拘时服。现代用法：日 1 剂，水煎，分 2 次，温服。功用：益气生津，敛阴止汗。

【临床应用指征】

汗多神疲，体倦乏力，气短懒言，咽干口渴，舌干红少苔，脉虚细；久咳肺虚，干咳少痰，气短自汗，口干舌燥，脉虚细。

【临床必用】

暑热汗多，耗气伤液；气阴两伤证。

【加减应用】

1. 咳嗽无痰、气短自汗者，加南沙参 12g，天冬 12g，黄芪 15g，杏仁 10g 益气生津止咳。

2. 便秘、干咳者加紫菀 12g，桃、杏仁各 12g 益气生津，止咳通便。

3. 自汗失眠者，加炒枣仁 15g，天冬 12g，与方中五味子配伍清心敛汗、养心安神。

4. 胸痹心痛者，加丹参 12g，川芎 10g 配合主方益气养阴，行气活血。

【按语】

是方为益气养阴生脉之代表方。临床以气短，自汗、乏力，咽干，舌红少苔，脉虚为辨证要点。

用量：人参 10g 麦冬 15g 五味子 10g。录之以供参考。

43　逍遥散

【方源概说】

本方出自《太平惠民和剂局方》。组成：柴胡_{去苗} 当归_{去苗，锉，微炒} 芍药_白 白术 茯苓_{去皮，白者}各一两（9g）甘草_{微炙赤}半两（4.5g）。用法：上为粗末，每服二钱（6g），水一大盏，烧生姜一块切破，薄荷少许，同煎至七分，去滓热服，不拘时候。现代用法：日1剂，水煎，分2次，温服。功用：疏肝解郁，养血健脾。

【临床应用指征】

两胁胀痛，头痛目眩，口燥咽干，神疲纳差，口咽干燥，女子月经不调，乳房胀痛，脉弦而虚者。

【临床必用】

肝郁血虚脾弱证。

【加减应用】

1. 肝郁气滞较甚，两胁胀痛，乳房胀痛者，加香附12g，郁金12g，以增疏肝解郁之力。

2. 血虚甚者，头昏目眩，月经过少，方加熟地黄12g以增养血之力；肝郁化火者，口燥咽干，月经先期而至，加牡丹皮12g，栀子12g清热凉血。

3. 治肝郁气滞型月经不调，经前服用者，加川芎10g，制香附10g，女贞子12g，墨旱莲12g，取其经前理气为先，养血不忘，气顺血足则血流畅；经期服用者加红花12g，益母草12g，活血疏肝，血活则血流畅；经后服用者，以疏肝养血为主，是方单用可也。如属气滞血虚者，加山茱萸12g，巴戟天10g，黄芪15g，女贞子10g，墨旱莲10g疏肝健脾，益肾生血，为下次月经血足血流畅，任脉通，太冲脉盛，月事以时下而用。

【按语】

是方肝脾同治，调肝养血，为治疗肝郁血虚，脾气虚弱之良方。肝属木，脾属土，生理病理，关系至密，在应用此方时，奉送一语，心理治疗极为重要，不可或缺，否则"药虽逍遥，人不逍遥，则终难逍遥也"。

用量：醋柴胡12g 当归12g 白芍12g 白术12g 茯苓10g 薄荷6g 生姜3片 甘草6g。录之以供参考。

附　加味逍遥散、黑逍遥散

1. 加味逍遥散（《内科摘要》）

【组成】逍遥散加牡丹皮、栀子各一钱（3g），水煎服。

【功用】养血健脾，疏肝清热。

【主治】肝郁血虚，化火生热。

2. 黑逍遥散（《医略六书》）

【组成】逍遥散加生地黄或熟地黄。

【功用】疏肝健脾，养血调经。

【主治】肝脾血虚，临经腹痛，脉弦虚者。

 44　天台乌药散

【方源概说】

本方出自《圣济总录》。组成：天台乌药　木香　小茴香　青皮_{汤浸去白，焙} 高良姜_炒各半两（15g）槟榔二个（9g）川楝子十个（15g）巴豆七十粒（12g）。用法：上八味，先煎，巴豆微打破，同川楝子用麸炒黑。去巴豆及麸皮不用，捣碎为末。和匀，每服一钱（3g），温酒送下。现代用法：汤剂，日1剂，水煎，分2次，温服。功用：行气疏肝，散寒止痛。

【临床应用指征】

小肠疝气，少腹痛引睾丸，或偏坠肿胀，舌淡苔薄白，脉沉弦。亦治妇人痛经、瘕聚。

【临床必用】

寒凝气滞证。

【加减应用】

1. 寒凝肝脉，小肠疝气，少腹痛甚者，加延胡索15g以增止痛之力。

2. 若睾丸红肿热痛，加金铃子12g，黄柏10g，知母10g，橘核15g，薏苡仁15g，荔枝核15g，去高良姜，清利湿热，软坚散结。

【按语】

考足厥阴肝经，经少腹络阴器，临床凡寒凝肝脉，厥少气机不畅，痹阻致寒疝腹痛者，用之效佳。笔者临床汤剂巴豆多去之。

用量：乌药 12g　广木香 12g　小茴香 12g　青皮 12g　高良姜 12g　槟榔 12g　川楝子 10g。录之以供参考。

 45　金铃子散

【方源概说】

本方出自《袖珍方》。金铃子　延胡索各一两（9g）。用法：为细末，酒调服，每服二三钱（6~9g），酒调下。现代用法：二味各等份打末，水冲服，5g/ 次。功用：疏肝泄热，活血止痛。

【临床应用指征】

胸腹痛、胁肋、脘腹诸痛，口苦，舌红苔黄，脉数者。

【临床必用】

肝郁化火证。

【加减应用】

1. 胸胁疼痛，口苦，舌红苔黄者，加郁金 12g，柴胡 12g，香附 12g 疏肝泄热，理气止痛。

2. 脘腹疼痛口苦者，加木香 10g，陈皮 10g，砂仁 6g（打，后下）疏肝泄热，理气止痛。

【按语】

是方在临床上多在辨证基础上配伍应用。

用量：金铃子 12g，延胡索 12g，录之以供参考。

 46　复元活血汤

【方源概说】

本方出自《医学发明》。组成：柴胡半两（15g）瓜蒌根　当归各三钱（9g）穿山甲炮　红花　甘草各二钱（6g）桃仁酒浸, 去皮尖, 研如泥五十个（15g）大黄酒浸一两（18g）。用法：除桃仁外，锉如麻豆大，每服一两，水一盏半，酒半盏，同煎至七分，去滓，大沸服之，食前。以利为度，得利痛减，不尽服。现代用法：日 1 剂，水煎，分 2 次，温服。功用：活血祛瘀，疏肝通络。

【临床应用指征】

跌打损伤，胸胁肋疼痛，痛不可忍，因瘀滞旧病疼痛复发者。

【临床必用】

胸、胁、肋瘀阻疼痛证。

【加减应用】

1. 治胸腹部外伤痛者加川芎 12g，三七 5g，活血化瘀、行气止痛。

2. 胁肋瘀痛者，加广郁金 12g，制香附 15g，片姜黄 12g 疏肝通络，行气瘀散，活血止痛。

3. 治旧伤复发者，加黄芪 15g，当归 12g，益气养血，活血通络，血足血流畅，有利复元。

【按语】

是方功擅活血，祛瘀生新，气行络通，通则不痛，则痛自平。张秉成谓"去者去，生者生，痛自舒而元自复矣"，故方名复元。笔者治疗胸胁肋疼痛，西医学检查无病者，多不予给药，无病不用药，无可多言，因西医是治人的病；中医治病的人，以人为本，从整体观出发，有痛苦就是病，中医用药理在其中，凡是皆效。

用量：柴胡 12g 天花粉 15g 当归 12g 桃仁 10g（打）红花 12g 大黄 12g 炮山甲 5g 甘草 5g。录之以供参考。

 47　止嗽散

【方源概说】

本方出自《医学心悟》。组成：桔梗_炒 荆芥 紫菀_蒸 百部_蒸 白前_蒸 各二斤（12g）甘草_炒十二两（4g）陈皮_{水洗,去白}一斤（6g）。用法：共为末，每服三钱（9g）。开水调下，食后，临卧服。初感风寒者生姜汤调下。现代用法：共为末，每服 6～9g，温开水或姜汤送下。亦可作汤剂，水煎服，用量按原方比例酌减。日 1 剂，水煎，分 2 次，温服。功效：止咳化痰，疏表宣肺。

【临床应用指征】

咳嗽咽痒，痰色白或清稀，舌苔薄白，脉弦兼浮。

【临床必用】

风寒咳嗽，新旧咳嗽。

【加减应用】

1. 外感风寒初起，头痛鼻塞，恶寒发热，咳嗽痰白，表证较重者，加防风 10g，紫苏 10g，白芷 10g，生姜 3 片以增解表散寒辛温宣肺、止咳之力。

2. 咳嗽，痰涎稠黏者，加白术 12g，茯苓 12g，贝母 10g，法半夏 12g 健脾祛湿化痰止咳。痰黄者，加黄芩 10g 清肺化痰。

3. 寒甚者，加细辛 5～10g 温肺化痰；方名虽曰止嗽散，但止咳之力不强，加杏仁 12g 效增。

【按语】

《医学心悟》云："本方虽温润和平，不寒不热，既无攻击过当之虞，大有启门驱贼之势，是以客邪易散，肺气安宁。"故新老咳嗽皆宜，加减变通为是。

用量：桔梗 10g 荆芥 10g 紫菀 12g 蒸百部 12g 白前 10g 陈皮 12g 甘草 6g。录之以供参考。

㊽ 苏子降气汤

【方源概说】

本方出自《太平惠民和剂局方》。组成：苏子 半夏各二两半（9g）川当归_{去芦}两半（6g）甘草二两（6g）前胡_{去芦} 厚朴_{去粗皮，姜汁拌炒}各一两（6g）肉桂_{去皮}一两半（3g）。用法：上为细末，每服二大钱（6g），水一盏半，入生姜二片，枣子一个，苏叶五片，同煮至八分，去滓热服，不拘时候。现代用法：加生姜 2 片，枣子 1 个，苏叶 2g，日 2 剂，水煎，用量按原方比例酌定。功用：降气平喘，祛痰止咳。

【临床应用指征】

咳喘痰多，胸膈满闷，喘咳气短，呼多吸少。或腰膝酸软，面浮足肿，舌苔白滑或白腻，脉弦滑。

【临床必用】

上盛下虚喘咳证。

【加减应用】

1. 咳喘痰黏稠者，加橘红 10g，贝母 10g，海浮石 15g 清气化痰；痰涎壅盛，喘咳气逆难卧着，加沉香 3～5g，白芥子 6g，莱菔子 12g 以增化痰降气止咳平喘之力。

2. 肾亏动则气喘，喘甚不能平卧者，加蛤蚧，日 1 只，焙打末，2 次冲服，山茱萸 15g，胡桃肉（切）2 枚，紫石英 15～30g 纳气归肾而平喘，双楫并举。

3. 风寒引发，咳喘并作，恶寒无汗者，加升麻黄 10g，桃、杏仁（打）各 10g，荆芥、防风各 10g 宣肺平喘。

4. 气虚，喘则汗出，咳声低弱，加黄芪 15g，党参 15g 益气平喘。

【按语】

本方性偏温燥，肺肾阴虚或肺热喘咳皆属不宜，用之当慎。方以降气祛痰为主，咳喘临床多系老病，发作时宜此方，喘平当从健脾益肾调理。

用量：苏子 12g 制半夏 10g 当归 10g 前胡 10g 厚朴 10g 肉桂 5g 甘草5g。录之以供参考。

49　定喘汤

【方源概说】

本方出自《摄生众妙方》。组成：白果去壳, 砸碎炒黄二十一枚（9g）麻黄三钱（9g）苏子二钱（6g）甘草一钱（3g）款冬花三钱（9g）杏仁去尖一钱五分（4.5g）桑白皮蜜炙三钱（9g）黄芩微炒一钱五分（4.5g）法半夏三钱（9g）。用法：水三盅，煎二盅，作二服，每一盅，不用姜，不拘时服，徐徐服。现代用法：日 1 剂，水煎，2 次分服。功用：宣肺降气，清热化痰。

【临床应用指征】

咳喘气急，痰多色黄，或微恶风寒，舌苔色黄微腻，脉滑数者。

【临床必用】

外邪袭肺，痰热咳喘证。

【加减应用】

1. 虚喘外感引发，喘息不能平卧，痰色白，动则喘甚者，加黄芪 15g，焦白术 12g，防风 10g 益气宣肺；加山茱萸 15g，胡桃肉 2 个（打）益肾纳气。

2. 若感寒重，痰涎色白清稀，加细辛 5～10g，焦白术 12g，去桑白皮、黄芩，健脾益气，温肺散寒。

【按语】

定喘汤其意止喘，兼热当用，若见风寒重者麻黄生用，加桂枝 10g，取麻黄桂枝合用解表散寒，宣肺平喘，表证轻微，用炙麻黄，取其平喘之长。

用量：麻黄 5～10g 苏子 10g 款冬花 12g 杏仁 10g（打）桑白皮 10～15g 黄芩 12g 法半夏 10g。录之以供参考。

50 三子养亲汤

【方源概说】

本方出自《韩氏医通》。组成：白芥子三钱（9g）紫苏子三钱（9g）莱菔子三钱（9g）。看似证多，则以所主者为君，余次之。用法：每剂不过三钱（9g），煮作汤饮，代茶水啜用，不宜煎熬太过。现代用法：三味微炒，捣碎，布包微煮，频服。笔者用法：日 1 剂，水煎，2 次分服。功用：温肺化痰，降气消食。

【临床应用指征】

咳嗽喘逆，痰多胸痞，食少难化，舌苔白腻，脉滑。

【临床必用】

痰壅气逆食滞证。

【加减应用】

1. 喘咳，痰多色白而黏者，加白术 12g，制半夏 12g，山药 15g，茯苓 12g，党参 12g 健脾化痰，温肺止喘。

2. 咳喘痰多色清稀夹有泡沫者，加白术 12g，半夏 12g，陈皮 12g 健脾燥湿、化痰平喘。

3. 痰色白咯之不爽，多属肺气不足，加黄芪 15g，党参 15g 益气化痰。

4. 咳喘甚痰黄者，加黄芩 10g，桑白皮 15g 清肺化痰。

5. 纳谷不香者，加焦山楂 12g，炒谷、麦芽各 12g 开胃助食。

6. 痰多胸痞，白芥子重用，剂 15g；咳嗽喘逆，苏子长于降气，重用，剂 12～15g；喘咳食少难消者，莱菔子重用，剂 15g。

【按语】

本方原为老年气实痰盛之证而设，效则停，或加减应用兼顾其本为妥。一般多作辨证方中，因需配伍而用。

用量：白芥子 10g　苏子 10g　莱菔子 10g。录之以供参考。

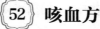

51　泻白散

【方源概说】

本方出自《小儿药证直诀》。组成：桑白皮_炒一两（30g）地骨皮一两（30g）甘草_炙一钱（3g）。用法：粳米一撮，水二小盏，煎七分，饭前服。现代用法：日 1 剂，水煎，日 2 次，分服。功用：清泻肺热，止咳平喘。

【临床应用指征】

咳嗽气喘，痰黄稠厚。舌红苔黄，脉细数。

【临床必用】

肺热喘咳证。

【加减应用】

1. 小儿、成人咳喘，痰色黄稠厚，胸闷者，加葶苈子 10~30g 泻肺平喘。

2. 咳嗽、咳喘痰黄热甚者加黄芩 12g，杏仁 10g，紫菀 10g，炙麻黄 5g 清热化痰，止咳平喘。

【按语】

痰色白或清稀者，此方不宜。

用量：桑白皮 15g　地骨皮 15g　粳米 30g　生甘草 6g。录之以供参考。

52　咳血方

【方源概说】

本方出自《丹溪心法》。组成：青黛_{水飞}（6g）诃子肉（6g）瓜蒌仁（9g）海蛤粉（9g）栀子（9g）。用法：上为末，以蜜同姜汁为丸，每服 9g；亦可作汤剂，水煎服，用量按原方比例配定。现代用法：日 1 剂，水煎，2 次分服。功用：清肝宁肺，凉血止血。

【临床应用指征】

咳嗽痰稠，咳之不爽，心烦易怒，或胸胁胀痛，咽干口苦。舌红苔黄，脉弦数。

【临床必用】

肝火犯肺，之咳血证。

【加减应用】

1. 咳嗽心烦易怒，胸胁作胀，痰色黄者，加杏仁 10g，炙紫菀 10g 清肝宁肺，止咳化痰；咳嗽痰中带血，咳之不爽者加白及 12g，藕节 15g，海浮石 15g 清肝宁肺，凉血止咳。

2. 肺阴不足，干咳无痰，咽干口燥，舌红少苔，脉细数者，加南北沙参各 12g 养阴润燥以止咳。

【按语】

是方治疗木火刑金，肝火犯肺之咳血证的常用方，临床以咳痰带血，胸胁作痛，舌红苔黄，脉弦数为辨证要点，是证必效。

用量：青黛 10g（包煎）诃子肉 10g 瓜蒌仁 12g 海蛤壳 15g 焦山栀 12g。录之以供参考。

 53　牡蛎散

【方源概说】

本方出自《太平惠民和剂局方》。组成：牡蛎米泔浸, 刷去土, 火烧通赤 黄芪 麻黄根洗各一两（15g）。用法：上三味为粗散，每服三钱（9g），水一盏半，小麦百余粒，同煎至八分，去渣热服。日二服，不拘时候。现代用法：汤剂，日 1 剂，水煎，分 2 次，温服。功用：益气固表，敛阴止汗。

【临床应用指征】

自汗，盗汗，夜卧尤甚，久而不止，心悸惊惕，短气烦倦，舌淡红，脉细弱者。

【临床必用】

自汗、盗汗证。

【加减应用】

1. 动则汗出者，内热亢盛者，加焦山栀 12g，莲子心 3g 清热止汗。

2. 表虚自汗，重用黄芪，30～50g，加碧桃干 12g，助煅龙骨益气敛汗。

3. 盗汗者，加天、麦冬各 12g，炒枣仁 15g 滋养心阴，敛阴止汗。

4. 心烦气短者，加白薇 10g，天、麦冬各 12g，合黄芪、浮小麦益心气而除心烦。

【按语】

不论自汗、盗汗浮小麦必用。用量宜大，治自汗 30～60g，疗盗汗 60～100g，效佳。

用量：黄芪 15～30g 煅龙骨 30g 麻黄根 12g 浮小麦 30g。录之以供参考。

 54　金锁固精丸

【方源概说】

本方出自《医方集解》。组成：沙苑蒺藜二两（12g）芡实二两（12g）莲须二两（12g）龙骨一两（6g）牡蛎一两（6g）。用法：莲子粉糊为丸，盐汤下。现代用法：日 1 剂，水煎，2 次分服。丸剂按说明服用。功用：补肾、涩精。

【临床应用指征】

遗精、滑泄、腰痛耳鸣，四肢酸软，神疲乏力，舌淡苔白，脉细弱。

【临床必用】

肾虚不固之遗精，滑精。

【加减应用】

1. 是方以涩精止滑为主，补肾力差。加山茱萸 15g，巴戟天 15g，杜仲 15g 以增补肾固精之力。

2. 遗精滑精多梦者，加知母 10g，黄柏 10g，牡丹皮 10g 泄相火以宁心肾，水火互济，不至心火偏亢而心神不安，扰动精室，协同配伍。

3. 兼自汗盗汗者，加黄芪 15～30g，浮小麦 60～100g，碧桃干 15g，补肾益气，涩精止汗。

【按语】

是方偏于固涩，凡相火内积或下焦湿热所致遗精、女子带下皆属不宜。现代西医之性神经功能紊乱、慢性前列腺炎、乳糜尿属肾气亏虚，下元不固证者，治可参照。

用量：沙苑子 15g 煅龙骨 30g 煅牡蛎 30g 芡实 12g 莲须 12g。录之以供参考。

 附 桑螵蛸散

桑螵蛸散（《本草衍义》）

【组成】桑螵蛸 远志 菖蒲 龙骨 人参 茯神 当归 龟甲各一两（30g）。

【功用】调补心肾，涩精止遗。

【主治】心肾两虚证。

55 川芎茶调散

【方源概说】

本方出自《太平惠民和剂局方》。组成：川芎 荆芥各四两（12g）白芷 羌活 甘草各二两（6g）细辛一两（3g）防风一两半（4.5g）薄荷叶不见火八两（12g）。用法：上为细末，每服二钱（6g），食后用茶清调下。现代用法：共为细末，每服 6g，每日 2 次，饭后清茶调服；汤剂：日 1 剂，水煎，2 次分服。功用：疏风止痛。

【临床应用指征】

正偏头痛或颠顶头痛，恶寒发热，目眩鼻塞，舌苔薄白，脉浮。

【临床必用】

外感风寒头痛。

【加减应用】

1. 头痛如裹兼湿者，加羌活 12g，蔓荆子 12g 疏风祛湿，活络散寒以止痛。

2. 原本肾家亏虚，外感风寒而头痛目眩者，加山茱萸 12g，巴戟天 12g，枸杞子 12g，益肾充脑、祛风活络。

3. 偏头痛，常发不已者。川芎重用，剂 30g，加磁石 30g，全蝎 5g 搜风通络，活血镇痛。

【按语】

用量：川芎 10g 薄荷 10g（后下）荆芥 10g 细辛 5g 防风 10g 白芷 10g 羌活 10g 甘草 5g。特殊病种川芎重用，15～30g。录之以供参考。

─────────── 附 菊花茶调散 ───────────

菊花茶调散（《丹溪心法附余》）

【组成】菊花 川芎 荆芥穗 羌活 甘草 白芷各二两（60g）细辛_{洗净}一两（30g）防风_{去节}一两半（45g）蝉蜕 僵蚕 薄荷各五钱（15g）。

【功用】疏风止痛，清利头目。

【主治】风热上犯头目之偏正头痛，或颠顶头痛，头晕目眩。

 56　八正散

【方源概说】

　　本方出自《太平惠民和剂局方》。组成：车前子 瞿麦 萹蓄 滑石 栀子 甘草_炙 木通 大黄各一斤（9g）。用法：上为散，每服二钱，水一盏，入灯心煎至七分，去滓温服。现代用法：汤剂，日1剂，水煎，2次分服。功用：清热泻火，利水通淋。

【临床应用指征】

　　小便浑赤、溺时涩痛，甚则癃闭不通，少腹急胀，口干欲饮，舌苔黄腻，脉滑数者。

【临床必用】

　　热淋、血淋。

【加减应用】

　　1. 淋证发热，体温39℃左右，加柴胡30g，黄芩12g，赤芍20g，石膏60g退热通淋。

　　2. 小便尿血者，加白茅根30g，小蓟15～30g，仙鹤草15～30g凉血止血。

　　3. 尿涩痛不畅者，炙甘草易六一散30g（包煎），萹蓄重用，剂30g，加小蓟30g清热利尿通淋。

【按语】

　　用量：车前子30g（包煎）瞿麦15～30g 萹蓄15～30g 滑石30g 焦山栀12g 木通10g 大黄10g 甘草5g。录之以供参考。

———————————— 附 五淋散 ————————————

五淋散（《太平惠民和剂局方》）

【组成】赤茯苓六两（180g）当归 甘草各五两（15g）赤芍 栀子各二十两（60g）。

【功用】清热凉血，利水通淋。

【主治】血淋，尿如豆汁，溺时涩痛，或溲夹砂石，脐腹急痛。

独活寄生汤

【方源概说】

本方出自《备急千金要方》。组成：独活三两（9g）桑寄生 杜仲 牛膝 细辛 秦艽 茯苓 肉桂 防风 川芎 人参 甘草 当归 芍药 干地黄各二两（6g）。用法：上哎咀，以水一斗，煮取三升，入三服，温身勿冷也。现代用法：日1剂，水煎，分2次，温服。功效：祛风湿，止痹痛，益肝肾，补气血。

【临床应用指征】

腰膝疼痛，关节屈伸不利或麻木不仁，畏寒喜温，心悸气短，舌淡苔薄白，脉细弱。

【临床必用】

痹证日久，肝肾两虚，气血不足证。

【加减应用】

1. 肝肾双亏、腰膝酸软疼痛甚者，加山茱萸 12g，巴戟天 12g，枸杞子12g 温肾散寒祛风除湿。

2. 气血不足经络失养者，加黄芪 15g 合方中人参、当归、川芎益气补血，活血通络。

3. 心悸气短者加麦冬 15g，五味子 12g 合方中人参、甘草益气养心，兼证兼治。

4. 病久，痹证疼痛甚者，加小金蛇 5g，丹参 10g，红花 10g 与方中川芎配伍搜风通络，活血止痛。

5. 寒邪偏盛者，加熟附子 10g，羌活 10g 以助温经散寒，通络止痛之力。

6. 湿邪偏盛者，去地黄、芍药，加制苍术 12g，薏苡仁 15g，酒桑枝 15g

配合主方祛湿通络。

【按语】

用量：独活 12g 桑寄生 15g 牛膝 12g 细辛 5g 秦艽 12g 茯苓 12g 肉桂 5g 防风 10g 川芎 12g 人参 5g 当归 12g 芍药 12g 地黄 12g 甘草 5g。录之以供参考。

58 小活络丹

【方源概说】

本方出自《太平惠民和剂局方》。组成：川乌 草乌 地龙 天南星各六两（6g）乳香 没药各二两二钱（5g）。用法：上为细末，入研药和匀，酒面糊为丸，如梧桐子大。每服二十丸，空心，日午冷酒送下，荆芥汤送下亦可。现代用法：丸剂按说明书服用；汤剂，水煎，日 2 次，温服（用制川草乌，生川乌、草乌宜先煎 30 分钟）。功用：祛风除湿，化痰通络，活血止痛。

【临床应用指征】

肢体疼痛，酸痛，或疼痛游走不定，或麻木痉挛，关节屈伸不利，舌淡苔薄白或白腻，脉沉弦或涩。

【临床必用】

风寒湿痹。

【加减应用】

1. 体虚者与大活络丹同用，扶正祛风，活络止痛。入汤剂，气虚者加黄芪 15g，党参 12g。上下肢皆酸痛者加羌独活各 12g，酒桑枝 15g。腰痛者加续断 12g，杜仲 12g，菟丝子 15g 合而以增益气活血，祛风除湿，强筋骨，活血止痛之力。

2. 手足麻木者加天麻 15g，全蝎 6g，入络搜风，除湿止痛。

【按语】

是方药性温燥，药力较为峻猛，阴虚有热、孕妇慎用。

用量：川、草乌各 3g（制）地龙 10g 天南星 10g 乳香 10g 没药 10g。录之以供参考。

附 大活络丹

大活络丹（《兰台轨范》）

【组成】白花蛇 乌梢蛇 威灵仙，两头尖_{俱酒浸}草乌 天麻 全蝎 首乌 龟板 麻黄 贯众 炙草 羌活 官桂 藿香 乌药 黄连 熟地黄 大黄 木香 沉香各二两（60g）细辛 赤芍 丁香 乳香 僵蚕 天南星 青皮 骨碎补 白蔻仁 安息香 黑附子 黄芩 茯苓 香附 玄参 白术 防风 葛根 虎胫骨 当归 血竭 地龙 犀角 麝香 松脂各五钱（15g）牛黄 冰片各一钱五分（15g）人参三两（90g）。

【功用】祛风湿，益气血，活络止痛。

【主治】中风瘫痪，痿痹、阴疽、流注，或跌打损伤后肢体酸痛等。

59 羌活胜湿汤

【方源概说】

本方出自《脾胃论》。组成：羌活 独活各一钱（6g）藁本 防风 甘草_炙各五分（3g）蔓荆子三分（2g）川芎二分（1.5g）。用法：上咬咀，都作一服，水二盏，煎至一盏，去滓，温服，食后。现代用法：日1剂，水煎，分2次，温服。功用：祛风胜湿。

【临床应用指征】

风湿在表，肩背痛，头身重痛，甚则头重如裹，腰背痛，转侧不利，苔薄白，脉浮。

【临床必用】

风湿痹证。

【加减应用】

1. 外感头痛重者，加白芷 10g，荆芥 10g 配伍防风以增祛风除湿之力。

2. 腰背痛甚加续断 12g，杜仲 12g，鹿衔草 12g 强筋壮骨、除湿止痛；转侧不利加细辛 5～10g，伸筋草 12g，乌梢蛇 10g 温经散寒，活络止痛。

3. 旧疾头痛，因感风湿而疼痛复作者，加全蝎 5g，川芎 30g，磁石 30g 入络搜风，行气活血，胜湿止痛。

【按语】

用量：羌活 12g 独活 12g 藁本 10g 防风 10g 蔓荆子 12g 川芎 10g 甘草 5g。

录之以供参考。

60 消风散

【方源概说】

本方出自《外科正宗》。组成：当归 生地 防风 蝉蜕 知母 苦参 胡麻仁 荆芥 苍术 牛蒡子 石膏各一钱（6g）甘草 木通各五分（3g）。用法：水二盅，煎至八分，食远服。现代用法：日1剂，水煎，2次分服。功用：疏风养血，清热除湿。

【临床应用指征】

风疹、湿疹。皮肤疹出色红，或遍身云片斑点，瘙痒，抓破后渗液，舌苔白或黄，脉浮数。

【临床必用】

风疹、湿疹。

【加减应用】

1. 风疹、湿疹皮肤痒甚者加蛇蜕4g，全蝎5g搜风通络，疏风除湿以止痒；片疹皮肤色白不红者，加黄芪20g，合方中当归益气养血，养血祛风止痒。

2. 片疹，皮肤色黯紫者，加丹参12g，地鳖虫10g，紫草15g活血祛风。治风先治血，血行风自灭。

3. 风疹。风热、风湿郁于肌肤腠理之间，皮肤瘙痒，疹出色红，抓破后渗溢津液者，加连翘12g，紫花地丁15g，苍术10g，苦参12g合主方以增清热除湿，疏风止痒之力。

【按语】

用量：当归12g 生地黄12g 防风10g 蝉蜕10g 知母10g 苦参15g 胡麻仁12g 荆芥12g 苍术12g 牛蒡子10g 石膏30g 木通6g 甘草5g。录之以供参考。

61 普济消毒饮

【方源概说】

本方出自《东垣试效方》。组成：黄芩黄连各半两（各15g）人参三钱

（9g）橘红_{去白} 玄参 生甘草各二钱（各6g）连翘 鼠黏子 板蓝根 马勃各一钱（3g）白僵蚕_炒七分（2g）升麻七分（2g）柴胡二钱（6g）桔梗二钱（6g）用法：上药为末，汤调，时时服之，或蜜拌为丸，噙化。现代用法：水煎，日1剂，2次分服。功用：疏风散邪，清热解毒。

【临床应用指征】

风毒疫毒发于头面，恶寒发热，头面红肿热痛，咽喉不利，口干口渴，舌红苔黄，脉数有力。

【临床必用】

大头瘟、痄腮。

【加减应用】

1. 头面红肿热痛大便秘结者，是方加生大黄10g，泄热通便，以增疗效。

2. 痄腮（腮腺炎）并发睾丸肿痛者，是方加川楝子10g，龙胆草10g以泻肝经湿热，清热解毒，消肿止痛。

3. 伴高热，体温39℃以上者，方中柴胡重用，剂30g，加青蒿20g，生石膏60g合方中黄芩清热解毒。

【按语】

用量：黄芩12g 黄连10g 陈皮12g 玄参12g 柴胡15g 桔梗10g 连翘12g 板蓝根12g 马勃10g 牛蒡子10g 薄荷10g 僵蚕10g 升麻15g。录之以供参考。

---

62 黄连解毒汤

【方源概说】

本方出自《外台秘要》。组成：黄连三两（9g）黄芩 黄柏各二两（6g）栀子_擘十四枚（9g）。用法：上四味，切，以水六升，煮取三升，分二服。现代用法：日1剂，水煎，2次分服。功用：泻火解毒。

【临床应用指征】

火热毒盛，充斥三焦，大热烦躁，口燥咽干，错语不眠，外科痈疡疔毒，症见红肿热痛，吐血衄血；热甚发斑，湿热黄疸，小便黄赤，舌红苔黄，脉数有力。

【临床必用】

三焦火毒热盛。

【加减应用】

1. 火毒热盛，症见红肿热痛，不论大便秘结否，加大黄 10g 后下，通腑泻火，以增解毒消肿之力。

2. 吐衄、衄血、发斑，舌红苔黄，脉数者，加生地黄 12g，玄参 12g，赤芍 15g，牡丹皮 15g，水牛角 60g 先煎 30 分钟凉血止血，活血化斑。

3. 黄疸。皮肤色黄如橘子色，小便黄赤者，加茵陈 30g，大黄 12g，栀子 12g 泻火解毒，活血清热，利湿退黄。

4. 疔疮肿毒，加蒲公英 30g，金银花 15g，连翘 12g，紫花地丁 30g 以增清热解毒之力。

【按语】

本方大苦大寒，脾胃虚寒者当慎。

用量：黄连 10g 黄芩 12g 黄柏 12g 焦山栀 12g。录之以供参考。

 63 五味消毒饮

【方源概说】

本方出自《医宗金鉴》。组成：金银花三钱（30g）野菊花 蒲公英 紫花地丁 紫背天葵子各一钱二分（12g）。用法：水一盅，煎八分，加无灰酒半盅，再滚二三沸时，热服，被盖出汗为度。现代用法：日 1 剂，水煎，2 次分服。功用：清热解毒，消散疔毒。

【临床应用指征】

疔疮初起，发热恶寒，疮形似粟，坚硬根深，壮如铁钉以及痈疡疔肿，患处红肿热痛，舌红苔黄，脉数者。

【临床必用】

火毒结聚，疔疮，外科痈疮疖肿。

【加减应用】

1. 疔疮，火毒盛者加芙蓉叶 30g，连翘 12g 以增清热解毒之力。

2. 疮痈疔肿，红肿热甚者，加赤芍 15g，牡丹皮 15g，活血凉血，清热解毒，相得益彰。

【按语】

本方纯属寒凉之剂，脾胃虚弱当慎用，或加山药、生白术、陈皮、茯苓之类，顾护脾胃，又不升火。

64 阳和汤

【方源概说】

本方出自《外科证治全生集》。组成：熟地一两（30g）肉桂一钱（去皮，研粉）（3g）麻黄五分（2g）鹿角胶三钱（9g）白芥子二钱，炒研（6g）姜炭五分（2g）生甘草一钱（3g）。用法：日1剂，水煎，分2次，温服。功用：温阳补血，散寒通滞。

【临床应用指征】

阴疽。如脱疽、贴骨疽、流注、痰核、鹤膝风等。患处漫肿无头，皮色不变，酸痛不热，口不渴，舌淡或紫黯苔白，脉沉细或迟细。

【临床必用】

阴疽。

【加减应用】

1. 素体阴虚，营血不足，寒凝痰滞甚者，加细辛5~10g，合上方白芥子温通化痰，效增。

2. 气虚者加黄芪15g，党参12g，和方中鹿角胶相伍，以增益气温阳之力，血虚者加黄芪15g，当归10g以增补气养血之力。

【按语】

阴疽已溃或阴虚有热者忌用。

 附 小金丹

小金丹（《外科全生集》）

【组成】白胶香 草乌 五灵脂 地龙 木鳖各制末，一两五钱（各45g）没药去油 归身 乳香各净末，七钱五分（各22.5g）麝香三钱（9g）墨炭一钱二分（3.6g）。

【功用】化痰除湿，祛瘀通络。

【主治】寒凝痰瘀所致的流注、痰核、瘰疬、乳岩、横痃、贴骨疽等病，初起肤色不变、肿硬作痛者。以资互参。笔者临床常用量：熟地黄 12g 肉桂 5g 鹿角胶 10g（烊冲，2 次分服）麻黄 10g 白芥子 12g 干姜炭 9g 甘草 5g。录之以供参考。

 65 左金丸

【方源概说】

本方出自《丹溪心法》。组成：黄连六两（18g）吴茱萸一两（3g）。用法：上药为末，水丸或蒸饼为丸，白汤下五十丸（6g）。现代用法：上药打粉为末，水泛为丸。成人每次 3g，开水送服；或汤剂入煎。功用：清肝泻火，降逆止呕。

【临床应用指征】

胁肋疼痛，嘈杂，吞酸，呕吐口苦，舌红苔黄，脉弦数者。

【临床必用】

肝火犯胃证。

【加减应用】

1. 呕吐酸苦，嘈杂吞酸，加姜半夏 12g，陈皮 12g，紫苏梗 12g 理气和胃，降逆止呕。

2. 腹痛泄泻，呕吐吞酸者，加白芍 10g，名戊己丸。和中缓解，与主方配伍清降止吐。

【按语】

方中药仅二味，一寒一温。黄连苦寒，能清能降，入经胆胃，用之以清肝胃之火；佐吴茱萸，性辛味苦，直入肝胃，散寒降逆，既散肝经之寒，又疏肝经之郁，调和肝胃，还能反佐以制黄连苦寒，泻火而无凉遏之弊。两者相伍，共奏清肝泻火、降逆止呕之功，是治疗肝火犯胃、肝胃不和之首选方，应用是方黄连宜重，吴茱萸量轻，用量比例为 6：1，录之供临床用药参考。

用量：黄连 10g 吴茱萸 5g。录之以供参考。

 66 二妙散

【方源概说】

本方出自《丹溪心法》。组成：黄柏炒 苍术米泔水浸炒各 15g。用法：上二味为末，沸汤，入姜汁调服。（现代用法：研细末和匀，每次 3~5g，或制成丸剂，每次 5g，亦可作汤剂，水煎服。功用：清热燥湿。

【临床应用指征】

筋骨疼痛，两足痿软，或足膝红肿疼痛，或带下色黄，或下部湿疮，小便短赤，舌苔黄腻，脉弦滑。

【临床必用】

湿热下注证。

【加减应用】

1. 治湿热痿证，加五加皮 12g，鹿衔草 15g，豨莶草 15g 强筋骨，清热祛湿。

2. 湿热脚气，加生薏苡仁 15g，槟榔 15g，木瓜 12g，牛膝 15g 以增渗湿清热之力。

3. 女子带下色黄者，加赤茯苓 12g，泽泻 12g，墓头回 10g 清热利湿止带。

4. 男子阴囊湿疹、红肿潮湿，流脂而痒，加龙胆草 10g，海金沙 15g，地肤子 15g，泽泻 12g，焦山栀 12g 以增清肝经湿热之力。

【按语】

临床上二妙丸、三妙丸、四妙丸皆治湿热下注诸症，临床此方直接应用少，多作辨证配伍应用。如三妙丸（《医学正传》）：苍术、黄柏、川牛膝（即二妙丸加牛膝），主治湿热证，如两脚麻木、麻痛、痿软无力。四妙丸（《成方便读》）：苍术、黄柏、川牛膝、薏苡仁（即三妙丸加薏苡仁），利湿清热作用尤佳，主治湿热下注的两足麻痿肿痛等。

用量：黄柏 12g 苍术 12g。录之以供参考。

67 完带汤

【方源概说】

本方出自《傅青主女科》。组成：白术土炒一两（30g）山药炒一两（30g）人参二钱（6g）白芍酒炒五钱（15g）车前子酒炒三钱（9g）苍术制三钱（9g）甘草一钱（3g）陈皮五分（2g）黑芥穗五分（2g）柴胡六分（2g）。现代用法：日 1 剂，水煎，分 2 次，温服。功用：补脾疏肝，化湿止带。

【临床应用指征】

带下色白，清稀无臭，面色㿠白，倦怠便溏，舌淡苔白，脉濡弱或缓。

【临床必用】

脾虚肝郁，湿浊下注之带下证。

【加减应用】

1. 脾虚带下色白，清稀无臭，兼腰酸痛者加杜仲 12g，菟丝子 15g 与方中苍术、白术配伍温肾健脾，燥湿止带，相须为用。

2. 若见带下黄白相兼，或稠黏脓臭者，加黄柏 10g，泽泻 10g，薏苡仁 15g 健脾燥湿、清热止带。

【按语】

用量：白术 12g　山药 15g　人参 5g　白芍 12g　车前子（包煎）15g　苍术 12g　陈皮 12g　荆芥 10g　柴胡 12g　甘草 5g。录之以供参考。

 68　补阳还五汤

【方源概说】

本方出自《医林改错》。组成：黄芪生四两（120g）当归尾二钱（6g）赤芍一钱半（4.5g）地龙一钱（3g）川芎一钱（3g）红花一钱（3g）桃仁一钱（3g）。用法：水煎服。现代用法：日 1 剂，水煎，分 2 次，温服。功用：补气活血，通经活络。

【临床应用指征】

气虚血瘀之中风后遗症。症见半身不遂，口眼㖞斜，言语謇涩，口角流涎，小便频数或失禁，舌紫黯苔薄白，脉弦细涩无力。

【临床必用】

气虚血瘀中风、中风后遗症。

【加减应用】

1. 中风言语謇涩，半身不遂者，加远志 12g，石菖蒲 10g，郁金 12g，法半夏 12g 合是方补气活血，祛痰通络。

2. 口眼㖞斜者，加白附子 10g，全蝎 5g，僵蚕 12g（牵正散），天南星

10g 合是方补气活血，搜风通络。

3. 肢体麻木甚者，加天麻 15g，半夏 12g，天南星 10g，胆南星 10g 补气活血，祛痰通络。

4. 纳谷不香者，加茯苓 12g，焦白术 12g，谷、麦芽各 12g，焦山楂 12g 健脾开胃。

5. 大便秘结者，加桃、杏仁（打）各 12g，郁李仁 12g，火麻仁 12g 开肺润肠，活血通便。

6. 小便失禁者，加桑螵蛸 12g，益智仁 12g，山茱萸 12g，怀牛膝 12g 益肾固摄。

7. 上肢偏废者，加桑枝 15g，桂枝 10g 通经活络。

8. 下肢瘫软无力者，加桑寄生 12g，杜仲 12g，续断 12g，怀牛膝 12g 补益肝肾，强筋壮骨。

9. 偏瘫日久，宜选加炙水蛭 5～10g，全蝎 5g 合方中干地龙入络搜风，活血化瘀。

【按语】

《医林改错》谓："服此方愈后，药不可断，或隔三五日吃一付，或七八日吃一付。"一语道破凡中风、中风后遗症，属难治病，速愈难。如西医之脑血管意外后遗症、冠心病、小儿麻痹后遗症，以及其他原因引起的偏瘫、截瘫皆属此类。而值得一说的是应用中医药治疗，不属治愈，但属有效。

用量：黄芪 15～30～60g 当归 12g 赤芍 12g 干地龙 10g 川芎 12g 红花 10g 桃仁 10g。录之以供参考。

69 血府逐瘀汤

【方源概说】

本方出自《医林改错》。组成：桃仁四钱（12g）红花 当归 生地黄 牛膝各三钱（9g）川芎 桔梗各钱半（4.5g）赤芍 枳壳 甘草各二钱（6g）柴胡一钱（3g）。用法：水煎服。现代用法：日 1 剂，水煎，分 2 次，温服。功用：活血化瘀，行气止痛。

【临床应用指征】

胸中血瘀，血流不畅，胸痛、头痛、心悸怔忡，失眠多梦或入暮潮热，或夜寐时口渴口干，饮水不解，稍动则渴自解之血渴（《血证论》），舌质紫黯，舌边舌面有瘀斑，瘀点，唇黯或两目黯黑，脉弦涩。

【临床必用】

胸中血府血瘀证。

【加减应用】

1. 胸痛，日久不愈或兼怔忡、失眠多梦，入暮潮热，唇暗或两目暗黑，舌暗红有瘀斑、瘀点，脉涩或弦紧者，加柏子仁 10g，丹参 12g，天、麦冬各 12g 配伍是方活血养心，行气止痛。

2. 头痛反复，日久不愈而急作者，加磁石 30g，全蝎 5g，方中川芎重用剂 30g 活血化瘀，入络搜风，行气止痛。

3. 失眠多梦，加知母 10g，黄柏 12g，夜交藤 30g，天冬 12g，炒枣仁 20g，去柴胡、桔梗，清养安神，活血化瘀。

4. "血渴"者，加炙水蛭 10g，升麻 5g 合是方活血化瘀，行气通络，络通则津升上承而入口，渴自解。

【按语】

孕妇慎用。

用量：桃仁（打）10g 红花 10g 当归 10g 生地黄 10g 牛膝 10g 川芎 12g 桔梗 10g 赤芍 12g 枳壳 12g 甘草 5g 柴胡 12g。录之以供参考。

 70 失笑散

【方源概说】

本方出自《太平惠民和剂局方》。组成：蒲黄 五灵脂酒研，陶土，炒各二钱（6g）。用法：先用醋醋调二钱，熬成膏，入水一盏，煎七分，食前热服。现代用法：二药等分，共为细末，打粉，每服 6g，用黄酒或醋冲服，或 8～12g，用纱布包煎，作汤剂，日 2 次，温服。功用：活血祛瘀，散结止痛。

【临床应用指征】

心胸脘腹疼痛，或产后恶露不行，或月经不调，少腹急痛。

【临床必用】

瘀血疼痛证。

【加减应用】

1. 治产后恶露不行腹痛者，加炮姜 6g，当归 10g，川芎 10g，桃仁 10g 温经散寒，活血祛瘀。

2. 月经不调，少腹疼痛者，加当归 12g，川芎 10g，延胡索 12g，制香附 12g 活血化瘀，行气散结以止痛。

【按语】

此方临床治疗胸、脘、腹瘀结疼痛诸症者多做配伍应用，以增活血化瘀，散结止痛之力。

用量：醋洗五灵脂 10g 炒蒲黄 10g（包煎）。录之以供参考。

71 半夏白术天麻汤

【方源概说】

本方出自《医学心悟》。组成：半夏一钱五分（9g）天麻 茯苓 橘红各一钱（6g）白术三钱（18g）甘草五分（3g）。用法：生姜一片，大枣三枚，水煎服。现代用法：加生姜 1 片，大枣 2 枚，日 1 剂，水煎，2 次分服。功用：化痰息风，健脾祛湿。

【临床应用指征】

风痰上扰。眩晕，头痛，胸膈痞闷，恶心呕吐，舌苔白腻，脉弦滑。

【临床必用】

风痰上扰证。

【加减应用】

1. 风痰上扰清空，痰浊蒙蔽清阳，眩晕头痛甚者，加泽泻 30g，川牛膝 12g，合方中半夏、白术等健脾化痰、降浊醒脑。

2. 头痛甚者，加全蝎 5g，川芎 30g，磁石 30g 入络息风以止痛。

3. 胸膈痞闷，恶心呕吐者，去天麻，加瓜蒌壳 10g，枳壳 10g，厚朴 10g，苏梗 10g 理气化痰，和胃止呕。

【按语】

是方系二陈汤加味而来，用半夏等燥湿化痰，加白术健脾燥湿，天麻平息肝风而组成化痰、息风之剂。凡风痰上扰之眩晕、头痛皆属首选之方。西医学的高血压、神经性眩晕、梅尼埃病等，是证者可参考应用。

用量：法半夏 12g　天麻 12g　茯苓 15g　陈皮 12g　焦白术 12g　甘草 5g。录之以供参考。

────── 附 半夏白术天麻汤（《脾胃论》） ──────

半夏白术天麻汤（《脾胃论》）

【组成】黄柏二分（1g）干姜三分（1g）天麻 苍术 白茯苓 黄芪 泽泻 人参 以上各五分（2.5g）白术 炒曲 以上各一钱（5g）半夏_{汤洗七次} 大麦_蘖 橘皮 以上各一钱五分（各 7.5g）

【功用】燥湿化痰，益气和胃。

【主治】吐逆食不能进，涌吐不止，痰唾稠黏，眼黑头眩，恶心烦闷，气短，无力，不欲言，心神颠倒，兀兀不止，目不敢开，如在风云中，头苦痛如裂，身重如山，四肢厥冷，不得卧。

72 六味地黄丸

【方源概说】

本方出自《小儿药证直诀》。组成：熟地黄八钱（24g）山萸肉 干山药 各四钱（12g）泽泻 牡丹皮 茯苓 各三钱（9g）。用法：上为末，炼蜜为丸，如梧桐子大。空心温水化下三丸。现代用法：日 1 剂，水煎，分 2 次，温服。功用：填精滋阴补肾。

【临床应用指征】

腰膝酸软，头晕目眩，视物昏花，耳鸣耳聋，盗汗遗精，消渴，骨蒸潮热，手足心热，舌燥咽痛，牙齿松动，足跟作痛，以及小儿囟门不合。舌红少苔，脉沉细数。

【临床必用】

肾阴精不足证。

【加减应用】

1. 是方以肝、脾、肾三阴并补，以滋补肾阴精为主。加枸杞子 12g，桑椹 12g 以增补肾之力；加女贞子 12g，墨旱莲 12g，白芍 12g 以增补肝肾之力；加生白术 12g 合方中山药补脾之阴。凡是症可用。

2. 五心烦热，遗精梦泄，潮热盗汗，咽干口燥者加知母 10g，黄柏 10g，焦山栀 10g 滋阴降火。

3. 两目昏花，视物模糊，眼睛干涩者加枸杞子 10g，菊花 10g，青葙子 10g，女贞子 10g 滋肾养肝而明目。

4. 肝肾阴虚，虚烦劳热，咳嗽痰中带血，潮热盗汗者，加麦冬 12g，天冬 10g，地骨皮 15g，白及 12g，五味子 10g，滋肾补脾，清虚热而止血。

5. 肝肾两虚，咳嗽气喘，呃逆滑精，腰痛者，加五味子 10g，紫石英 15g，杜仲 12g 滋肾纳气，壮腰健肾，相须配伍，则喘自平。

6. 治慢性肾炎属脾肾双亏者，加白术 12g，丹参 12g，黄芪 30g，炙水蛭 10g 与方中山茱萸、山药、茯苓配伍，补肾健脾，恰中病机。

7. 糖尿病阴虚内热者，方中生地易熟地，加黄芪 30g，与方中山药配伍，益气生津，乃固本之法。

8. 治高血压属肝阳上亢、肝肾不足者，加川牛膝 15g，槐花 15g，丹参 12g，枸杞子 12g，钩藤 30g 滋阴潜阳，活血降压。

【按语】

是方为治疗肝肾阴虚之妙方，临床应用颇多。今之西医称之高血压、糖尿病、慢性肾炎、肺结核、甲状腺功能亢进、视网膜炎、女性更年期综合征等凡属是证者，治可效法。

用量：熟地黄 12g 山茱萸 12g 山药 15g 泽泻 12g 牡丹皮 10g 茯苓 12g。录之以供参考。

 附 知柏地黄丸、杞菊地黄丸、麦味地黄丸、都气丸

1. 知柏地黄丸（《医方考》）

【组成】六味地黄丸加知母、黄柏。

【功用】滋阴降火。

【主治】肝肾阴虚，虚火上炎证。

2. 杞菊地黄丸（《麻疹全书》）

【组成】六味地黄丸加枸杞子、菊花。

【功用】滋肾养肝以明目。

【主治】肝肾阴虚证。

3. 麦味地黄丸（《古今图书集成·医部全录》）

【组成】六味地黄丸加麦冬、五味子。

【功用】滋补肝肾。

【主治】肺肾阴虚证。

4. 都气丸（《症因脉治》）

【组成】六味地黄丸加五味子。

【功用】滋肾纳气。

【主治】肺肾阴虚证。

(73) 左归丸

【方源概说】

本方出自《景岳全书》。组成：熟地黄八两（24g）山药炒四两（12g）枸杞子四两（12g）山茱萸四两（12g）川牛膝酒洗蒸熟三两（9g）鹿角胶敲碎，炒珠四两（12g）龟板胶敲碎，炒珠四两（12g）菟丝子制四两（12g）。用法：上先将熟地蒸烂，杵膏，炼蜜为丸，如梧桐子大。每服百余丸（6～9g），食前用滚汤或淡盐汤送下。现代用法：汤剂，日1剂，水煎，2次分服。丸剂，按说明服用。功用：滋阴补肾，填精益髓。

【临床应用指征】

真阴不足，症见头晕目眩，腰酸腿软，遗精滑泄，自汗盗汗，口燥舌干，渴欲饮水，舌光少苔，脉沉细或细数。

【临床必用】

真阴不足，肾精亏虚证。

【加减应用】

1. 真阴不足，虚火上炎者，加知母12g，黄柏12g滋阴清热。

2. 阴虚夜热较甚，骨蒸潮热，虚烦不寐者，加地骨皮15g，银柴胡12g，天冬 12g，夜交藤 30g 清热除蒸，宁心安神。

3. 兼气虚者，加黄芪 15g 配方中山药、熟地黄益气养阴，双楫并举。

【按语】

是方系张景岳“阳中求阴”之方，张氏谓：“善补阴者，必于阳中求阴，则阴得升而泉源不竭。”燮理人之真阴真阳方面，独树一帜，久用不衰。

用量：熟地黄 12g 山药 15g 山茱萸 15g 枸杞子 12g 菟丝子 12g 川牛膝 10g 鹿角胶 10g（烊冲）龟板胶 10g（烊冲）。录之以供参考。

(74) 右归丸

【方源概说】

本方出自《景岳全书》。组成：熟地黄八两（24g）山药炒四两（12g）山茱萸微炒三两（9g）枸杞子微炒四两（12g）菟丝子制四两（12g）鹿角胶炒珠四两（12g）杜仲姜汁炒四两（12g）肉桂二两，渐可加至四两（6g）当归三两（9g）制附子二两，渐可加至五六两（6g）。用法：先将熟地蒸烂，杵膏，炼蜜为丸，如梧桐子大。每服百余丸（6～9g），食前用滚汤或淡盐汤送下。现代用法：汤剂，日 1 剂，水煎，分 2 次，热服。丸剂，按说明服用。功用：温补肾阳，填精益髓。

【临床应用指征】

久病气衰神疲，精亏难复。症见腰膝软弱，畏寒肢冷，阳痿遗精，大便不实，或小便自遗，或腰膝软弱，下肢浮肿，舌淡苔白，脉沉细弱或尺脉不扬。

【临床必用】

肾阳不足，精液亏虚，命门火衰证。

【加减应用】

1. 肾阳亏虚精少不育者，加鱼鳔 3～5g，桑椹 12g，鹿茸 3g 打细冲服，能有效地增加精子数量，增强精子活力。

2. 阳痿者，加巴戟天 12g，肉苁蓉 12g，二仙（仙茅、仙灵脾）各 12g 补肾壮阳。

3. 不论男女，少腹隐痛寒甚者，加吴茱萸 5g，小茴香 10g 配合方中附子以增温理厥少之力，散寒通络，通则痛消。

【按语】

此乃张景岳阴中求阳之名方。和左归丸互相为用，古今效法，是证皆用。左归丸，左归饮，右归丸，右归饮，是根据《难经·三十六难》"其左者为肾，右者为命门"的理论而来，沿用至今。左肾属水主阴，右肾属水主阳，故左归是滋阴补肾，使阴精得归其原；右归是温阳补肾，使元阳得归其原。

用量：汤剂，熟地黄 12g 山药 15g 制附子 10g 肉桂 5g 山茱萸 15g 菟丝子 12g 当归 10g 杜仲 12g 鹿角胶 10g（烊冲）枸杞子 12g。录之以供参考。

⑦⑤ 一贯煎

【方源概说】

本方出自《续名医类案》。组成：北沙参 麦冬 当归身各三钱（9g）生地黄六钱至一两五钱（18～30g）枸杞子三钱至六钱（9～18g）川楝子一钱半（4.5g）（原书未著用量）。用法：水煎服。现代用法：日 1 剂，水煎，2 次分服。功用：滋阴疏肝。

【临床应用指征】

胁肋疼痛，口干咽燥，甚则口苦，舌红少苔或少津，脉细弱或细弦或兼数者。

【临床必用】

肝肾阴亏，血燥气郁证。

【加减应用】

是方原创者魏氏已提出加减，今择而酌取。如大便秘结，加瓜蒌仁；有虚热汗多，加地骨皮；痰多加贝母；舌红而肝阴亏过甚，加石斛滋养阴津；腹痛加芍药、甘草亦缓急止痛；不寐，加酸枣仁养心安神；口苦燥，加黄连三至五分以清热泻火而宁神；烦热而渴，加知母、石膏滋阴清热；胁肋痛，按之硬，加鳖甲滋阴软坚，散结止痛。用量自酌。

【按语】

本方对吞酸口苦，用之效多不佳，有酸水增多现象，用当慎之。

用量：北沙参 15g 麦冬 12g 当归 12g 生地黄 12g 枸杞子 12g 川楝子 10g。录之以供参考。

⑦⑥ 四神丸

【方源概说】

本方出自《证治准绳》。组成：补骨脂四两（12g）吴茱萸_{浸炒}一两（3g）肉豆蔻二两（6g）五味子二两（6g）。用法：上为末，用水一碗，煮生姜四两（120g），红枣五十枚，水干，取枣肉为丸，如梧桐子大。每服五七十丸（6~9g），空心食前服。现代用法：汤剂，日1剂，水煎2次，空心温服下。功用：温肾散寒，涩肠止泻。

【临床应用指征】

五更泻。饮少纳少，或久泻不愈，腹痛喜温，腰酸肢冷，神疲乏力，舌淡苔薄白，脉沉迟，尺脉不扬。

【临床必用】

五更泻（又称肾泻、鸡鸣泻）。

【加减应用】

1. 五更泄泻，兼见手足不温者，加巴戟天12g，黄芪15g，焦白术12g，桂枝12g，温肾补脾。

2. 腹泻肢冷，久泻不愈者，加诃子肉12g，禹余粮10g，赤石脂10g温肾涩肠效增。

3. 腹痛宜加煨木香10g，罂粟壳3g温通理气而止痛。

【按语】

即五更泻，与时与人关系至密。因五更之时人体阴气盛，阳气萌发，阳不化阴，肾阳不足，土失其温，水谷下行而泻。临床上不论因病肾虚而泻，或肾虚而出现是证者，皆可在辨证基础上加减应用。

用量：补骨脂12g 淡吴茱萸5g 肉豆蔻10g 五味子10g，加大枣3枚。录之以供参考。

⑦⑦ 痛泻要方

【方源概说】

本方出自《丹溪心法》。组成：白术_炒三两（9g）白芍药_炒二两（6g）陈皮_炒

一两五钱（4.5g）防风一两（3g）。用法：上细切，分作八服，水煎或丸服。现代用法：日1剂，水煎，日2次，温服。功用：补脾柔肝，祛湿止泻。

【临床应用指征】

肝旺脾虚，脾失健运。肠鸣腹痛，痛则欲泻，泻后痛松，舌苔薄白，关脉左弦右缓。

【临床必用】

肝脾泄泻。

【加减应用】

1. 肝脾泄泻，伴肠鸣腹痛者，加升麻6g用量宜小，升阳止泻；加车前子20g利小便而实大便。

2. 舌苔黄腻者，加黄连9g，煨木香10g配合是方补脾以清热燥湿，理气止泻。

3. 肝脾泄泻脾虚明显者，加炒白术12g，茯苓15g，太子参12g，炒扁豆15g配伍是方以增健脾益气，祛湿止泻之力，以培其本。

【按语】

《医方考》："泻责之脾，痛责之肝；肝责之实，脾责之虚。肝实脾虚，故令痛泻。"凡是证皆用。

用量：炒白术12g 白芍12g 炒陈皮12g 防风10g。录之以供参考。

 78 木香槟榔丸

【方源概说】

本方出自《儒门事亲》。组成：木香一两（3g）槟榔一两（3g）青皮一两（3g）陈皮一两（3g）黄柏三两（9g）大黄三两（9g）香附炒四两（12g）牵牛子四两（12g）莪术烧一两（3g）黄连麸炒一两（3g）。用法：水丸如小豆大，每服三十丸，食后生姜汤送下。现代用法：汤剂，日1剂，水煎，2次，温服。功用：行气导滞，攻积泄热。

【临床应用指征】

脘腹痞满胀痛，或赤白痢疾，里急后重，或大便秘结，腹痛腹泻，舌苔黄腻，脉沉实者。

【临床必用】

痢疾、食积。

【加减应用】

1. 胸脘痞满腹胀者，加枳壳 12g，白术 12g 取枳术丸意，健脾消痞，理气行滞。

2. 不思纳谷，脘腹饱胀者，加焦三仙各 12g，莱菔子 12g 消食化滞。

3. 大便秘结，解之难而不畅者，去黄连、黄柏，加枳壳、实各 12g 理气通便。

4. 肠鸣气胀腹痛，舌苔白腻，泻利者，是方去黄柏，加防风 15g，干姜 5g 与方中槟榔、大黄配伍，祛风胜湿、通理肠道。

【按语】

本方三黄大苦大寒，虽有白术甘温以缓以补，但力不足，脾胃虚寒者当慎。

用量：槟榔 15g 木香 12g 青陈皮各 12g 枳壳 12g 莪术 12g 香附 12g 牵牛子 3g 大黄 12g 黄连 10g 黄柏 12g。录之以供参考。

79 玉屏风散

【方源概说】

本方出自《医方类聚》。组成：黄芪 白术各二两（30g）防风一两（15g）。用法：上咬咀，每服三钱（9g），用水一盏半，加大枣一枚，煎至七分，去滓，食后热服。现代用法：日 1 剂，水煎，2 次，食后热服。功用：益气固表止汗。

【临床应用指征】

自汗，汗出恶风，面色㿠白，舌淡苔薄白，脉虚细弱。亦治体虚易感冒者。

【临床必用】

表虚自汗证。

【加减应用】

1. 表虚自汗黄芪重用，成年人剂 15～30g，小儿酌减。

2. 体虚自汗者加煅龙牡各 40g，党参 15g，麦冬 15g 益气养阴、固表止汗。

3. 兼手足凉，腰腿酸软，手足无力者，加山茱萸 12g，巴戟天 12g，枸杞子 12g 益肾固表。

【按语】

表虚自汗，易感风寒者，是方首选。常作因虚致病的配伍应用。

用量：黄芪 15～30g 白术 12g 防风 6g。录之以供参考。

 80 镇肝熄风汤

【方源概说】

本方出自《医学衷中参西录》。组成：怀牛膝一两（30g）生赭石一两（30g）生龙骨五钱（15g）生牡蛎五钱（15g）生龟板五钱（15g）白芍五钱（15g）玄参五钱（15g）天冬五钱（15g）川楝子二钱（6g）生麦芽二钱（6g）茵陈二钱（6g）甘草一钱半（4.5g）。用法：水煎服。现代用法：日 1 剂，水煎，2 次分服。功用：镇肝息风，滋阴潜阳。

【临床应用指征】

头晕目眩，目胀耳鸣，头部热痛，面色如醉。心中烦热，口眼㖞斜，或突然眩晕颠仆，昏仆不知人事，多移时即醒；或肢体不利，醒后不能复原，舌红苔黄，脉弦数有力者。

【临床必用】

类中风。

【加减应用】

1. 形体丰满，痰多者加天南星 10g，皂角刺 30g，白芥子 12g，荷叶 12g 等清热化痰，泄浊畅络。

2. 中风中经络、中风后遗症。舌强语謇，肢体麻木，口角㖞斜者加白僵蚕 15g，干地龙 5g，全蝎 5g，丹参 12g，桃仁 12g 入络搜风，化痰通络，活血化瘀。

3. 心烦、失眠多梦者，加白薇 10g，麦冬 12g，莲子心 5g 清热除烦养心安神。

4. 头晕目眩、目胀、面色如醉、甚则头部热痛者，加川怀牛膝 15g，泽泻 15～30g，槐花 20g，钩藤 30g 与是方配伍，滋阴潜阳，引热下行，平肝潜降。

【按语】

肝肾阴虚，肝阳上亢，气血逆乱诸症皆可用是方治疗。

用量：怀牛膝 12g 生赭石 30g 生龙骨 30g 生牡蛎 30g 生龟板 12g 炒白芍 12g 玄参 12g 天冬 12g 川楝子 12g 生麦芽 15g 茵陈 15g 甘草 6g。录之以供参考。

(81) 羚角钩藤汤

【方源概说】

本方出自《通俗伤寒论》。组成：羚角片先煎一钱半（4.5g）双钩藤三钱后入（9g）霜桑叶二钱（6g）滁菊花 生白芍 茯神木各三钱（9g）鲜生地五钱（15g）川贝母去心四钱（12g）淡竹茹鲜刮五钱（15g）生甘草八分（3g）。用法：水煎服。现代用法：日 1 剂，水煎，3 次分服。功用：凉肝息风，清热解痉。

【临床应用指征】

高热不退，烦躁不安，手足抽搐，发为痉厥，甚则神昏，舌绛而干，或舌黄起刺，脉弦数。

【临床必用】

肝经热盛，热入心包，热极动风证。

【加减应用】

1. 面红目赤、头昏、头眩、头痛、血压高者，是方可加川牛膝 15g，槐花 15g，地榆 15g 清热凉肝，活血潜降。

2. 高热，手足抽搐，昏迷者，退热为先，是方加柴胡 30～40g，黄芩 15g，青蒿 20g，生石膏成人 60～100g 配是方速退其热，凉肝息风，清热解痉。

3. 高热昏迷，抽搐，不论大便秘结与否，皆宜加生大黄 12g 通腑泄热，热甚者加水牛角 30g 先煎 60 分钟，牡丹皮 15g，赤芍 15g 以增凉肝息风，清热凉血解毒之力。

【按语】

神昏重症，鼻饲给药。

用量：羚羊角 10g 钩藤 30g（后下）桑叶 10g 菊花 10g 生白芍 12g 茯神木 15g 生地黄 12g 川贝母 10g 竹茹 10g 生甘草 5g。录之以供参考。

82　犀角地黄汤

【方源概说】

本方出自《外台秘要》。组成：芍药三分（9g）地黄半斤（24g）丹皮一两（12g）犀角屑一两（水牛角代，30g）用法：汤剂水煎，日2～3次分服（犀角磨汁和服）。现代用法：日1剂，水煎，2次分服，用水牛角30～60g（代犀角）先煎30分钟。功用：清热解毒，凉血散瘀。

【临床应用指征】

热入血分，身热谵语，发斑紫黯，或吐血，衄血，便血，尿血。或喜妄如狂，或漱水不欲咽，或大便色黑易解。舌深绛起刺，脉数。

【临床必用】

热入血分证。

【加减应用】

1. 因热而见吐血等症者，加侧柏叶12g，茜草30g，玄参12g，三七5g活血止血，凉血止血。

2. 蓄血留瘀喜忘如狂者，加生大黄12g，黄芩12g，紫丹参15g活血化瘀，清热凉血。

3. 神昏谵语者合安宫牛黄丸清热解毒，清心开窍。

4. 肝郁化火者，加柴胡15g，黄芩12g，夏枯草12g，焦山栀10g清肝泻火。

5. 高热，体温在39℃以上者，加柴胡30～40g，黄芩12g，青蒿20g，生石膏60～100g以助速退其热。

【按语】

用量：水牛角30～60g（先煎30分钟）生地黄12g 芍药15g 牡丹皮15g。录之以供参考。

83　滚痰丸

【方源概说】

本方出自《泰定养生主论》，录自《玉机微义》。组成：大黄酒蒸 黄芩酒洗各八两（24g）礞石一两（3g）沉香半两（2g）。用法：上为末，水丸如梧桐子大。每服四五十丸，量虚实加减服，清茶、温水送下，临卧食后服。现有丸药按说明服用。汤剂：日 1 剂，水煎，2 次，温服。功用：泻火逐痰。

【临床应用指征】

癫狂昏迷，或惊悸怔忡，或咳喘痰稠，或胸脘痞闷，或眩晕耳鸣，或绕项结节，或口眼蠕动，或不寐，或梦寐奇怪之状，或骨节猝痛难以名状，或噎塞烦闷。苔黄厚腻，脉滑数有力。

【临床必用】

实热痰证。

【加减应用】

1. 实热老痰诸证，礞石必用，火硝煅制，剂 15～30g，小儿酌减。热重者，加大黄 12g，黄芩 12g 清肺泻腑。

2. 癫痫者，选加天南星 10g，胆南星 5～10g，法半夏 12g，松贝母 10g，炙远志 10g，石菖蒲 10g，茯苓、神各 10g，钩藤 30g，明矾 3g 化水炒郁金 12g 入煎，化痰开窍，泻火宁心。

3. 心悸气短者，加人参 5g，天、麦冬各 10g，五味子 5～10g 养心安神。

4. 纳谷不香者，加谷芽 12g，麦芽 12g，焦山楂 12g 健胃消食。

5. 小儿癫痫，不论虚实，在治疗中，皆可择加益肾充脑，健脾助运之味，如山茱萸、枸杞子、焦白术、茯苓、山药、太子参等。

【按语】

本方药力峻猛，体虚、孕妇用之当慎，加减适量。

用量：礞石 15～30g 大黄 10g 黄芩 10g 沉香 5g。录之以供参考。

 84 牵正散

【方源概说】

本方出自《杨氏家藏方》。组成：白附子 白僵蚕 全蝎去毒，各等分，并生用。用法：上细为末，每服一钱，热酒调下，不拘时候。（现代用法：共为细末，每次 3g，温酒送服，日服 2～3 次，亦可作汤剂：水煎服。）功用：祛风化痰，通络止痉。

【临床应用指征】

猝然口眼喎斜，面肌抽动，舌淡红苔薄白，脉弦。

【临床必用】

风痰阻于头面经络。

【加减应用】

1. 口眼㖞斜甚者，加防风 12g，威灵仙 30g 以增祛风之力；加生半夏 10g，皂角刺 15g 而增化痰活络之力。

2. 痉挛甚者加蜈蚣 3g、天麻 15g 以增祛风止痉之力。

【按语】

足阳明之脉夹口环唇，足太阳之脉起于目内眦。阳明内蓄痰浊，太阳外中于风，风痰阻络，经脉皮肉失养，故不用而缓，甚则一侧缓而松弛，口向健侧牵引，是症宜用。气虚血瘀或肝风内动而引起口角㖞斜，或半身不遂，是方不宜使用。

用量：白附子 10g　白僵蚕 12g　全蝎 5g。录之以供参考。

 85　六一散（原名益元散）

【方源概说】

本方出自《伤寒直格》。组成：滑石六两（18g）甘草一两（3g）。用法：为细末，每服三钱（9g），加蜜少许，温水调下，无蜜亦可，每日三服，或欲冷饮者，并泉水调，亦得。现代用法：打为细末，10～30g，包入煎。功用：祛暑利湿。

【临床应用指征】

感受暑湿，身热烦渴，泄泻，小便不利，尿频、急、或涩痛，或黄或红赤或尿有热感者。

【临床必用】

暑湿、湿热下注膀胱湿热证。

【加减应用】

常作湿热下注，小便不利的配伍药，单用力效差。

【按语】

是方常为夏季暑湿所致小便不利的配用药，以增强清热利尿之力。平时凡小便热甚者亦可择而用之。本方原名益元散，一名天水散，后人通称为六一散。取"天一生水，地六成之"之义；又说明方药用量滑石与甘草比例为

6：1，以示区别于《伤寒直格》的益元散。

用量：散剂 30g（包煎）；汤剂滑石 30g 生甘草 5g。录之以供参考。

────────── 附 益元散、碧玉散、鸡苏散 ──────────

1. 益元散（《伤寒直格》）

【组成】六一散加辰砂。

【功用】清心解暑，兼能安神。

【主治】暑湿证兼心悸怔忡，失眠多梦者。

2. 碧玉散（《伤寒直格》）

【组成】六一散加青黛。

【功用】清暑解热。

【主治】暑湿证兼肝胆郁热者。

3. 鸡苏散（《伤寒直格》）

【组成】六一散加薄荷。

【功用】疏风解表。

【主治】暑湿证兼微恶风寒，头痛头胀，咳嗽不爽者。

86 萆薢分清饮

【方源概说】

本方出自《杨氏家藏方》。组成：益智仁 萆薢 石菖蒲 乌药各三钱（9g）。用法：上为末，每服三钱，水一盏半，入盐一捻（0.5g），同煎至七分，食煎温服。现代用法：日 1 剂，水煎，2 次，温服。功用：温暖下元，利湿化浊。

【临床应用指征】

下焦虚寒，湿浊不化，症见小便频数，混浊不清，白如米泔，甚则如膏，舌淡苔薄白，脉沉细或尺脉不扬。

【临床必用】

膏淋，白浊。

【加减应用】

1. 肾阳虚显者，加熟附片 10g，茯苓 12g，甘草 5g 以增温肾之力。

2. 小便混浊如米泔，加水蜈蚣 30g，小蓟 15g，与是方配伍，以增利湿化浊之力。

3. 尿中夹红者，加仙鹤草 30g，花蕊石 15g，生地黄 12g，牡丹皮 12g 配伍是方温清并用，凉血止血。各得其所。

【按语】

用量：益智仁 12g 草薢 30g 石菖蒲 10g 乌药 10g。水蜈蚣用治乳糜尿，单其一味，水泡当茶饮，亦效。录之以供参考。

───── 附 草薢分清饮 ─────

草薢分清饮（《医学心悟》）

【组成】草薢二钱（6g）黄柏五分（2g）石菖蒲五分（2g）茯苓一钱（3g）白术一钱（3g）莲子心七分（2g）丹参一钱五分（4.5g）车前子一钱五分（4.5g）。

【功用】清热利湿，分清化浊。

【主治】湿热白浊，小便浑浊，今之乳糜尿，证属湿热者，可参考本方治疗。

87 龙胆泻肝汤

【方源概说】

本方出自《医方集解》。组成：栀子三钱（9g）黄芩三钱（9g）柴胡二钱（6g）生地黄三钱（9g）车前子三钱（9g）泽泻四钱（12g）龙胆草二钱（6g）木通二钱（6g）甘草二钱（6g）当归一钱（3g）（原书未著用量）。用法：水煎服，亦可制成丸剂，每服 6~9g，日 2 次，温开水送下。现代用法：丸剂按说明服用，汤剂：日 1 剂，水煎，2 次，温服。功用：泻肝胆实火，清下焦实热。

【临床应用指征】

头痛，目赤，耳肿，口苦，阴囊红肿、痛痒潮湿，女子黄带、赤带。舌红脉弦数。

【临床必用】

肝胆实火上冲证，肝经湿热下注证。

【加减应用】

1. 肝胆实火上冲，湿热下注者，是方丸剂单用即效。

2. 加黄柏 10g 清热祛湿力增。

3. 尿混浊加萆薢 30g，水蜈蚣 30g，小蓟 30g 以增清热利湿之力。

【按语】

是方凡肝胆实火，肝经实热，用皆效佳，久用不衰。西医之偏头痛、鼻炎、急性黄疸型肝炎、急性胆囊炎、急性肾盂肾炎、膀胱炎、尿道炎、睾丸炎、腹股沟淋巴结炎属肝经实火、湿热、湿毒是病是证者，用之皆效。

用量：龙胆草 10g 焦山栀 10g 黄芩 12g 生地黄 12g 泽泻 12g 柴胡 12g 木通 10g 当归 10g 甘草 5g 车前子 30g（包煎）。录之以供参考。

88　平胃散

【方源概说】

本方出自《简要济众方》。组成：苍术四两（12g）厚朴三两（9g）陈皮二两（6g）甘草一两（3g）。用法：上为散，每服二钱（6g）。现代用法：日 1 剂，水煎，分 2 次，温服。功用：燥湿运脾，行气和胃。

【临床应用指征】

脘腹胀满，口淡无味，不思饮食，或恶心呕吐，倦怠懒动，舌苔白腻而厚，脉缓。

【临床必用】

湿滞脾胃证。

【加减应用】

1. 脘闷气阻者，加藿香、佩兰各 10g，半夏 10g，砂仁 6g（打，后下）芳香化浊，理气和胃。

2. 湿盛泄泻者，加茯苓 12g，泽泻 12g 利湿止泻。

3. 夏令贪凉，感受暑邪，恶寒发热，恶心呕吐者，加香薷 10g，豆豉 10g，厚朴 10g 散寒和中，祛暑止吐。

【按语】

是方燥湿运脾力强，西医之慢性胃炎、消化道功能紊乱、消化性溃疡等属湿滞脾胃是病是证者，用之皆效。

用量：制苍术 12g 厚朴 10g 陈皮 12g 甘草 5g。录之以供参考。

89 导赤散

【方源概说】

本方出自《小儿药证直诀》。组成：生地黄 木通 甘草各三钱（9g）。用法：上药为末，每服三钱（9g），水一盏，入竹叶（3g）同煎煮至五分，饭后温服。现代用法：日1剂，水煎，分2次，温服。功用：清心利水养阴。

【临床应用指征】

口舌生疮，心烦口渴，小便不利黄赤热痛，舌红脉数。

【临床必用】

心经火热证。

【加减应用】

1. 热盛，口舌生疮，色鲜红者，加莲子心5g，牡丹皮10g，赤芍12g以增强清热之力，佐玄参10g，天冬10g以助生地黄凉血滋阴而清火。

2. 口舌生疮，颗粒色白边微红者，用是方配伍金匮肾气丸，引火归原，效佳。

3. 小便不利，尿黄、尿急、尿频、尿痛者，加小蓟30g，六一散30g（包煎），萹蓄30g，清热利尿效增。

【按语】

是方清心火于上，利小便以导热下行，是证必效。《医宗金鉴》谓："赤色属心，导赤者，导心经之热，从小便而出……故名导赤散。"

用量：生地黄12g 木通10g 竹叶10g 生甘草5g。录之供参考。

90 防风通圣散

【方源概说】

本方出自《宣明论方》。组成：防风 川芎 当归 芍药 大黄 薄荷叶 麻黄 连翘 芒硝各半两（各6g）石膏 黄芩 桔梗各一两（各12g）滑石三两（20g）甘草二两（10g）荆芥 白术 栀子各一分（各3g）。用法：上为末。日1剂，水煎，分2次，温服。现代用法：日1剂，水煎，分2次，温服。功用：疏风解表，泻热通便。

【临床应用指征】

恶寒壮热，头目昏眩，目赤，口苦口干，咽喉不利，胸膈痞闷，咳呕喘满，涕唾稠黏，大便秘结，小便赤涩，舌苔黄腻，脉数有力。笔者临床常用于治疗风疹腹痛者。

【临床必用】

主治风热壅盛、表里俱实之证。

【加减应用】

1. 临床应用，无外感症去麻黄，热不甚可去石膏；无便秘，去芒硝、大黄（即双解散）。

2. 风热在表，高热，头目昏眩，目赤，咽痛者加银花 12g，菊花 10g，山豆根 10g，去芍药、当归、麻黄、芒硝。

3. 胸膈痞闷，咳呕喘满者，加瓜蒌壳 10g，半夏 10g，陈皮 10g，枳壳 10g，杏仁 12g，麻黄炙用开胸理气，止咳平喘。

【按语】

用量：防风 12g 川芎 10g 当归 10g 芍药 10g 大黄 12g 薄荷 10g 麻黄 6g 连翘 12g 芒硝 6g（冲）石膏 30g 黄芩 12g 桔梗 10g 滑石 20g 荆芥 12g 白术 10g 焦山栀 10g 甘草 6g 生姜 3 片。录之以供参考。

三、自制方 17 首

（一）自制杂病方 11 首

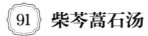

91 柴芩蒿石汤

【方源概说】

作者自制方。组成：柴胡 30～40g 黄芩 10～15g 青蒿 10～30g 生石膏 30～100g。用法：病轻者，日 1 剂，水煎，2 次分服；高热病重者，日 2 剂，水煎，6 小时 1 次分服。昼夜不停，药力持续，有利顿挫病势。功用：退热。

【临床应用指征】

邪踞卫分、气分，见发热微恶寒，壮热不恶寒，或寒热往来，有汗或无汗，口干或口干渴饮，或咳嗽头痛，咽部红肿，舌苔黄或黄腻而燥，脉浮数或滑数或洪大。体温38℃以上者。

【临床必用】

外感发热病证。

【加减应用】

1．治外感高热加金银花15g，连翘12g，薄荷10g以增其效。

2．治胆囊炎，胆石症发作而高热者，宜加金钱草30g，赤芍12g，牡丹皮12g，茵陈20g泄胆退热，效增。

3．治渗出性胸膜炎而高热者加大黄12g，葶苈子30g通腑泄热，泻肺利水，相得益彰。

4．治上呼吸道感染而发热咳嗽者，加桑叶10g，桔梗10g，杏仁10g，薄荷10g，芦根20g宣肺止咳，退热保津。

【按语】

方中柴胡性寒，味苦、微辛，解表泄热，驱逐卫气之邪，是为主药；黄芩味苦性寒，清热泻火，尤长清泄肺热；青蒿苦寒芳香，功擅泄热清暑，透热转气配柴芩相辅相成，退热之功尤著；石膏甘寒而辛，清热泻火，除烦止渴。诸药相合，取其辛以散热，凉以退热，苦以泄降，退热而无伤津之弊。本方对于邪踞卫分、气分，尤为合拍。若邪入营血，身热夜甚，烦躁灼热，神昏谵语，甚则吐血、衄血、尿血、便血，舌质红绛者皆宜。如感冒、风温、湿温、淋证、乳蛾、疟疾等，西医谓上呼吸道感染、急性支气管炎、肺炎、急性咽喉炎、急性扁桃体炎、尿路感染等凡外感热病发热等。

(92) 柴芩蒿石加犀地银翘赤丹薄草汤

【方源概说】

作者自制方。组成：柴胡30～40g 黄芩12g 青蒿20g 生石膏60g 水牛角或羚羊角30～60g（代犀角）生地黄12g 金银花15g 连翘10g 薄荷12g（后下）赤芍10g 牡丹皮10～20g 甘草6g。用法：日1剂，水煎，分2次温服；

病重者，个别药用大剂量，日2剂，1剂2煎，6小时1剂煎服；昏迷者，鼻饲给药。方中用量，以成人为准。功用：退热解毒。

【临床应用指征】

外感热病，邪在卫分、气分、营分、血分或上中下三焦，体温在38.5℃以上者。

【临床必用】

外感发热病证。

【加减应用】

1. 两天高热退之不显，不管有无便秘，加生大黄12g（后下），通腑泄热。

2. 对温邪逆传心包、气血两燔、高热昏迷，或手足瘛疭，可辨证选加安宫牛黄丸、紫雪丹、至宝丹同时应用。或中西两法，共谋退热。

3. 纯属风热表证，邪在卫分，去犀角、生地黄、赤芍、牡丹皮；风寒表证不在此论。

4. 突发高热病证如瘟疫以及西医之肺部感染、病毒性肺炎、传染病突起高热者，加芙蓉叶30~60g，石上柏30g，生大黄10g，清热解毒，泻腑通便，以清热解毒，泻腑通便，与主方相伍，速退其热。

5. 舌苔厚腻色白者，加藿香10g，佩兰10g芳香化浊；苔腻黄而厚者，加黄连10g，草豆蔻10g清热化湿。

6. 气虚明显，短气懒言者，加人参5~10g，舌红苔薄少苔或无苔者，加西洋参5~10g益气固本，扶正抗邪。

7. 老年或素体虚亏者，均可择加党参12g，南北沙参各12g，山药15g，白术12g，砂仁6g，陈皮12g以顾护脾胃之气。

【按语】

笔者结合临床研究吴鞠通《温病条辨》的三焦辨证和叶天士的卫气营血辨证50多年，认为凡外感热病属中医温病学范畴，其病因主要是外感六淫或疫疠之气从皮毛或口鼻而入，正邪抗争，而引起发热，热势中医分发热、大热、壮热等症。和现代西医所有的外感热病类似，治疗或用卫气营血辨证，或遵循三焦辨证纲领。目的皆以"退热"为宗。凡外感热病中医遵循卫气营血和三焦辨证治疗，在"在卫汗之可也，到气才可清气，入营犹可透热转气，入血就恐耗血动血，直须凉血散血"和"治上焦如羽（非轻不举）；治中焦如衡（非平不安）；治下焦如权（非重不沉）"的启迪下创制是方，重用柴胡、石膏，黄芩柴胡性寒，味微苦、微辛，苦降寒清，其性微辛，透表清热，黄芩清三焦之热，驱逐卫气之邪；石膏甘寒而辛，清气分大热，法取柴芩蒿石汤寓意白虎汤。用金银花、连翘、薄荷、青蒿等配伍，清热解毒，尚有透热转气之妙，相须为用。法取银翘散和清营汤，犀角（水牛角代）苦咸寒之品，清解营分之热毒。热伤营阴，用生地黄凉血滋阴，甘草益气护津，咸寒与甘寒并用，清营热而滋阴，扶正祛邪兼顾。用赤芍、牡丹皮凉血散血，和犀角、生地黄配伍，法取犀角地黄汤之意。诸药和合，取其辛以散热、透热，寒以退热，苦以泄热，甘咸寒退热而保津，凡外感热病，无论卫气营血皆可加减应用。

　　是方所选药物，经现代药理研究表明，皆有不同程度的消炎和退热等功效，和中医理论相一致，但其中至理，尤其是复方退热的研究，尚待进一步探讨挖掘。

 ## 93 活血潜降汤

【方源概说】

　　作者自制方。组成：川牛膝 20g　钩藤 30g　丹参 20g　益母草 10g　桑寄生 15g　地龙 10g　川贝母 6g　生地黄 10g　山药 10g　泽泻 20g　枸杞子 10g　制附子 3g　茶叶适量。用法：日 1 剂，水煎 2 次分服。功用：活血潜降。

【临床应用指征】

　　肝阳上亢，症见有头痛、头晕、头胀或兼见心烦失眠、眼花耳鸣、心悸气短、腰酸乏力、肢麻舌麻，舌紫有瘀斑或舌质紫黯，脉弦者。西医学诊断为原发性高血压者。

【临床必用】

　　肝阳上亢，夹瘀阻络，阴阳失调证。

【加减应用】

　　1. 失眠严重者加夜交藤 15g，炒枣仁 10g，天冬 12g 清心安神。

　　2. 心悸气短明显者加五味子 5g，党参 12g，麦冬 12g 益气养心。

　　3. 舌麻肢麻者加全蝎 5g，白僵蚕 15g，天麻 12g，入络搜风，祛风除痰，和主方相合活血通络，活血潜降。

4. 动脉硬化，甘油三酯、胆固醇高者加决明子 15g，槐花 15g，生山楂 20g，紫丹参 12g 平肝养血，活血降脂。形体丰满者加荷叶 12g，白芥子 12g 化痰降浊。

【按语】

本方取效的关键有：重用牛膝、丹参活血化瘀，引血下行；泽泻善走肝肾之经，重用通脉利水，以降血压，配益母草、地龙、川贝母活络凉肝，息风化痰以畅血行，佐生地黄、枸杞子等滋肝；附子取小剂量，以温助行，温为降用，温肾以燮理阴阳；茶叶苦凉清爽，醒脑除烦。

94 温肾活血方

【方源概说】

作者自制方。组成：熟附子 12g 巴戟天 12g 芡实 12g 胡芦巴 12g 淫羊藿 12g 白术 10g 山药 15g 山茱萸 15g 黄芪 20g 党参 12g 赤芍 10g 丹参 12g 刘寄奴 12g 地鳖虫 12g 仙鹤草 15～30g 甘草 6g。用法：日 1 剂，水煎，日 2 次，温服。功用：温肾活血。

【临床应用指征】

慢性肾炎，畏寒肢冷，少尿或尿液反多，下肢浮肿或腰以下肿甚，或见晨起眼睑浮肿，腰膝酸软无力，阳痿、早泄，面色灰滞或苍白，舌淡胖苔薄白或少苔，脉沉细缓者。尿检：尿蛋白（＋～＋＋＋），或有少量红、白细胞或管型。

【临床必用】

肾阳亏虚，慢性肾炎肾虚夹瘀型首选。

【加减应用】

1. 见肾阳不足，心失温煦，心阳虚衰鼓动无力而心悸气短者，桂枝易肉桂，重用党参益气通阳。

2. 阴阳两虚者，加枸杞子 10g，阿胶 10g（烊冲），鹿角胶 10g（烊冲），生地黄 12g 等和主药相伍，滋阴温阳。

3. 尿蛋白长期不消，或反增多，宜选加芡实 15g，莲子 10g，金樱子 15g 增补肾固摄之力。

4. 肾阳不足，水不涵木，或肝阳上亢，头昏头晕，耳鸣少寐，舌红少苔，脉细弦者，加生地黄 10g，枸杞子 10g，石决明 20g 滋水涵木，平肝潜阳。

5. 肝肾气阴两虚，症见眩晕耳鸣，腰膝酸痛，活动加重，口干，心烦热，舌红有裂纹，脉细数者，加女贞子 12g，墨旱莲 12g，生地黄 12g，白薇 10g，天冬 12g，杜仲 12g 养阴固肾，清心除烦。

6. 尿中隐血者，加紫珠草 15g，叶下珠 15g，仙鹤草 30g，凤尾草 15g 凉血止血。

7. 肺肾阴虚，舌红少苔，手足心热，口干咽痛者，则方中温药宜减，去附子，加生地黄 10g，石斛 12g，玄参 12g，桔梗 10g，沙参 15g 滋补肾阴，兼顾肺阴。

【按语】

治慢性肾炎肾虚型必须重用附子、芡实、巴戟天，配伍黄芪、党参、白术、熟地黄、龟板脾肾同治，兼顾其阴。慢性肾炎临床以虚为主，夹瘀是其必然，治宗脾肾是其关键。根据临床观察，慢性肾炎，由于肾之封藏失职，精气外泄，水肿及蛋白尿可反复不消或消而复起，易导致体内精气大亏。由于精气大亏，阳不摄阴，失去对血中水液的制约，易出现血瘀体征，如舌质紫黯，瘀点瘀斑，腰府固定疼痛等。另据血液流变学的观察，凡慢性肾炎患者，都存在着不同程度的高凝状态，所以欲消肿，欲消除尿蛋白必佐活血化瘀，如益母草、丹参、刘寄奴、生大黄、地鳖虫、王不留行、水蛭等。这些药物皆有促血循环作用，有助肾功能的恢复，水肿的消退，蛋白尿的转阴和隐血的消失，可酌情择药配伍。是方临床上还可应用治疗脱疽，其附子用量宜大，每剂15～30g，需先煎 30 分钟。

---

 95 健脾活血方 ───────

【方源概说】

作者自制方。组成：黄芪 15g 党参 15g 白术 12g 山药 15g 茯苓 15g 干姜 6g 桂枝 10g 泽泻 10g 玉米须 15g 赤芍 15g 冬瓜皮 15g 地鳖虫 10g 丹参 15g 红花 10g 甘草 6g。用法：日 1 剂，水煎，2 次，分服。功用：健脾活血。

【临床应用指征】

头面或四肢浮肿，按之没指，凹陷不易恢复，脘腹不舒，食后作胀欲睡，神疲乏力。每因劳累或外感引发而加重，面色少华或苍白。头昏、纳减便溏，小便短少，或腰部酸痛，舌质淡苔薄白或白滑，脉沉细弱，尿检常有少量蛋白、红细胞、白细胞或管型。

【临床必用】

脾阳亏虚夹瘀阻络证，慢性肾炎脾虚夹瘀首选。

【加减应用】

1. 气虚者黄芪重用，剂 30g 以增益气健脾之力。

2. 气阴两虚而症见口干咽燥者，去干姜、桂枝，加北沙参 12g，生地黄 15g，玉竹 12g 益气养阴。

3. 脾运不健，纳呆便溏，腹胀者，去碍脾滋补之品党参，加陈皮 12g，焦山楂、焦神曲各 10g，砂仁 6g 理气健脾，开胃助食。

4. 兼脾虚生湿，湿邪困脾，而症见脘腹作胀，食欲不振，口中黏腻或甜，舌苔白腻或厚腻，脉濡，四肢微肿者，加藿香 10g，佩兰 10g，茯苓 15g，草豆蔻 10g 健脾助运，芳香化湿。

5. 湿热下注，小便黄赤者，加黄柏 10g，小蓟 15g，六一散 30g（包煎），清热利湿。

6. 兼肾阳不足，肢冷便溏，腰酸怯寒，神疲乏力者，加熟附子 10g，胡芦巴 12g，二仙（仙茅、仙灵脾）各 12g 以收脾肾双补之功。

【按语】

慢性肾炎治宗脾肾是其关键，脾虚为主则黄芪、党参、山药、茯苓三味必用以补脾之气，升脾之阳。慢性肾炎活血化瘀贯穿始末，久用活血化瘀之味易耗血伤阴，尤其是草本类活血药不宜久用，丹参例外，丹参苦非大苦，寒非大寒，因非大苦，亦不燥血，因非大寒，亦不伤胃，活血化瘀类血肉有情之品如地鳖虫、炙水蛭等活血不耗血，消瘀不伤正，对治疗慢性肾炎当属首选。

96 益肾健脾活血排毒汤

【方源概说】

作者自制方。组成：黄芪 30g 党参 15g 山药 30g 茯苓 20g 山茱萸 15g 胡芦巴 15g 枸杞子 12g 生地黄 12g 巴戟天 12g 炙水蛭 10g 丹参 15g 王不留行 15g 生大黄 10g 藤梨根 20g 土茯苓 20g 苏叶 15g 仙鹤草 30g 紫珠草 15g 叶下珠 15g 白茅根 30g　紫花地丁 30g　蒲公英 30g　萹蓄 20g　小蓟 15g　六一散 30g（包煎）。用法：日 1 剂，水煎，2 次，分服。重危急症者，鼻饲给药。功用：益肾健脾，活血排毒。

【临床应用指征】

头面或四肢浮肿，按之凹陷不起，头昏头晕，面色㿠白或萎黄，甚则黧黑晦黯，腰膝酸软，畏寒肢冷，精神萎靡，纳呆，恶心，甚则呕吐，尿短赤，甚则无尿，或多尿、无尿交替出现，舌质紫绛或紫黯或夹有瘀点瘀斑，舌苔垢腻色黄或苔薄白或舌光无苔，脉沉弦涩或脉滑疾或脉微欲绝等不同舌象和脉象。西医学之肾病综合征、急性肾衰竭、尿毒症等。

【临床必用】

慢性肾炎"变症"型。即西医之肾病综合征、肾衰竭、尿毒症者。中医"肾绝""关格"。

【加减应用】

1. 血压高者加川牛膝 15g，槐花 20g，地榆 12g 直入肝经，引热（血）下行，清肝凉血，潜阳降压。

2. 贫血者加女贞子 12g，墨旱莲 12g，制首乌 12g，熟地黄 12g 养阴补血。

3. 四末不温加熟附子 10～30g 以助黄芪、党参、山茱萸温脾肾之阳。

4. 小便短赤或癃闭者，加瞿麦 15g，冬葵子 15g，商陆 10g（中病即止），滑石 30g 利尿清热。或用黄柏 30g，知母 30g，肉桂 1.5g，打细末，次 10g，开水送服。则效增（方见《兰室秘藏》卷下通关散）。

【按语】

慢性肾炎迁延日久，病情加重，属中医水肿、癃闭、关格范畴，西医称为慢性肾衰竭、尿毒症者，笔者谓之为慢性肾炎"变症"。关于慢性肾炎的"变症"治疗问题，值得进一步探讨，就肾功能衰竭（CRF）而言，目前尚无有效的治疗方法。透析和肾脏移植虽有贵人无私相助，或少数患者"拿钱买命"，得以生存，但代价昂贵，尤其是肾脏移植，供肾来源十分短缺难得，患者难以得到。因此，如何延缓慢性肾功能不全的进展，使病情能够相对稳定，功能向好的方向转化，转危为安，还是一个难题。笔者经过 50 多年的临床实践和观察，应用中医理论，将扶正与祛邪熔于一炉，用益肾健脾扶其正，泻浊解毒（热毒、湿毒、血毒、溺毒、水毒和用药不当的药毒）、活血化瘀祛其邪，治疗慢性肾炎、慢性肾炎变症期获效较好。但有一点要注意，即狠抓"三不一灌"，三不即治本不放，活血不丢，排毒不让，一灌即灌肠疗法。临床上，症轻者，内服中药即可，发展到"变症"时，定需内服（含鼻饲）外用（灌肠）同行，以挽病人于危急之中，单灌肠来说，有三味药必用，即大黄、附子、丹参。用大黄意在通腑降逆，祛瘀泄浊，逼上犯之邪下泄，推陈出新，据现代药理研究，大黄有降低血中肌酐和尿素氮的功能，主要是通过抑制机体蛋白质分解，提高血中必需氨基酸浓度，利用尿素合成蛋白质，减少肠道吸收氨基酸等途径，同时还能改善尿素循环，增加肌酐排泄，降低血磷，升高血钙，改善高磷低钙血症等作用；用附子意在温肾阳，振心阳，通血脉，温为降用，用量不宜过大，以增强微循环，而促进肾功能的恢复；用丹参活血化瘀为主，以增强肾小球滤过率，降低血压，增加尿量、肌酐、尿素氮、钠、磷等在尿中的排泄，以改善肾功能，且有明显的降低血肌酐、尿素氮作用，从而延缓肾功能的衰竭，不失为一法。

 97 慢性肾炎"变症"灌肠基本方

【方源概说】

作者自制方。组成：生大黄 30g 紫丹参 40g 熟附子 5～30g。用法：煎水 100～150ml，侧卧高位保留灌肠（深度 20cm 左右，因人而异，体形瘦小，深度宜减），药液温度保持 37℃左右，和体温相近为好，滴注不宜过快，药液可在 15～20 分钟左右滴完为宜。日 1 剂，轻者日 1 次，重者日 2 次分灌，3～5 天为一疗程，据病情变化可重复，方中大黄用量可增至 50g，因需应用。功用：泻浊排毒，活血化瘀。

【临床应用指征】

同益肾健脾活血排毒汤。

【临床必用】

慢性肾炎"变症"（慢性肾炎、肾病综合征、肾衰竭、尿毒症），即中医之"肾绝""关格"等病。

【加减应用】

1. 湿浊热毒重盛者，舌红面赤，苔垢腻厚黄，脉弦滑有力，心烦，尿短红赤者，用泻火渗湿降浊法。

方药：生大黄 50g（后下），熟附子 5g，丹参 40g，赤芍 50g，紫花地丁、蒲公英各 50g，蚕沙 30g，枳实 20g，芒硝 15g（冲），车前子 30g，萹蓄 30g，苦参 30g，水牛角 50g。

2. 胃中秽浊邪毒者：口臭逼人，异味外出，不论大便干秘否皆用，皆用清胃降浊法。

方药：生大黄 50g，丹参 30g，熟附子 5g，生石膏 100g，枳壳、实各 20g，牡丹皮 20 ~ 30g，益母草 50g，生地黄 30g，黄连 20g，萹蓄 40g。

3. 气虚者，气虚懒言，面色不华，舌淡脉细少力。用益气降浊法。

方药：生大黄 30g，丹参 30g，熟附子 5g，人参 10g（党参 50g 代），黄芪 50g，牡蛎 50g。

4. 虚脱者，脉微细，大汗出，张口气促，尿失禁，急用固脱降浊法。

方药：生大黄 30g，丹参 40g，熟附子 30g，益母草 30g，人参 30g 或用党参 50g 代，龙骨 60g，牡蛎 60g。

5. 颅压高，面赤气粗，脉弦或数或滑，舌红苔黄者，用脱水降浊法。

方药：生大黄 50g，丹参 40g，熟附子 5g，泽泻 50g，水牛角 50g，川牛膝 30g，车前子 30g。

6. 肾阳衰微者，用温肾降浊法。

方药：生大黄 30 ~ 50g，熟附子 30g，丹参 30g，益母草 50g，肉桂 15g，人参 30g，牡蛎 30g。

【按语】

灌肠一法的运用，通过通腑泻浊，化瘀解毒，可排除体内和血中毒素，如湿毒、溺毒、水毒、瘀毒等，应用辨证灌肠的方法，既可起到体内废物得以排出，又可扶正祛邪，促进体内气血运行，使三焦气机通畅，增强微循环，以纠正氮质血症，纠正肠胃功能，有利肾组织恢复，提高机体的活力与新陈代谢的功能，改善全身症状，使邪去而正安，同时能使慢性肾炎患者的肾功能得到保护和不同程度的恢复。

98　益肾充脑活血汤

【方源概说】

作者自制方。组成：山茱萸 15g　山药 30g　枸杞子 12g　生地黄 12g　桃仁

12g 黄芪 15g 当归 12g 丹参 12g 川芎 10g 泽泻 15g 代赭石 30g 水蛭 10g 僵蚕 12g。用法：日 1 剂，水煎，分 2 次，温服。功用：益肾充脑，活血化瘀。

【临床应用指征】

头昏、头胀、眩晕、甚则头痛。或者见指麻，肢麻，目下如卧蚕起之状，蚕体下垂或呈水泡状，或皮色黯紫，或皮色灰黯，或血丝成缕，蚕体下缘线和鼻梁坐标其线越向下延，则脑血管病越重。CT（computerized tomography，计算机 X 线体层照相术）或 TCD（transcranial Doppler，经颅多普勒）检查，则提示血供不足或两侧大脑动脉供血不平衡，或血流缓慢，或见高流速，重则可见血管节段性狭窄，或管壁留有斑块，或见有不完全性脑梗死。舌质紫黯或有瘀点瘀斑，脉沉弦或细涩尺弱。

【临床必用】

中风先兆，老年糖尿病并发脑血管病。

【加减应用】

1. 高血压者，加川牛膝 15g，槐花 20g，地榆 12g 以助凉血清降。

2. 高血糖者，重用黄芪 30g，山药 30g 益气养阴，加丹参活血化瘀因需而用。

3. 高血脂者，加绞股蓝 15g，决明子 15g，皂角刺 15g，荷叶 12～15g 化痰降浊。

4. 中风先兆者临床随证加减。益气填精，益气养血加当归 12g，三七 5g；行气活血，通络止痛加川芎 10g，全蝎 5g；祛痰活络加生半夏 12g，贝母 10g，僵蚕 12g，郁金 12g；搜风通络，加地龙 10g，蜈蚣 3g；清热养阴，加知母 10g，生石膏 30g，玄参 12g；各得其所。

【按语】

据临床观察和揣摩，中风治未病为先为贵，故自立中风先兆一型。《黄帝内经》认为肾主骨，生髓，通于脑。通过现代检测手段检测，病位在脑，无可非议。笔者单列一型，见微知著，防微杜渐，从肾虚脑失濡养，夹瘀脑络失畅立论，自制方"益肾充脑活血汤"治疗。方用山茱萸、枸杞子益肾充脑使脑络得以充养；用黄芪、红参、当归益气养血，血气流畅则血瘀可以杜绝；用丹参、川芎、水蛭活血行气，气行则血行，血无留滞而免生弊端。肝肾同源，用生地黄合山药、枸杞子、山茱萸养肝益肾，滋润脑窍，窍络通畅则无瘀可停，此乃预防中风图本之举。

泽泻味甘性寒，入肾与膀胱，既能清膀胱之火又能泄肾之热。热去则脑络凉爽，天麻直入肝经，味甘质润，药性平和，可治各种原因所致之肝风内动，不管虚实寒热皆可应用。牛膝苦甘，性平，入肝、肾经，苦善泄降，导热下行；代赭石苦寒，入肝经，功专苦降，得天麻既能息风又能平肝潜阳，四味相合，有热可清，有火可降，则风无生之地。是方益肾充脑，活血通络，则中风可防。

99 三高一贯煎

【方源概说】

作者自制方。组成：人参 5g 生地黄 12g 怀山药 15g 川牛膝 12g 钩藤 30g 罗布麻叶 12g 山茱萸 12g 枸杞子 12g 紫丹参 12g 麦冬 12g 地鳖虫 10g 炙水蛭 10g 贝母 10g 皂角刺 15g 半夏 10g 泽泻 15g 泽漆 15g 生山楂 12g 荷叶 10g。用法：日 1 剂，水煎，2~3 次分服。功用：益气养阴，活血潜降，化浊降脂。

【临床应用指征】

头昏或昏眩作胀，气短乏力，口干心烦或失眠，或心慌自汗，或见形体丰满，或舌下动脉粗大色紫黯，舌红苔薄或苔少质紫黯夹有瘀斑瘀点，脉弦或涩或细弱。检查提示高血糖、高血压、高血脂、冠心病合病者，或见是病一二者，皆可应用，不必悉具。

【临床必用】

高血糖、高血压、高血脂、冠心病合病者。或但见一二，不必悉具。

【加减应用】

1. 冠心病者，加桂枝 10g 和方中丹参相伍，以增化瘀通络之力；心气心血不足，心阳不振者加瓜蒌皮 10g，瓜蒌仁 5g，薤白 10g，人参 5g，麦冬 15g 振心阳，益心气。

2. 血压过高者，加槐花 20g，地榆 12g 以与方中牛膝、地鳖虫配伍引热下行，以增清热凉血，活血潜降之力。

3. 血糖高者重用黄芪 30g 与方中山药相伍，益气生津，有利降糖，血压高者黄芪改用红参 5g，或西洋参 5g。

4. 动脉硬化，血脂高者，加决明子 15g，皂角刺 30g，泽漆 15~30g，荷叶 12g 与方中生山楂相伍，化浊降脂力增。

【按语】

方中人参为主，归心、脾、肺三经，大补元气，益心脾肺，补气生津。治冠心病益气以宁心，治糖尿病益气养阴而固本。因据药理研究有双向性，高血压亦可用之。中医理论，气血互根，气足血畅，滞无所依，痰、瘀、湿、浊（含今之高血脂、高血糖、高胆固醇……非正常体液）无处可生，无处可停，则自安也。若单其补阴用西洋参为好。笔者据此，加减变通，制方三高一贯煎，治诸病缠身，效好。方中生地黄、山药配山茱萸、枸杞子滋阴清热，补益肝肾，糖尿病内热伤阴是其必然，肝肾阴伤也在其中，上药相合阴液得增，内热可除；方中用钩藤、罗布麻叶、川牛膝配伍，平肝潜阳，引热下行，则头昏、头晕、头胀、头痛可除；方用贝母、半夏化痰通络，用水蛭、地龙、生山楂、丹参活血化瘀，增强微循环，改善血液高凝状态。据临床观察，糖尿病人，常有血液浓度增高，而出现血浆呈乳浊样液改变，其中各种脂肪成分均增高，特别是甘油三酯、胆固醇及游离脂肪酸，凡此中医皆视为痰湿或痰浊夹瘀指征，临床兼见形体丰满或较为丰满，中医称之为痰湿之体，痰阻络道，痰瘀互结，络脉阻滞，则可发生多种疾病于一身，故活血化痰是治疗糖尿病、高血压、高血脂不可或缺的临床治法之一，毋庸置疑。根据现代药理研究，山楂、泽泻、泽漆、钩藤、罗布麻叶、水蛭、地龙、僵蚕、丹参等皆有增强微循环，改善胰岛功能，化浊降脂，降压、降血糖、抗脂肪肝等作用，这与中医肝阳上亢，肝肾不足，阴阳失调，痰瘀阻络病机类似。是方诸药相伍，共奏益气养阴，平肝潜阳，活血化瘀，降脂、降浊，燮理阴阳之功，对是病并发，笔者首选，标本兼治。值得一提的是是方从中医学理论着手与相关体检结果及现代药理研究，理相一致，互为支撑。

⑩ 益气活血清热生津汤

【方源概说】

作者自制方。组成：黄芪 30g　生地黄 12g　山药 30g　茯苓 15g　红参 3～5g（勿用党参代）天花粉 15g　知柏各 12g　泽泻 12g　玄参 12g　炙水蛭 10g　榙木 15g　红花 10g　黄芩 12g　山茱萸 12g　巴戟天 12g　白僵蚕 15g　牡丹皮 12g　生麦芽 30g。用法：日 1 剂，水煎 2～3 次分服。功用：益气活血，清热生津。

【临床应用指征】

多饮、多食、多尿、消瘦或尿有甜味，或消渴病指征不显，但微观检测，血糖升高，空腹血糖 6.1mmol/L 以上者。烦热多汗，精神不振，四肢乏力，腰膝酸软，头晕耳鸣，口干舌燥，皮肤干燥，瘙痒，或畏寒肢冷，大便干结或大便溏稀，舌边尖红，苔薄白或黄，脉细数或洪数。

【临床必用】

中医消渴病（糖尿病）。

【加减应用】

1. 消渴病。方中黄芪、红参、山药、山茱萸、巴戟天益气生津，生地黄、天花粉、知母、黄柏、玄参、生麦芽等清热滋阴；用丹参、牡丹皮、炙水蛭、楤木、红花活血化瘀，二者治宗始末，不可或缺。

2. 糖尿病久，伤精耗血，因虚致瘀，络脉失养，肢体麻木者，加人参5g，当归10g，丹参12g，天麻12g益气养血，活血通络。

3. 病久，四肢不温，脾虚运化失司，泻下完谷，食欲减退者，加人参5g，焦白术12g，禹余粮10g益气健脾，固涩止泻；阴虚津亏，大便干结或便秘者，加肉苁蓉12g，火麻仁10g，郁李仁10g润肠通便。

4. 病久，脾肾双亏，蒸化失职，水液滞留，水肿者，加附子5g，桂枝10g，茯12g，胡芦巴12g，焦白术12g温肾健脾，以增肾之蒸化、脾之运化，则水肿自消。

5. 消渴病。燥热内胜，蕴毒内生，痈疽疮疡或牙龈肿痛者，加金银花15g，连翘12g，赤芍12g，牡丹皮12g助清热解毒；局部溃不收口者，用三黄粉（黄连粉2份，黄芩粉2份，黄柏粉2份，青黛粉2份，三七粉1份，加少量冰片制成末）外用，疮口经常规消毒或用盐水洗后，药粉撒其上，1日1~2换，清热解毒，生肌长肉，以收口而愈。

6. 糖尿病初起消渴症明显者，宜南北沙参易红参，去山茱萸，黄芪减半，加生石膏30~60g助生地黄、花粉等清热生津。

【按语】

消渴病临床以多饮、多食、多尿、消瘦或尿有甜味为主要特征的病证。和糖尿病，名异实同。其病位虽与五脏有关，但以肺、脾（胃）、肾三脏为主，尤以肾为主。其病理主要是阴虚燥热，阴虚为本，燥热为标，互为因果，夹瘀阻络是其必然。益气养阴，清热润燥，标本兼治，活血化瘀贯穿始末，兼证兼治。应用中医药治疗糖尿病，疗效（指降血糖）虽慢可取，以人为本，这是医学发展的必由之路。笔者承吴鞠通顾护津液的学术思想，自制益气活血清热生津汤，治疗消渴病，未见有失手。用西药治疗糖尿病降糖效果快，给人以喜，但副作用较多，易引发并发症。

⑩ 槟风军姜汤

【方源概说】

作者自制方。组成：槟榔 15g 防风 15g 生大黄 12g 干姜 5～10g。用法：日 1 剂，水煎，分 2 次，温服。功用：祛风胜湿，通理肠道，散寒止泻。

【临床应用指征】

泻下赤白黏冻。或虽无黏冻，但大便不畅，或间有腹痛，或夹有泡沫，腹或痛或不痛，泻后觉舒。

【临床必用】

中医慢性泄泻、痢疾等。西医慢性肠炎、结肠炎、肠道菌群失调等是病是证。

【加减应用】

1. 泄泻便黏滞，解之不畅，舌苔腻夹湿重者加苍术 10g，厚朴 10g，薏苡仁 30g 以增健脾燥湿，理气通便之力。

2. 夏季兼夹暑湿泄泻者加香薷 10g，扁豆 12g 祛暑除湿以止泻。

3. 湿热并重大便色黄黏滞，腹痛大便难解，奇臭者，加黄连 10g，苦参 15g 清热燥湿，理气通便。

4. 泄泻腹痛腹胀，肠鸣，大便不爽，泻后觉舒者，加煨木香 12g，枳壳 12g 与是方配伍，祛风除湿，理气止痛。

5. 夏秋秽浊之气在表，湿滞脾胃，肠鸣泄泻，恶性呕吐，舌苔垢腻，口苦不思纳谷者，去干姜加藿香、佩兰各 10g，枳壳 10g，黄连 3g，陈皮 12g 解表胜湿，辟秽和中，通理肠道。

6. 下痢，大便黏冻，红多白少，去干姜加白头翁 10g，泽泻 12g，秦皮 12g，黄芩 12g 清利湿热，凉血止痢。

【按语】

是方为肠道湿热积滞诸病诸证而设。方中防风辛、甘，微温，功主发表、祛风、胜湿、解痉。《本草备要》谓为："祛风胜湿之妙药。"方中用防风与槟榔相伍，祛风胜湿，畅理气机而治疗慢性泄泻、慢性痢疾。夫肠道乃机体唯一多弯曲器官，湿邪入内，滞留肠间，实难祛之。用防风味辛，微温，升浮为阳而善行，走太阳而达肺通肝，又行脾胃二经，为祛风胜湿之要药。湿去则泻止。槟榔具有攻逐肠道积滞作用，故选防风配伍槟榔。共奏祛风胜湿，通理肠道气机，肠道以通为用；大黄苦寒泻火祛瘀通积滞，凡肠道湿滞、寒滞、毒滞、瘀滞或热滞，有大黄相助，直下而通，则滞无留处；干姜性温用小剂量，以温助通。四药配伍，祛风胜湿，通理肠道，则肠道诸滞可逐。

（二）自制肿瘤方 6 首

 普济肿瘤饮

【方源概说】

作者自制方。组成：黄芪 15g 党参 15g 茯苓 15g 山药 15g 灵芝 10g 薜荔果 15g 白术 12g 巴戟天 12g 泽漆 30g 海藻 15g 白花蛇舌草 30g 半枝莲 30g 七叶一枝花 15g 莪术 10g 炙水蛭 10g 石见穿 30g 甘草 10g。用法：日 1 剂，水煎，分 2～3 次，温服。功用：扶正抗癌，活血利水，清热解毒，化痰散结。

【临床应用指征】

体倦乏力，面色少华，精神疲乏，纳谷不香，舌质紫黯苔薄白，脉沉细弦涩，尺脉不扬。经体检确诊为恶性肿瘤者（含良性肿瘤和白血病）。

【临床必用】

各种恶性肿瘤，白血病以及良性肿瘤。

【加减应用】

1. 癌性胸腹水，加了哥王 15g，猪苓 15g，马鞭草 15g 清热解毒，活血利水。

2. 肿瘤骨转移，加蜈蚣（百脚虫）1.5～3g 入络祛毒，且能止痛。

3. 阳虚者加补骨脂（破故纸）10g，刺五加 15g 以助扶正抗癌之力。

4. 各种肿瘤疼痛者，加威灵仙 15～30g，醋延胡索 15～30g，仙人掌 30g

入汤剂同煎，或雄黄散剂吞服 0.05～0.1g 以增止痛之力。

5. 癌性肢体浮肿水肿者，加石韦 10g，猪苓 15g，瞿麦 12g，益母草 15g 活血利水消肿。

6. 癌症术后或放、化疗后白细胞减少者，加党参 15g，补骨脂 10g，刺五加 15g，灵芝 10g 以助益气生白。

7. 癌症术后肠粘连腹痛者，加皂角刺 30g，地鳖虫 12g，槟榔 15g，广木香 12g 化痰通络，活血利水，理气止痛。

8. 肾癌，加土茯苓 30g，防己 10～15g，天葵子 5～10g 清热解毒，效增。

9. 泌尿系统肿瘤，加王不留行 30g，野葡萄藤 30g，猪苓 15g 活血解毒，效增。

10. 各种良性肿瘤，可选加王不留行 15～30g，山慈菇 5～10g，夏枯草 15～30g，穿山甲 5～10g 活血化瘀，清热散结，每选一二味即可。

11. 妇科肿瘤，加凤尾草 30g，泽兰 15g，刘寄奴 15g 直入病处，活血解毒。

12. 食管癌，加硇砂次 0.3～0.5g，冲服，日 2 次，以增化痰通络之力。加黄药子 15g，急性子 15g，生半夏 10g，山慈菇 10g 以增化痰散结之力。

13. 乳腺癌，加芙蓉叶 30g，漏芦 10g，蛇莓 30g，蒲公英 30g 清热解毒；加王不留行 15g，八角莲 10g 以增活血散结之力；加夏枯草 15g，猫爪草 30g 以增软坚散结之力；加全瓜蒌 12g，皂角刺 30g 以增化痰散结之力，各入其所。

14. 肺癌，加芙蓉叶 30g，石上柏 30g，肺形草 30g，海浮石 15g 以增清肺解毒之力；加天龙 1～2 条，铁树叶 30g 而增活血解毒之功。

15. 膀胱癌，清热用凤尾草 15～30g，天葵子 15g；利水加野葡萄藤 15～30g，瞿麦 15g，小蓟 30g。清热解毒，利水消肿力强，各入其所。

16. 肝癌，加蛇莓 15～30g，紫草 10～30g，牛黄 0.3～0.6g 冲服，石燕 30g 清热解毒，利水祛湿；加地鳖虫 10g，水红花子 10g，铁树叶 15～30g 以增活血化瘀，利水消肿之力；加夏枯草 15～30g，牡蛎 30～60g，海藻 15～30g，穿山甲 9～15g 清肝解毒，化痰软坚；加泽泻 15～30g，杠板归 15～30g，半边莲 30～60g 清热解毒，活血利水；加龟板 10～15g，鳖甲 10～15g 咸寒软坚，滋阴散结。

17. 甲状腺肿瘤宜加黄药子 10～15g 效增。

18. 凡治癌需顾护脾胃，扶正抗癌，参苓白术散、健脾丸为首选，不可或缺。

【按语】

中医学理论提示"邪之所凑，其气必虚"，凡肿瘤病人皆有正虚一面，气血亏虚，血流不畅，方可变生结节，或肿块，凡肿块者，皆体内痰湿与瘀相结之征，痰本水湿而化，血水同源，脾虚不化湿，湿停水滞，久则蕴湿成痰，痰与瘀结，是处血流不畅，郁则化火成毒，而痰瘀毒胶固粘连，加之正气早亏，不能敌邪，久则变生他端，故成肿瘤。据此病理转化制方普济消毒饮，用黄芪、党参、山药、茯苓、薜荔果、灵芝、白术、巴戟天、甘草益气健脾，增强体质，绝痰再生，用巴戟天、山药补肾强身，合而强后天，补先天，扶正抗癌。选择治疗热毒疮痈、恶疮、咽肿、蛇毒、高热、惊风等效好，久用不衰的七叶一枝花、半枝莲、白花蛇舌草、石见穿清热解毒，用莪术、水蛭等活血化瘀，破痰行气，软坚散结。用海藻、水蛭、泽漆利水消肿，化痰散结。值得一提的是，石见穿、半枝莲、七叶一枝花等乃广谱抗癌药，各种肿瘤皆可应用。海藻对肝癌、肺癌、恶性淋巴瘤、腮腺癌都有直接的治疗作用。诸药和合则虚可补，瘀能散，痰能化，热可清，毒可解，湿可祛，标本兼治，凡肿瘤均可加减应用。

103 培土生金治癌饮

【方源概说】

作者自制方。组成：党参15g 白术12g 山药15g 茯苓12g 天冬10g 芙蓉叶30g 白花蛇舌草30g 石上柏30g 法半夏10g（用生半夏效更佳）全瓜蒌15g 皂角刺30g 泽漆30g 铁树叶30g 甘草6g。用法：日1剂，水煎，日2~3次，温服。功用：健脾益肺，化痰软坚，化瘀散结，清热解毒，利水消肿。

【临床应用指征】

体倦乏力，面色㿠白，或萎黄，或咳嗽痰中带血，纳谷不香，现代检查确诊为肺癌或其他肺系癌症者，脉沉弦细涩，舌质紫黯，苔薄白或微黄腻。确诊为中医肺系肿瘤者。

【临床必用】

肺癌，以及中医肺系相关肿瘤者，如鼻咽癌、声带癌、咽喉癌、皮肤癌、扁桃体癌、甲状腺癌，不宜手术，或术后、放疗、化疗后康复期。

【加减应用】

1. 肺癌：肺燥干咳无痰，舌红少苔，脉弦细数者，加百合 10g，南沙参 10g，天冬 10g 润肺止咳。

2. 咳血者，加白及 12g，花蕊石 12g，白茅根 15g，仙鹤草 30g 凉血止血，仙鹤草首选。

3. 热毒重者，加半边莲 15～30g，蛇莓 15～30g，紫草 10～20g 以增强清热解毒之力；亦可配伍牛黄散剂，每次 0.3～0.5g，1 日 1～2 次，温水送下，水不宜过热，则效更增。

4. 疼痛者，加全蝎 1.5～3g 打粉口服，雄黄 0.05～0.1g 打粉口服（切忌烧焦），或用姜黄 15g，醋延胡索 20～30g 入煎，皆能止痛，先选其一即可。

5. 纳谷不香，消化力差者，加香谷芽 15g，香麦芽 15g，炙鸡金 10g，焦山楂 10g 开胃助食。

【按语】

是方为肺癌及中医肺系癌症而设，考肺居胸中，气贯百脉而通他脏，与脾关系尤为密切，故中医理论有"培土生金"之说，这已为几千年实践所证实。脾喜燥恶湿，脾虚则生湿酿痰，中医理论提示，脾为生痰之源，痰聚于肺，肺不主气，升降无权，气滞则血瘀，肺络痹阻不畅，痰瘀之邪蕴结作祟，久而化热成毒，毒与痰瘀互结。影响肺气肃降，轻则咳嗽、哮喘、肺胀、肺萎，或生肺部结节，重则变生他端，而成肿瘤。

在此我说多两句，我在我的《中医二论五病说》一书中谓"肺为生痰之路"，何也？考肺主一身之气，凡气到之路，皆有生痰之机，气行则血行，气滞则血停，血水同源，血停岂有水不停哉！水湿既停，郁滞化火，煎灼水湿，久而成痰，故曰肺为生痰之路，非肺气所行一路皆生痰也。故凡治癌皆当化痰散结，化痰软坚，其意准此。

针对上述之因，拟方培土生金治癌饮。是方选用党参、白术、茯苓、山药、天冬健脾益气，培土而强母，滋润其子，渗湿而绝痰源，提高肺金自身免疫功能，此乃扶正抗癌治本之举。据药理研究，党参还有升高白细胞作用，对肿瘤放、化疗后，白细胞下降者，有升助之功。方用全瓜蒌、半夏、皂角刺、泽漆化痰散结；用水蛭等血肉有情之品合铁树叶等活血化瘀；用七叶一枝花、芙蓉叶、白花蛇舌草清热解毒；甘草调和药性。诸药和合，熔培土生金、扶正抗癌、清热解毒、活血逐瘀，化痰软坚、活血消肿于一炉。临床对肺癌及肺系诸肿瘤未行手术者，或术后、放疗、化疗后，在治疗和病体恢复以及防癌复发或防癌转移等方面，皆宜应用。

⑩ 肝癌条达饮

【方源概说】

作者自制方。组成：黄芪 15g 白术 12g 茯苓 12g 陈皮 12g 砂仁 6g（打，后下）姜半夏 12g 夏枯草 15g 生麦芽 15g 郁金 12g 七叶一枝花 30g 白英 15～30g 蛇莓 15～30g 炙水蛭 5～10g 地鳖虫 10～15g 炮山甲 5～10g 石见穿 15～30g 莪术 10～15g 泽漆 15～30g 杠板归 15～30g 半边莲 30g 甘草 6g。用法：日 1 剂，水煎分服。功用：健脾助运，清肝解毒，活血利水，化痰散结。

【临床应用指征】

确诊是肝癌者或属中医肝系范围的肿瘤，症见面色晦滞、面色少华或无华，无精神，舌质淡或紫黯，甚则瘀斑瘀点明显，苔薄白或花剥少苔或无苔，或苔白腻，或苔黄腻，脉弦或涩或细。

【临床必用】

肝癌，以及中医肝胆系相关肿瘤者，如胆囊癌、胰腺癌、恶性淋巴瘤、甲状腺癌、淋巴肉瘤、肌肉瘤、血管瘤、软组织肿瘤、神经系统肿瘤等各种肿瘤未手术，或手术、放疗、化疗后康复期。

【加减应用】

1. 热毒深重者加紫草 15g，七叶一枝花 30g，牛黄 0.3～0.6g，冲服，日 1～2 次以增清热解毒之力。

2. 肝阴不足，肝硬化、肝肿瘤。加龟板 10～30g，鳖甲 10～30g，扶正散结，软坚散结。

3. 肝硬化、肝肿瘤腹水者选加三白草 30g，石燕 30g，马鞭草 15～30g，了哥王 10g，猪苓 30g 等直入肝经，二三味即可，渗湿利水，兼能活血解毒。

4. 疼痛甚者，加醋延胡索 30g，姜黄 10～15g，全蝎 5～10g，威灵仙 30g，蜈蚣 3g 入煎。或用雄黄 0.05～0.1g，吞服。化瘀止痛可选藏红花 1.5～3g

（开水冲服）。余症加减参考本集普济肿瘤饮。

【按语】

是方名曰肝癌条达饮，因肝藏血，肝体阴用阳，血贯周身，无处不到，肝其性喜条达恶抑郁，气机郁结，肝失条达，疏泄失调，轻则肝郁气滞，肝阳肝火，甚则由肝郁气滞，变成肝郁血滞，与体内痰毒、热毒、湿毒等壅结，腹内积聚，形成肿块，是谓肿瘤成焉，或为良性或为恶性。是方原为肝癌而设，因胆附于肝，内蕴"精汁"和肝经脉络相通，互为表现，故亦治胆囊癌。又因肝在生理、病理方面与其他脏腑关系密切。凡与肝相关的肿瘤，是方皆可加减应用。

方用夏枯草、郁金、生麦芽等清肝之热，用黄芪、白术、茯苓、砂仁、陈皮、半夏等益气健脾，和胃助食，扶正以抗癌，与医圣仲景见肝之病当先实脾理相一致；用七叶一枝花、白英、蛇莓等直入肝经，助夏枯草清肝解毒；用水蛭、地鳖虫、石见穿、莪术等活血化瘀；用穿山甲助夏枯草软坚散结，用皂角刺和半夏化痰散结。据肝藏血，血水同源关系，巧用半边莲、杠板归、泽漆活血利水。甘草平和、调其药性。诸药和合，共奏健脾助运，扶正抗癌，清肝解毒，活血利水，化痰散结之功。故是方主治之肿瘤，当属首选。

---

⑩⑤ 新制参苓白术治癌汤

【方源概说】

作者自制方。组成：人参5～10g　黄芪（棉花根）15～30g　茯苓15g　白术12g　山药15g　陈皮12g　天龙1～2条　莪术12g　铁树叶30g　急性子15g　海藻15g　山慈菇10g　楤木30g　瓜蒌皮12g　半夏12g　半枝莲30g　石打穿30g　藤梨根20g　芙蓉叶30g　水杨梅根15g　甘草5～10g。用法：日1剂，水煎，日2次，温服。另：硇砂0.3～0.4g，日1～2次，温水冲服。功用：健脾益气，和胃助运，化痰软坚，活血化瘀，清热解毒。

【临床应用指征】

脾胃系癌症早期常有脘腹作痛，或隐痛，食后明显，疲乏无力，面色不华，渐而纳谷不香，或恶心呕吐，甚则吐血，大便不爽或解黑便，或引两胁疼痛作胀，个别患者出现低热。舌质淡或紫黯，苔薄白或薄腻，脉沉弦细。经检查确诊为脾胃系肿瘤者。

【临床必用】

胃癌、食道癌、贲门癌、肠癌、牙龈癌、胰腺癌等确诊为中医脾胃系肿瘤者。

【加减应用】

1. 呕吐呃逆属寒者，加生姜三片、大枣三枚，丁香 3g 温中降逆。

2. 若胃虚寒，呕吐频作者，加干姜 5g，丁香 3g，与方中半夏、陈皮、人参白术配伍益气温中，和胃止呕。

3. 胃虚有热呃逆者，加竹茹 10g，大枣三枚，生姜三片与方中人参、甘草配伍，益气清热，降逆止呕。

4. 痰湿内阻脘痞欲吐，吐之不出者，加厚朴 10g，藿香 10g 理气和胃，化湿祛痰。

5. 纳谷不香，加焦山楂 12g，谷、麦芽各 15g，砂仁 5g 健胃助食。

【按语】

凡中医脾胃系肿瘤，脾胃虚弱为其根本原因，故是方用参、苓、术补气健脾；用山药顺其胃性喜润恶燥，益气养阴；用白术、半夏、陈皮燥湿健脾，理气和胃；用甘草和参芪相伍，补脾益气，缓急止痛；用莪术、急性子、铁树叶、天龙、槭木活血化瘀、消肿止痛；用海藻、山慈菇、软坚散结；取半夏、瓜蒌、硇砂化痰散结；取半枝莲、石打穿清热解毒、利水散结。诸药和合健脾益气、活血化瘀、化痰散结、软坚散结、清热解毒熔于一炉。用芙蓉叶、藤梨根等清热解毒，是方攻补兼施，攻而不伤其正，补为扶正抗癌。凡脾胃系肿瘤皆可应用是方加减治疗。即便不能手术或术后、化疗后也可应用是方加减施治。

⑩ 瓜蒌留行芙蓉汤

【方源概说】

作者自制方。组成：全瓜蒌 15～30g 皂角刺（天丁）30g 夏枯草 15～30g 猫爪草 30g 王不留行 15～30g 莪术 10～30g 蜂房 5～10g 了哥王 10g 天冬 10～15g 薜荔果 15～30g 甘草 5g 芙蓉叶 15～30g 蒲公英 30～60g 漏芦 10～15g。用法：日 1 剂，水煎，2 次分服。治乳房肿瘤用小剂量，治乳腺癌用大剂量。功用：清肝胃，解癌毒。

【临床应用指征】

乳腺癌。症见乳腺结节或肿块质硬，触之粘连，乳头回缩，有分泌物，咽干口渴，或咳黄黏痰，大便干结，舌质红苔薄黄腻，脉沉弦或弦数。

【临床必用】

乳腺良性肿瘤，乳腺癌。

【加减应用】

1. 素体虚弱者，加黄芪15g，党参12g，焦白术10g，山药15g，陈皮12g，茯苓12g，砂仁5g（打，后下）健脾益气，扶正抗癌，先顾其本。

2. 肝郁气滞重者加广郁金12g，开心果12g疏肝理气。

3. 胃火亢盛者，加生地黄12g，生石膏60g，黄连5g，牡丹皮12g以清胃热。

4. 放、化疗后白细胞减少者，加党参15g，补骨脂12g，山茱萸15g，灵芝12g，薜荔果15g，黄芪15～30g益气增白。

【按语】

考女子乳头属肝，凡乳房病变皆由肝郁胃热乳络不畅，痰与瘀结，郁热相煎，气血不畅，久而聚毒成瘤。是方用药，其归经多直入肝胃。其味有辛，辛以散结，其味有苦，苦以泄热，其性有寒，寒折其热，诸药和合，清热解毒，消肿散结。据现代药理研究，全瓜蒌、夏枯草、蒲公英、芙蓉叶皆有抑瘤抗癌，增强免疫功能等功用，故为治乳腺癌首选之药。方取王不留行、莪术活血化瘀，穿山甲、猫爪草、夏枯草软坚散结，皂角刺助全瓜蒌化痰散结，了哥王苦微辛寒，清热利水，化痰散结，用薜荔果、麦冬、甘草扶正抗癌，是方组成针对乳腺肿瘤，突出一个"清"字，抓住一个"散"字，不忘一个"补"字，攻补兼施，补为攻设，攻为祛邪。乳房肿瘤皆可应用是方加减治疗。

107 益肾抗癌饮

【方源概说】

作者自制方。组成：山茱萸15g 山药15g 黄芪15g 焦白术12g 野葡萄藤30g 瞿麦15g 土茯苓30g 小蓟15g 皂角刺30g 莪术10g 地鳖虫12g 天龙5g 天葵子10～15g 石上柏30g 凤尾草30g 甘草5g。用法：日1剂，水煎，分2次，温服。功用：扶正抗癌，清热解毒，化痰散结，活血化瘀，利水消肿。

【临床应用指征】

头昏乏力，倦怠气弱，或腰痛腿软，或下腹部疼痛，小便不利，女子带下或红白相兼，或带下如屋漏水，或便干结难解，或便溏夹黏液，甚则带血，舌淡红，苔薄白或舌紫黯或舌红苔薄白或薄黄或腻黄，脉沉尺弱或沉涩尺脉不扬或弦细弱，经相关检查确诊是中医肾系范围内之恶性肿瘤者。

【临床必用】

肾癌、脑癌、多发性骨髓癌、膀胱癌、宫颈癌、子宫癌、睾丸胚胎癌、睾丸肿瘤、前列腺癌、骨肉瘤等。

【加减应用】

1. 治肾癌、前列腺癌、睾丸癌、骨肉瘤、多发性骨髓癌，加杠板归 15～30g，猪苓 30g，以增强利水消肿之力；加薜荔果 15～30g，补骨脂 10～15g，龟板 10～30g，以增强扶正抗癌之力；若肾阴肾阳虚甚者，山茱萸单药力弱，可加枸杞子 15g，巴戟天 15g 阴阳双补。

2. 治妇科诸肿瘤，如子宫癌、卵巢癌等。选加八角莲 5～10g，炙水蛭 0.6～1.5g 研末吞服，以增活血化瘀之力。

3. 治脑肿瘤，加七叶一枝花 15～30g 是药清热解毒力强，各种肿瘤皆可选用，因其能镇痉，故治脑肿瘤不可或缺。或选用牛黄 0.3～0.5g，冲服以增强清热解毒之力。或用天龙 0.5～1.5g，研末吞服，以增活血化瘀之力。或加蜈蚣 3g，全蝎 3～5g 入煎，以增活血解毒止痛之力。

4. 脾胃气虚者，加党参 12g，茯苓 15g，砂仁 5g（打，后下），陈皮 12g，炒薏苡仁 15g 以助方中黄芪、白术、山药健脾益气，扶正抗癌之力。

【按语】

肾乃先天之本，人身三宝精气神根于肾，源于肾，肾主骨生髓，肾主生殖，肾司二便，肾开窍于脑，肾与膀胱相表里。因肾与诸多器官有着密切的关系，密不可分。故肾家一旦亏虚，轻则精神不振，体倦乏力，不耐劳累，重则邪入病生，甚则变生他端，发为癌变。是方用山茱萸为补先天之首药，山茱萸归肝、肾两经，是药酸，微温质润，其性温而不燥，补而不腻，既能益精，又可补阳，为平补阴阳之要药。据现代药理研究，山茱萸对非特异性免疫功能具有增强作用，能抑制腺癌细胞，因化疗、放疗引起的白细胞下降者有其升高作用，配合山药、黄芪、白术、甘草等肝肾同补，先天后天兼顾。凡肾系癌症，扶正抗癌，必用。用杠板归、小蓟、猪苓、土茯苓、瞿麦等配合白术、山药健脾助运，利水渗湿力增，补中焦利下焦直达病处；用天葵子、凤尾草、石上柏清热解毒，以抗癌毒；用地鳖虫、天龙活血化瘀，和方中莪术、皂角刺相合，化痰散结，化瘀散结，直破症结，共奏痰化瘀散、清热解毒、祛浊消肿之功，对肾癌等尤为合拍，是病必用。

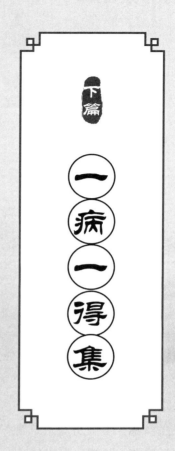

下篇

一病一得集

一、内科疾病 26 个

1　咳嗽

【主题语】

咳嗽——病因：外感责之六淫，内伤责之肺、脾、肾，关乎痰。

　　——辨证：望痰色，定寒热；据痰质，分虚实。

　　——治疗：止咳为先，肺为主，宣肃两途，兼症兼治。

【病证概要】

咳嗽是肺系疾病的一个常见症状，有外感内伤之别、寒热之分、虚实之异。古谓无痰而有声谓之咳，无声而有痰者谓之嗽，既有痰又有声音者称之为咳嗽。临床上两者难以截然分开，故多"咳嗽"并称。

对咳嗽，《素问·咳论》首先认为咳嗽是肺的病变，故曰："肺为咳"。但又指出："五脏六腑皆令人咳，非独肺也。"说明脏腑受邪，皆可影响于肺脏而发生咳嗽。巢元方《诸病源候论》把咳嗽分为风咳、寒咳、支咳、肝咳、心咳、脾咳、肾咳、胆咳及厥阴咳等十种咳嗽，对咳嗽的症状作了较详的描述和鉴别，为中医对咳嗽的辨证留下了宝贵的资料。西医学所称的呼吸道感染、慢性支气管炎、肺炎等见有咳嗽者，可参照此治疗。

【证治探析】

咳嗽是肺系疾病的主要症状，分外感、内伤两方面。

外感咳嗽多责之六淫。风、寒、暑、湿、燥、火六淫之邪犯肺所致。肺失宣肃，产生咳嗽。临床常见的以风寒为多，其他则次之。因风为百病之长，所以在外感咳嗽诸症中，不论风寒、风热或燥热咳嗽，多以风为先导，或夹寒、夹热、夹湿、夹燥等由外入侵，伤于肺系而为咳嗽。

内伤咳嗽主要责之肺、脾、肾，关乎痰。肺主一身之气，气行则血行，血水同源，血随气行，水寓其中，故余曰"肺为生痰之路"。在水液代谢过程中，肺有通调水道的功能。其源清者布散于皮毛、肢体、五脏六腑；浊者下流归肾排出体外。在所运行的道路上，凡影响气机通畅，皆可发生水因气滞、气因水停而发生水湿滞留的现象，郁滞化火，酿湿生痰，为脾运化水谷精微设下障碍，水湿痰毒，上渍于肺，壅塞肺气，影响气机出入，而出现咳嗽、气喘等肺的症状。前贤所谓"脾为生痰之源"，即寓此意，从而有"培土生金"治咳一说。肝为五行之首，体阴而用阳，藏泄并举，主升主动，喜条达而恶抑郁，有刚脏之称，魏之秀在《续名医类案》称："肝为万病之贼。"考肝与肺经络相联，肝气之升发，肺气之肃降，升发与肃降互相制约，互相协调。若肝气郁结，失其升发疏泄之能，就会影响肺气的肃降而致咳嗽，如有些慢性咳嗽每因情志郁怒而诱发，就是肝对肺影响的表现。肝火上炎，灼伤肺阴，则可出现咳嗽，痰咯之不爽，咽喉干燥，胸胁胀满等症，临床称之为"木火刑金"，即由此来。朱震亨说："气顺则一身之津液亦随气而顺矣。"肝气不疏，脾运失司，肝郁脾虚则水聚湿停，郁久而化痰，入肺而咳嗽，亦即寓此意。"痰之本本于肾"，肾乃生痰之本。也咳嗽之由，诚如张景岳所谓："盖痰即水也，其本在肾，其标在脾，在肾者，以水不归源，水泛为痰也，在脾者，以饮食不化，不制水也。"《明医杂著》也云："痰之本，源于肾；痰之动，湿也，主于脾。"脾肾皆可生痰。在肾有阴虚阳虚之别，阴虚水动，水沸腾动于肾，煎熬成痰；阳虚不能制水，以致水随痰涌聚而为痰，皆可因痰而致咳嗽，治当有别。

【辨证施治】

（一）外感咳嗽

证候：风寒外袭，咳嗽、痰色白、稀薄，鼻塞流涕，舌淡苔薄脉浮。治当疏风解表，宣肺以止咳。风热袭肺，咳嗽、痰黄、鼻流黄涕。舌淡红苔薄白或薄黄，脉浮。

治法：宣利肺气，疏风止咳。

方药：止嗽散加减。炙紫菀 12g 白前 10g 百部 10g 桔梗 10g 陈皮 12g 荆芥 10g 甘草 5g。日 1 剂，水煎 2 次温服。

加减应用：

1）风寒者，鼻塞流涕者，加白芷 12g，防风 10g，辛温宣肺。

2）风热者，加桑叶 10g，金银花 12g，杏仁 10g，薄荷 10g，荆芥减半，辛凉为主，宣肺止咳。

3）秋燥而咳者，当辨清凉燥、温燥。温燥者，症见咳嗽少痰，咽干咽痛者，去荆芥，加用桑叶 10g，沙参 10g，杏仁 10g，桔梗 10g，贝母 10g，生石膏 30g 辛凉清润以止咳。凉燥而咳,咳嗽痰少色白或无,喉痒咽干者,方中荆芥辛温宣肺,百部、紫菀温润止咳,桔梗升提肺气以利咽,白前下气以止咳,甘草、桔梗缓急止嗽,诸药和合温而不燥,润而不腻,与凉燥切中病机,可加紫苏 5g 与方中荆芥配伍,以增辛温宣肺之力。

4)在咳嗽中,对两个极端之症需注意。肺热太盛,咳嗽痰黄,加黄芩 12g,栀子 12g,桑白皮 15g 清肺止咳;大便干结者,可加生大黄 10g,泻火通便;痰中带血者,加白及 12g,藕节 15g,牡丹皮 12g,去方中荆芥,凉血止血,肃肺止咳。寒邪太盛,痰色白而稀,夹有泡沫者,加细辛,散寒宣肺,用量因需而定,轻则 5g,重则 10~20g。

(二)内伤咳嗽

1. 脾虚咳嗽

证候:咳嗽痰多,痰出则嗽止,痰白而黏,气短乏力。舌淡苔薄腻,脉沉细。

治法:健脾化痰。

方药:香砂六君汤合二陈汤加减。党参 15g 白术 12g 茯苓 15g 甘草 5g 半夏 12g 陈皮 12g 桃、杏仁各 12g 枇杷叶 12g。日 1 剂,水煎,2 次温服。

加减应用:

1)痰色白量多,黏而难咯者,加苍术 12g,厚朴 10g 以增强方中半夏、陈皮燥湿化痰之力。

2)咳嗽气急,胸闷痰多者加苏子 12g,白芥子 10g,莱菔子 12g 降气化痰。

3)咳痰稀白者,细辛必用,轻者剂 5g,重者剂 10g,效不佳可用至 20g,温肺祛痰效增。

2. 肝火犯肺

证候:咳嗽气抑,咳则连声不已,痰不易咯出,胸胁疼痛,甚则痰中带血,烦热口苦,面红目赤,舌红苔黄,脉弦数。

治法:清肺化痰,清肝泻火止咳。

方药:青黛散合泻白散加减。桑白皮 15g 地骨皮 15g 栀子 12g 牡丹皮 12g 杏仁 12g 紫菀 12g 桔梗 10g 川贝母 12g 黄芩 12g 甘草 5g。日 1 剂,水煎,分 2 次温服。青黛 3g(冲服)。

加减应用：

1）痰中夹血者，加白及 12g，花蕊石 12g，白茅根 15g，仙鹤草 30g 凉血止血；

2）胸闷气逆，肝气不畅者加瓜蒌皮 10g，广郁金 10g，旋覆花（包煎）10g 利气降逆；

3）痰黏咯之不爽者加海浮石 15g 合方中贝母清热豁痰；

4）郁火伤津，胸闷口干者加南沙参 12g，天、麦冬各 10g，广郁金 12g 滋阴清热、开郁止咳。

3. 肾虚肺咳

证候：咳嗽或咳喘并作，动则为甚，甚则不能平卧，痰涎清稀，或灰白透亮，状如凉粉，咳甚则自汗，尿出。

治法：益肾止咳。

方药：金匮肾气丸化裁合成药金水宝加减。山茱萸 15g 巴戟天 12g 熟地 12g 山药 15g 熟附片 10g 焦白术 15g 红参 5～10g 杏仁 10g 炙紫菀 10g 款冬花 10g 甘草 6g 蛤蚧 1 只（去头足麻油酥，研细末，冲服，日 2 次）。

加减应用：

1）痰涎稀薄夹泡沫者，加细辛 5～10g 温肺化痰。

2）痰色清稀，阳虚水泛为痰而咳喘者，加紫石英 20g、巴戟天 10g、山茱萸 10g 温肾助阳，纳气归肾。

3）痰色透明或淡灰如凉粉者，此属阴虚火旺水沸为痰，加知母 10g，黄柏 12g 以安相火。

4）见舌光无苔或少苔，干咳无痰，脉细数者，加天冬 15g，麦冬 15g 养阴润肺以止咳。

5）咳血色鲜者，加仙鹤草 15g，白及 12g，白茅根 15g 凉肺止血。

6）咳而心慌、寐差者，加炒枣仁 12g，柏子仁 12g，茯神 12g 养心安神止咳。

【按语】

外感咳嗽用止嗽散一方加减，乃学习陈修园《医学心悟·咳嗽》而悟出。陈氏谓："风寒初起，头痛鼻塞，发热恶寒而咳嗽者，用止嗽散加荆芥、防风、苏叶、生姜以散寒邪……若暑气伤肺，口渴烦心溺赤者，其症最重，用止嗽散加黄连、黄芩、花粉以直折其火。若湿气生痰，痰涎稠黏者，用止嗽散加半夏、茯苓、桑白皮、生姜、大枣以祛其湿。若燥气焚金，干咳无痰者，用止嗽散加瓜蒌、贝母、知母、柏子仁以润燥。"录之以资参考。

② 胃痛

【主题语】

胃病——和为贵。

　　——降为顺。

　　——润为安。

【病证概要】

胃痛又称胃脘痛，以胃脘部疼痛为主要症状，胃在五行中和脾皆属于土，胃为阳土，脾为阴土。脾喜燥而恶湿，胃喜润而恶燥，两者相反相成，互相为用。

胃痛虽病位在胃，而与肝脾关系密切，胃与脾以膜相连，胃主收纳，腐熟水谷，脾主水谷精微的运化和转输，《黄帝内经》云："饮入于胃，游溢精气，上输于脾，脾气散精，上归于肺，通调水道，下输膀胱，水精四布，五经并行，合于四时五脏阴阳，揆度以为常也。"此乃脾胃的整个生理过程的表述，两者同为后天之本，在生理上相互配合，在病理上互相影响，如劳倦内伤，饥饱无常，每多脾胃同病；又从五行生克关系来看，肝属木，为刚脏，性喜条达，主疏泄，肝气横逆，或肝火亢盛，迫灼胃阴，或肝血瘀阻，胃失滋养，胃皆可因此而病。

根据中医学理论，胃之生理可归纳为九个字：和为贵，降为顺，润为安。胃为阳土，胃和则无病，胃主降，降为顺，胃喜润，润则安，安则无病所生。若当降不降，气机不畅，壅滞则为病；不降反升，气逆作堵，则病从生。追其因有因气滞，有因津伤，有因食滞，有因寒，有因热，有因瘀，或因体倦劳伤，久病不愈，或用药不当，伤及脾胃皆可发为胃病。胃痛是临床上中西医常见的一种病症，西医的急慢性胃炎、浅表性胃炎、慢性萎缩性胃炎、糜烂性胃炎、胃十二指肠溃疡、胃癌以及胃神经官能症等，皆与中医胃痛相类似。不同的是西医的病不能包含中医的证，而中医的证也不能替代西医的病，不变的规律是病不变，证变。中医的胃痛实质是用症以代病名，可其中证型甚多，故凡上述西医称之的各种胃病，皆可参考"胃痛"治之。

【证治探析】

治胃痛，当先明确寒热虚实，气血缓急。临床上辨寒热多易，问而知之，如痛喜温喜按，遇冷加重则寒也，当从寒治；如恶热喜凉，属热结火郁，当从热治。虚者，疼痛得食稍安，喜按喜温，实者，痛而拒按，痛处固定不移；痛势隐隐，痛无定处，多属虚证。胃痛暴起，外邪所致，或贪食生冷或暴饮暴食，食滞不化，胃失通降，不通则痛，多属实证；凡胃痛渐起，疼痛嗳气，打嗝者，多因肝郁气滞，或木旺克土，或土虚木贼，或脾胃气虚而致肝胃不和；胃痛尚有在气在血之分，初起在气，久病在血多气滞血瘀。凡痛属气分者，既胀且痛，以胀为主，痛无定处，时作时止，聚散无形，此无行之气痛也。凡痛属血分者，痛势刺痛，痛有定处，此有形之血痛也，多夹痰瘀或痰瘀互阻。此外，察舌以辨阴阳寒热瘀虚，临床上舌质淡或紫黯或兼有瘀斑，瘀点，多属阴属寒属瘀多虚；舌红苔黄，多属阳属热多实。论其治疗，紧抓"和""降""润""通"四个字分四型治疗。

【辨证施治】

1. 饮食滞胃

证候：胃脘胀痛，嗳腐吞酸，打饱嗝，舌苔脉象一般无变化。

治法：疏肝解郁，理气止痛。

方药：保和丸加减。神曲 12g 焦山楂 12g 炒谷、麦芽各 12g 白术 10g 陈皮 12g 枳壳 12g。日 1 剂，水煎，2 次分服。轻者单服山楂丸即可。

2. 肝郁气滞

证候：胃脘胀痛，胸闷嗳气，痛及两胁，嗳则为舒，舌红苔薄，脉弦。

治法：疏肝解郁，理气止痛。

方药：柴胡疏肝散加减。柴胡 12g 香附 12g 枳壳 10g 川芎 10g 陈皮 12g 白芍 12g 甘草 5g。日 1 剂，水煎，2 次分服。

加减应用：

1）痛甚者选加醋延胡索 10～15g，佛手片 10g，九香虫 5g，甘松 3～5g 以增疏肝理气，解郁止痛之力。

2）嗳气频作者加八月札 10g，木蝴蝶 10g，旋覆花 10g 顺气降逆。

3）气逆欲吐者，加降香 3~5g，丁香 3~5g，柿蒂 10g，半夏 12g 理气和胃，降逆止吐。

4）肝郁化火，胃脘灼痛，嘈杂反酸，口干口苦，舌红苔黄，脉弦数者。加竹茹 12g，柿蒂 9g，牡丹皮 12g，黄连 3~5g，吴茱萸 3~5g 疏肝泄热，和胃降逆。

5）泛酸者，加乌贼骨 12g，煅瓦楞子 20g 和胃止酸。

6）胃痛，痛处固定，势如针刺刀割，按之痛甚，痛势持久，或夜痛尤甚，舌紫黯或有瘀点瘀斑者，加五灵脂 10g（包煎），炒蒲黄 10g（包煎），紫丹参 12g，甘松 5g，化瘀通络，理气止痛。

3. 胃寒凝滞

证候：胃脘疼痛阵作，得温稍减，嗳气，舌淡苔薄白或紫黯，脉沉弦或弦紧者。

治法：温中散寒，行气止痛。

方药：良附丸合四逆散加减。熟附子 10g 高良姜 5~10g 干姜 3~5g 吴茱萸 3~5g 柴胡 10g 枳壳 10g 焦白术 12g 炒陈皮 12g 炙甘草 5g。日 1 剂，水煎，2 次分服。

加减应用：

1）脾胃素虚，遇寒或劳累发作，痛势隐隐，得温得食则安，泛吐清水，手足不温者，去枳壳，加黄芪 12g，桂枝 10g，白芍 15g，茯苓 12g，焦白术 12g，健脾益气，和胃止痛。

2）胃痛泛酸者去炙甘草，加煅瓦楞子 20g，乌贼骨 10g 制酸止痛。

3）神疲纳呆，大便稀溏者加黄芪 12g，焦白术 12g，焦三仙各 12g，诃子肉 12g 益气健脾，开胃助食。

4. 胃阴不足

证候：胃脘灼痛隐隐，口干咽燥，大便干结，舌红少苔，脉细数者。

治法：养阴益胃。

方药：养胃汤合芍药甘草汤加减。沙参 12g 麦冬 12g 玉竹 12g 生扁豆 12g 芍药 12g 甘草 5g 生地黄 12g。日 1 剂，水煎，2 次分服。

加减应用：

1）胃中自觉火烧者，加蒲公英 15g，绿梅花 5g，乌梅 10g，酸甘养胃，理气止痛。

2）大便干结者，加火麻仁 10g，郁李仁 10g 润肠通便。

【按语】

以上各型皆用汤剂，日 1 剂，水煎，分早晚 2 次温服。证属实者，饭前服，虚者饭后服。胃痛治疗无定法，亦无定方，权衡辨证，若他病兼以胃痛，则分清主次，治疗主病，兼顾其症。若久病变生他端，如胃癌治当另论。

3 呃逆

【主题语】

呃逆——辨清虚实，分清寒热。
——病根在胃，旁及肝、脾、肺。

【病证概要】

呃逆以气逆上冲，喉间呃逆连声，声短而频，令人不能自制者为主证，本证古称"哕"，又称"哕逆"，《黄帝内经》首先提出为中上二焦病。如《素问·宣明五气》说："胃为气逆为哕……"《灵枢·口问》篇又说："谷入于胃，胃气上注于肺。今有故寒气与新谷气，俱还入于胃，新故相乱，真邪相攻，气并相逆，复出于胃，故为哕。"阐述了中上二焦产生呃逆的病理机制。在治疗上《灵枢·杂病》篇说"哕，以草刺鼻嚏，嚏而已；无息，而疾迎引之，立已；大惊之，亦可已。"此之法至今对呃逆之轻者，仍有其实用价值。《金匮要略·呕吐哕下利病脉证治第十七》分为三个类型：属于寒呃者，如"干呕，哕，若手足厥者，橘皮汤主之"。属于寒热者，如"哕逆者，橘皮竹茹汤主之"。属于实热者，如"哕而腹满，视其前后，知何部不利，利之即愈"。这种分类和治法，为治分寒热虚实、辨证施治奠定了基础。

【证治探析】

呃逆的病因病机主要在胃，与肺、脾、肝以及肾相关。饮食不节，过食生冷，寒气蕴蓄于胃，并循手太阴之脉上膈、袭肺，胃之气失于和降，不降反升，气逆而上，膈间不利，每见呃声短而频作，不能自制。若过食辛辣煎炒，或过用温补，燥热内盛，阳明腑实，气不下行，亦可上行动膈而生呃逆；情志不和，恼怒抑郁，气机不利，则津液失布而滋生痰浊，若肝郁气逆，克犯肺胃，以致胃气夹痰，上逆动膈而发生哕逆。《古今医统大全·咳逆门》谓："凡有忍气郁结积怒之人，并不得行其志者，多有咳逆之证。"是其意也；脾肾气虚，重病久病之后，或因病而误用吐、下之剂，耗伤中气，损及胃阴，均可使胃失和降而产生呃逆。如病深及肾，则呃逆多为肾气失于摄纳，引动冲气上乘，夹胃气动膈而呃。

呃逆病位主要在胃，胃者，水谷之海，和为贵，降为顺，胃气不和，和降失司，胃气不降反升，上逆为呃，是主要的病理机制，凡影响胃之和降的皆可致呃，旁及肝、脾、肺，其病有虚有实，有寒有热，病久也有牵连肾者，当分而治之。

【辨证施治】

1. 寒凝气滞

证候：呃声有力，膈间及胃脘不适，得热则减，得寒加甚，舌苔白润，脉沉迟。

治法：温中祛寒，降逆止呃。

方药：丁香散加味。丁香5g 柿蒂10g 高良姜5～10g 炙甘草5g 姜半夏10g 生姜3片。日1剂，水煎，2次温服。

加减应用：

1）寒重者加吴茱萸5g，肉桂5g，刀豆10g以温中散寒，降逆止呃。

2）胃中夹寒，食滞不化，嗳腐吞酸，胃脘作闷，气机不畅而呃逆者，加厚朴10g，枳壳10g，山楂、神曲各10g，莱菔子10g，煅瓦楞子20g消食化滞，理气畅中，制酸止呃。

2. 胃火上冲

证候：呃声洪亮，口臭烦渴，喜冷饮，或大便秘结，小便短赤，舌苔黄，脉滑数。

治法：清降泄热止呃法。

方药：竹叶石膏汤加减。竹叶10g 石膏30～60g 麦冬12g 北沙参10g 半夏10g 粳米30g 甘草5g。日1剂，水煎，分2次温服。

加减应用：

1）大便秘结者，加生大黄 10g（后下），槟榔 12g，木香 10g 通腑泄热，腑气通则胃气降，呃逆自平。

2）呃声频连，多因情志不遂而发，此木郁克土之征，症见脘腹胀闷，肠鸣矢气，苔薄脉弦，宜加郁金 12g，川楝子 12g，乌药 10g，川芎 5～10g 疏肝解郁，清热和胃以止呃。

3）胃热深重者，沙参易人参，重用石膏，剂 60～100g，清胃养阴，以清为主，热降则呃平。

3. 中虚气逆

证候：呃声虚弱无力，手足不温，面色不华，食少困倦，舌淡苔薄，脉沉细弱。

治法：温补脾胃，和中降逆。

方药：理中汤加减。人参 5g（或党参 12g）干姜 5g 白术 12g 黄芪 12g 陈皮 12g 柴胡 12g 姜半夏 12g 升麻 10g 甘草 5g。日 1 剂，水煎，分 2 次温服。

加减应用：

1）气虚寒呃加吴茱萸 5g，丁香 5g，合主方人参、黄芪甘温益气，扶阳温中，和胃而平呃。

2）呃逆不止，加旋覆花 12g，代赭石 15～30g，重镇降逆而止呃。

3）病程日久，呃逆久而不愈，伴腰膝酸软，手足不温者，此乃肾虚之征，肾虚不能纳气归肾，故呃逆持续而长期不愈，舌多淡白，脉沉细尺脉尤弱，加附子 10g，肉桂 5g，紫石英 15～30g，山茱萸 15g 温肾助阳，纳气归肾，则呃自止。

【按语】

临床上偶见胃阴不足而呃者，多见年老，或病后康复不佳，或热病伤阴，胃失濡养，和降失司而呃逆者，呃声无力，口干舌燥，夜寐烦躁不安，舌质干红少苔，或有裂纹，脉弦细数，此乃津液亏耗之征，治当转手，改辙易弦，生津养胃为上。用乡贤吴鞠通《温病条辨》益胃汤加味。药用：沙参 12g，麦冬 12g，生地黄 12g，玉竹 12g，冰糖适量，酌加枇杷叶 12g，石斛 12g，柿蒂 12g，刀豆 12g 益胃养阴，和胃降逆效好。

④ 内伤头痛

【主题语】

内伤头痛——责之肝肾，兼及脾胃。

——辨虚实，兼症兼治。

——止痛为先，一方加味。

【病证概要】

头痛是中医以症代病的一个自觉症状，在临床上可以出现在多种急性、慢性病的过程中。主要分外感头痛、内伤头痛两型。外感风寒头痛者，辛温解表；风热头痛者，辛凉解表；湿热头痛者，祛风除湿清热可愈。其有气虚、血虚、夹痰夹瘀、夹阳夹风夹湿之变，在脏在腑之别，经络之分，病名证类虽多，概括起来就是两个字"头痛"，治疗当以止痛为先，考头为诸阳之会，清阳之府，唯风可到，兼证多端，凡病邪阻滞脑络，脑失濡养，不畅不通，皆可发生头痛，治疗内伤头痛多用滋阴平肝，息风止痉，益气养血，活血通络，化痰通络为主。辨证选方用药。

【证治探析】

内伤头痛多责之肝肾，兼及脾胃，因脑为髓之海，肾主髓，依赖肝肾精血以濡养，脾胃运化水谷精微输布气血而上冲于脑，使脑得以濡养。故凡内伤头痛，皆与肝、脾、肾三脏相关。肝性喜条达，若情志不遂，郁而化火，上扰清空，病久火盛伤阴，肝失濡养，或肾水不足，水不涵木以致肝肾阴亏，肝阳上亢，或本肾虚，脑髓空虚，清阳不展，脑络不畅，皆可致头痛。脾胃虚弱，生化不足，营血亏虚，脑髓失于濡养，则互为因果而致头痛，此皆虚象也。夹瘀夹痰，或兼夹他邪，阻遏清阳，清宫受扰，此时皆可引致头痛而作，若头痛病久，反复不愈，或止而复作，此病已入络，脉络瘀阻，不通则痛，非单独治经可愈，当遵治经不愈，一病一方辨证治疗。

【辨证施治】

内伤头痛

证候：头痛。或头痛空眩，或兼耳鸣多梦，或头痛头昏并作，面色不华，遇劳加重，头痛经久不愈，反复发作，发则痛如锥刺，固定不移，或偏头痛，或痛在巅顶，或痛在后脑，或痛兼呕恶痰涎。脉弦有力，或弦而尺弱，舌淡苔薄或白微腻。

治法：活血通络，止痛为先。

方药：头痛基本方（自制方）加减。川芎 15～30g 磁石 30g 全蝎 5～9g。日 1 剂，水煎，分 2 次温服。

加减应用：

1）头空痛，腰痛酸软，耳鸣失眠者，重用山茱萸 15～20g，枸杞子 15g，熟地黄 15g，川断 12g，杜仲 12g，菟丝子 15g，炒枣仁 15g，麦冬 12g，夜交藤 30g 补益肝肾，宁心安神。

2）头痛头昏，遇劳加重，面色不华，气血不足者，加黄芪 15g，党参 15g，白术 12g 益气生血，寐差者选加酸枣仁 20g，天冬、麦冬各 15g，远志 12g，夜交藤 30g 养心安神。

3）头昏头痛头重者，加天麻 12g，半夏 12g，白术 12g，茯苓 12g，皂角刺 15～30g，健脾化痰，通络止痛。

4）头痛经久不愈，痛处固定，作则痛如针刺，加桃仁 10g，红花 10g，赤芍 12g 活血通络；疼痛甚者加蜈蚣 3g 与方中全蝎配伍，入络搜风以增活络止痛之力。

5）肝阳上亢，高血压者加川牛膝 15g，槐花 15～30g，生地黄榆 15g，钩藤 30g 引热（血）下行，平肝潜阳。

6）外风引发者，加防风 10g，白芷 10g，蔓荆子 10g 疏风止痛。

7）厥阴头痛呕吐者，肝寒上逆，头痛颠顶痛甚，干呕吐涎沫，舌淡脉沉弦者，加吴茱萸 5g，党参 12g，大枣 3 枚，生姜 3 片温中补虚，降逆止呕，头痛自愈。

【按语】

川芎用量尤当到位。考川芎辛温，入肝、胆、心包，活血行气，祛风止痛。川芎治头痛无论外感内伤皆可用之，外感者，川芎味辛走窜行血中之气，上行头目，为治外感头痛之要药，内伤者，川芎性温，善行，直入肝胆，上行头目，祛风外出，而通脑络。唯用量大有考究，头痛轻者 10～15g 即效，头痛重者 30g 为宜；如虑辛散太过，走窜太甚，加磁石 30g。磁石咸寒，归肝、心、肾经，有养肾益阴之效，磁石质重又能防川芎辛散太过，相得益彰。全蝎味辛性平，剂用 5～9g，直入肝经，入络息风，止痉止痛。凡内伤头痛，偏头痛暴发，痛势难忍，用是方治疗必效。

⑤　眩晕

【主题语】

眩晕——抓病因：风、火、痰。

——归脏腑：肝、脾、肾。

——治分两途，虚则补肝肾，益气血；实则平肝潜阳，不忘痰和瘀。

【病证概要】

眩晕者，眩是眼花，晕是头晕，重者头晕眼花，如坐舟车，不能站立，或伴有恶心、呕吐、自汗出，甚者昏倒，历代医家论述颇多，如《素问》有"诸风掉眩，皆属于肝"，《灵枢》有"髓海不足"等记载。金元《丹溪心法》谓"无痰不作眩"，《景岳全书》则强调"无虚不作眩"，二家之说指出了"眩晕"虚实皆有，根据临床实践，虚者气血亏虚，清扬不升，脑失濡养；肾家亏虚，肾精不足，髓海空虚，脑络失养，发为眩晕。临床上因虚而眩，因痰而眩者较多。实者肝阳上亢，上扰清空或痰浊中阻，亦不是没有，不可不辨。

【证治探析】

临床上眩晕之病，其病因虽有风、火、痰之别，然表现多互相并见，如肝阳上亢多见肝肾阴虚，气血亏虚多见虚阳上扰，无论肝阴不足或肝阳上亢，皆有夹痰夹瘀之机，虚实并见，本虚标实。急者多偏实证，息风清降为主，佐化痰之味；缓者多偏虚证，平肝潜阳，滋养肝肾为主，佐化痰之味。血虚者益肾健脾以养血。兹分二型治之。

【辨证施治】

1. 肝肾不足，气血亏虚

证候：眩晕而精神萎靡，少寐多梦，耳鸣健忘，腰膝酸软，劳累易作，男子或伴遗精、耳鸣，女子经血虚少，面色不华，眩晕动则加剧，或劳累而发，面色不华，或神疲懒动，四肢不温，纳谷不香，或见五心烦热，心悸失眠，舌淡脉细，或见尺脉不扬。

治法：补益肝肾，益气养血。

方药：左归丸、右归丸合归脾汤加减。山茱萸 15g 熟地黄 12g 菟丝子 12g 杜仲 12g 怀牛膝 12g 山药 15g 黄芪 15g 党参 12g 白术 12g 甘草 5g。日 1 剂，水煎，分 2 次温服。

加减应用：

1）阴虚内热，五心烦热者，加炙鳖甲 10g，知母 10g，黄柏 10g，生地黄 10g 滋阴降火。

2）若四肢不温，肾阳不足者，加熟附子 5～10g，配合山茱萸 12g，菟丝子 12g，山药 15g 温脾肾之阳。

3）血虚气虚，心悸少寐，神疲懒言者，黄芪、党参重用，剂 30g，当归 10g，加柏子仁 10g，夜交藤 30g 补气生血，养心安神。

2. 肝阳上亢，夹痰上扰

证候：眩晕而头痛作胀，急躁易怒，或兼见头重如裹，胸闷、恶心，少寐多梦，多梦纷纭，甚者眼干口苦。舌红苔薄黄或薄腻，脉弦数。

治法：平肝潜阳，燥湿祛痰。

方药：天麻钩藤饮合半夏白术天麻汤加减。天麻 12g 钩藤 30g（后下）石决明 15g 夏枯草 12g 川牛膝 12g 黄芩 12g 天麻 15g 法半夏 12g 陈皮 12g 白术 12g 茯苓 12g 丹参 15g 皂角刺 15g。日 1 剂，水煎，分 2 次温服。

加减应用：

1）肝阳上亢，偏于风盛，眩晕急剧，泛泛欲吐，四肢麻木者，加生龙骨 30g，生牡蛎 30g，珍珠母 30g 镇肝息风。偏于火盛，目赤苔黄，脉弦者，加龙胆草 10g，丹皮 12g 清肝泄热。

2）眩晕较甚，呕吐频作者，手足麻木，甚则震颤，筋惕肉瞤，加代赭石 30g，牡蛎 30g 镇肝息风，效好。加泽泻重用 30g，川牛膝 15g，车前子 30g，与方中茯苓配伍清热利湿，使停滞中焦之痰湿从下而出，而不上犯，则眩晕呕吐可止。

3）若兼脘闷不适，而眩晕者，加瓜蒌皮 12g，法半夏 12g，白豆蔻 10g，砂仁 6g 理气化痰，宽胸畅机，有利于祛除痰浊而清阳得升，则眩晕自平。

【按语】

凡眩晕症，不论痰瘀见症情重，丹参、皂角刺活血化痰，畅通脑络，增强血循环，改善脑供血，皆当应用。

⑥ 耳鸣、耳聋

【主题语】

耳鸣耳聋——实泻肝胆，虚补肾。

——耳聋治肺又一招。

【病证概要】

耳鸣是指病人自觉耳内鸣响，如闻蝉声，或如潮水；耳聋是指不同程度的听觉减退，甚至消失。耳鸣、耳聋可同时出现，然病位都在耳，病因病机也多相似，都与肾密切相关，中医理论"肾开窍于耳"寓意其中。耳鸣耳聋最早见于《黄帝内经》，如："上气不足，脑为之不满，耳为之苦鸣"，"髓海不足则脑转耳鸣。""燥气流行，肝木受抑……耳无所闻"，"少阳之厥，则暴聋。"纵观经典，耳鸣耳聋，多因肾虚，或因肝火，或夹痰夹瘀，治疗拟实泻肝胆，虚补肾。后读吴中尤在泾《医学读书记》中提到"耳聋治肺"一论，考耳司听，所听之声出于肺，肺为声之门，肾虽开窍于耳，而耳之用实在肺也。肺开窍于鼻，鼻窍通于耳，风邪袭肺，影响于耳，故耳失聪，治疗又当从肺着手，此法多用于外感风热风寒之邪外袭，肺气失宣，耳窍闭阻，所致耳鸣耳聋者，即尤氏所说："谓耳聋治肺者，自是肺经风热痰涎闭郁之症，肺之络会于耳中，其气不通，故令耳聋，故宜治其肺，使其肺气行则聋愈。"临床上多从此三法论治，皆当辨证应用，兼症兼治。

【证治探析】

耳鸣耳聋，肾虚为本，风邪外袭，肝胆火郁，痰浊瘀阻，皆为标，治疗抓肝肾，辨虚实，耳聋治肺另一招，兼症兼治是其大要。

【辨证施治】

1. 肝火上冲，耳窍闭塞

证候：耳鸣耳聋，面赤生火，目胀易怒，口苦尿赤，舌红苔黄，脉多弦数。

治法：清肝泄热。

方药：龙胆泻肝汤加减。龙胆草 10g 柴胡 10g 生地黄 12g 黄芩 12g 夏枯草 10g 焦山栀 12g 泽泻 12g 车前子 20g 石菖蒲 6g 甘草 3g。日 1 剂，水煎 2 次，温服。

加减应用：

肥胖之人痰浊内盛，郁而化火，两耳蝉鸣，两耳闭塞如聋，胸闷痰多者，上方加枳壳 10g，半夏 10g，茯苓 12g，浙贝母 12g，天竺黄 12g，竹茹 12g 以增清化痰热。

2. 肾阴不足，耳失濡养

证候：耳鸣耳聋，鸣声细弱，伴腰酸膝软，遗精滑精，脉象细弱，尺脉无力。

治法：滋阴补肾。

方药：六味地黄丸加减。生地黄 12g 怀山药 12g 山茱萸 15g 牡丹皮 12g 泽泻 12g 茯苓 12g 女贞子 12g 墨旱莲 12g 枸杞子 12g 甘草 5g。日 1 剂，水煎，分 2 次温服。

加减应用：

1）气血不足者，加黄芪 15～30g，党参 12g，当归 10g 益气养血。

2）肝肾亏虚，夹瘀者，加丹参 12g，红花 10g，石菖蒲 6g 合上方滋阴补肾，活血通窍。

3）肝肾不足，阴虚火旺者，可加知母 10g，黄柏 10g 滋阴降火配合上方标本兼治。

3. 外邪袭肺，耳窍闭塞

①风热上攻耳窍闭塞。

证候：头痛鼻塞流黄涕，两耳轰轰鸣响，间而听觉失灵，舌红苔薄黄，脉浮数。

治法：疏风清热，宣肺开窍。

方药：桑菊饮加减。桑叶 10g 菊花 10g 桔梗 10g 连翘 12g 杏仁 12g 薄荷 10g 石菖蒲 10g 蝉蜕 10g 甘草 5g。日 1 剂，水煎，2 次分服。

加减应用：

1）兼热重者加黄芩 10g，石膏 30g 以清肺热，有助气降而肺得其肃。

2）夹痰者，加瓜蒌皮 10g，杏仁 10g 清化热痰。

②风寒外袭，目窍闭塞。

证候：耳鸣耳聋，头痛鼻塞，恶寒无汗，舌苔薄白，脉浮紧者。

治法：辛温散寒，宣肺开窍。

方药：《沈氏尊生方》清神散加减。防风 10g 荆芥 10g 羌活 10g 菊花 10g 川芎 10g 木通 10g 木香 10g 僵蚕 10g 石菖蒲 12g 甘草 5g。日 1 剂，水煎，分 2 次服。

加减应用：

1）咳嗽者，加桔梗 10g，杏仁 10g 开肺止咳。

2）风寒外袭，头痛鼻塞流清涕者，加白芷 10g，辛夷 10g，薄荷 10g 辛温宣肺，散寒通窍。

3）不论何型，皆可辅用千金方按摩一法，取其轻按气散之意，为辅助疗法。

【按语】

治耳鸣耳聋，实泻肝胆，虚补肾乃大法，耳聋治肺也不失为一法，何孰何以，权在辨证施治。

 7 中风

【主题语】

中风——危重型，辛凉开窍，凉血活血，平肝息风，乃当务之急。

——缓轻型，益气活血，通经活络，标本兼治，效慢勿急。

——治未病为先，益肾充脑，活血通络，一方加减，杜绝中风。

【病证概要】

中风又名卒中，是病起病急骤，"风性善行而数变"，病情变化迅速，故古人以中风为名，一直沿用至今。本病临床以猝然昏仆，不省人事，口眼㖞斜，半身不遂，言语不利为主症。脑卒中发病率逐年上升，其中75%的患者伴有偏瘫，有的患者日常生活不能自理或完全依赖他人。降低中风病患者的病死率、致残率，减少并发症一直是医者的夙愿。中医古典医籍中将中风列入"风、痨、臌、膈"四大难症，可见本病治疗之难，但是历代前贤对中风病的探索从未停止，如近代医家张伯龙、张山雷，张锡纯等对中风学说进一步发挥，认为该病主要是肝阳化风，气血逆乱，直冲犯脑所致。如张山雷于《中风斠诠》中云："……病源为何？则肝阳不靖，气火生风，激其气血，上冲犯脑而震扰脑之神经耳。故谓是病为血冲脑经则可，而直以为脑病则不可。"张锡纯将中风分为"脑充血"和"脑贫血"两类病名。对治疗发挥了很大作用，疗效确切。但如何预防尚需进一步探讨。笔者在学习探索中，发现中风有先兆可防，防之得当可免于中风之苦。认为中风——"治未病"为先为贵。

【证治探析】

关于中风的病因病机，历代论述颇多，唐汉之前，多以"内虚邪中立论"，如《黄帝内经》谓："虚邪偏客"，《金匮要略》谓："络脉空虚"。之后各有论述，《河间六书》谓："心火暴甚"为因，《东垣十书》谓"正气自虚"，《丹溪心法》谓"痰湿生热"所致。《中医内科学》认为，中风是由于脏腑功能失调，在情志过极，劳倦内伤，饮食不节，用力过度，气候骤变的诱发下，致瘀血阻滞，痰热内生，心火亢盛，肝阳暴亢，风火相扇，气血逆乱，上冲犯脑而形成。其病位在脑，与心、肝、脾、肾密切相关。其病因病机主要有正气虚弱，内伤积损，情志过极、化火生风，饮食不节、痰浊内生等。其病性为本虚标实，上盛下虚，在本为肝肾阴虚，气血衰弱；在标为风火相扇，痰湿壅盛，气逆血瘀，阴阳失调，气血逆乱，上犯于脑为其基本病机。

据临床观察，中风之发生，主要因素在于患者平素气血亏虚，心、肝、肾三脏阴阳失调，加之忧思恼怒，或饮酒饱食，或房室劳累，或外邪侵袭等诱因，以致气血运行受阻，肌肤筋脉失于濡养；或阴亏于下，肝阳暴张，阳化风动，血随气逆，夹痰夹火，横窜经隧，蒙蔽清窍，而形成上实下虚，阴阳互不维系的危急证候。归纳起来主要有以下四个方面。

1. 积损正衰。年老体衰，肝肾阴虚，肝阳偏亢；或思虑烦劳过度，气血亏损，真气耗散，以致阴亏于下，肝阳鸱张，阳化风动，气血上逆，上蒙元神，突发本病。正如《景岳全书·非风》篇谓"卒倒多由昏愦，本皆内伤积损颓败而然。"

2. 饮食不节。嗜酒肥甘，饥饱失宜，或形盛气弱，中气亏虚，脾失健运，聚湿生痰，阻滞经络，蒙蔽清窍。或肝阳素旺，横逆犯脾，脾运失司，内生痰浊或肝火内炽、肝阳上亢，以致肝风痰火，横窜经络，上蒙清窍，突然昏仆，喝僻不遂。此即《丹溪心法·中风》谓："湿土生痰，痰生热，热生风也。"以及《临证指南医案·中风》谓：风木过动，中土受戕，不能御其所胜……饮食变痰……或风阳上僭，痰火阻窍，神识不清。

3. 情志所伤。五志过极，心火暴盛，或素体阴虚，水不涵木，复因情志所伤，肝阳暴动，引动心火，风火相扇，气血上逆，心神昏冒，遂致卒倒无知。正如《素问玄机原病式·火类》谓："多因喜怒思悲恐之五志有所过极而卒中者，由五志过极，皆为热甚故也。"

4. 气虚邪中。气血不足，脉络空虚，风邪乘虚入中经络，气血痹阻，肌肉筋脉失于濡养；或形盛气衰，痰湿素盛，外风引动痰湿，痹阻经脉，而致㖞僻不遂。如《诸病源候论·风偏枯候》谓："偏枯者，由血气偏虚，则腠理开，受于风湿，风湿客于身半，在分腠之间，使血气凝涩不能润养，久不瘥，真气去，邪气独留，则成偏枯。"

综上所述，中风之发生，病机虽较复杂，但归纳起来不外虚（阴虚、气虚）、火（肝火、心火）、风（肝风、外风）、痰（风痰、湿痰）、气（气逆）、血（血瘀）六端，其中以肝肾阴虚为其根本。此六端在一定条件下，相互影响，相互作用而突然发病。有外邪侵袭而发病者称为外风，又称为真中风或真中；无外邪侵袭而发病者称为内风，又称类中风或类中。从临床看，本病以内因引发者居多。

【辨证施治】

治已病

1. 危重型

证候：突然昏仆，口眼歪斜，神志昏迷，不能言语，肢体偏瘫，脉象洪大，舌质红绛、苔黄粗糙，其热重者多兼见面色潮红，身热烦躁，小便短赤，大便秘结；其痰盛者多兼见呼吸深重，鼾声大作，舌苔厚腻；其风重者多兼见肢痉抽搐，舌红苔薄，脉弦细疾。此型 CT 检查多提示为脑出血或蛛网膜下腔出血。

治法：辛凉开窍，凉血活血，平肝息风治法。

方药：安宫牛黄丸、犀角地黄汤、镇肝熄风汤加减。水牛角 60g（先煎 30 分钟）（代犀角）生地黄 12g 赤芍 15g 牡丹皮 15g 代赭石 30g 川牛膝 12g 天竺黄 15g 钩藤 30g 广郁金 10g 大黄 12g 夏枯草 15g 石决明 30g。日 1 剂，水煎，分 2 次温服。昏迷者鼻饲给药。

加减应用：

1）昏迷深重者加泽泻 30g，丹参 15g，泽泻重用配以丹参等活血利水而醒脑。大黄 10g 生用后下，意在通腑泻火、活血凉血引上冲之炎火下行，对挽回危局，大有裨益。

2）抽搐者加全蝎 6g，蜈蚣 2 条，合紫雪丹息风止痉；

3）痰多昏睡，鼾声重着，加天南星 10g，胆南星 5g，石菖蒲 12g，配伍至宝丹豁痰开窍。

4）面赤身热，气粗长呼，烦躁不安者加安宫牛黄丸口服以增清热开窍之力。

5）若见肢体强痉，不省人事，静安不躁，面色淡白，口角流涎，脉沉不扬，此乃痰湿内盛，上蒙清窍，内闭经络，阳气不得温煦之征，当用温开豁痰法，急用名方苏合香丸合《济生方》涤痰汤加减应用。药用制半夏 12g，天南星 10g，胆南星 5g，枳实 12g，茯苓 15g，竹茹 10g，广郁金 12g，石菖蒲 12g，钩藤 30g，天麻 12g，红参 5g，甘草 5g，水煎鼻饲给药。

6）症见突然昏仆，不省人事，目合口闭，鼻鼾息微，面白自汗，手撒肢冷，二便失禁，肢体瘫软，脉细欲绝者，此中风之脱证也。当用大剂参附、生脉之类回阳救脱，配合西药急救之。

2. 缓轻型

证候：指麻，或肢麻、舌麻、头昏，或头痛、眩晕等前期症状。发病时为神志突然昏糊，一般时间短暂，移时即留下言语蹇涩，半身不遂，步履不利，手不能握物，生活不能自理，舌质紫黯或夹有瘀斑瘀点，苔少或薄黄，脉沉弦或弦尺弱。此型患者相关检查多提示脑血栓形成或脑梗死。据临床观察，脑卒中虽有出血性和缺血性之分，但其病理产物皆以血瘀为主。随个体差异，有气虚血瘀、血虚血瘀、阴虚血瘀、阳虚血瘀、寒瘀互结，痰瘀凝滞等不同，其治疗，随其症变而辨治。此型患者病势虽缓，然临床症状变化多端。

治法：益气活血，通经活络。

方药：补阳还五汤加减。黄芪 15～30g 桃仁 10g 红花 10g 当归 10g 干地龙 10g 山茱萸 12g 巴戟天 12g 益智仁 12g 全蝎 6g 地鳖虫 12g 乌梢蛇 10g 紫丹参 15g 远志 12g 僵蚕 12g 天麻 15g 生地黄 12g 广郁金 12g。日 1 剂，水煎，2 次分服。

加减应用：

1）纳谷不香加焦三仙各 12g，腹胀者加莱菔子 12g 健胃消食。

2）小便失禁者加桑螵蛸 12g，党参 12g，煅龙骨 30g 益肾固摄，大便干结者选加火麻仁 12g，郁李仁 12g，肉苁蓉 12g，杏仁 12g，润肠通便。

3）加强功能锻炼，语言不利者进行语言训练，配合针灸治疗，活络通经，有利早日康复。

治未病

3. 中风先兆型

临床证候：

①闪过性晕厥。

②步履不稳，走路偏向一侧者，或两腿行走不自主地划十字。

③舌尖麻木，指（趾）端麻木。

④突发言语不利，或嘴角抽动，流涎。

⑤目下如卧蚕起之状，蚕体下垂或见水泡状，或见皮肤色黯紫，或皮色晦黯，或见血色成丝成缕。（蚕体下缘线和鼻梁坐标，下线越向下延，则中风可能性越大，如下线过鼻梁 1/2 较 1/3 者中风可能性更大。）

⑥微观检测，未病先兆：通过同型半胱氨酸、血流变，头颈部血管彩超、TCD 或 CTA（computered tomography angiography，CT 血管成像），脑 CT 或 MRI（magnetic resonance imaging，磁共振成像）等检查，发现血黏度改变、血管内受损、动脉硬化、血管斑块形成、腔隙性脑梗死等。

以上 6 条，见有 2 条以上者皆可诊断为中风先兆，另以下 2 条供参考：

⑦动辄气急，心悸，乏力，自汗，头昏、头胀、眩晕、甚则头痛，失眠，烦躁，面红，目赤，肌肉跳动。

⑧舌黯紫，有瘀斑、瘀点，脉沉弦有力，或弦细而数，或弦数尺弱。

治法：益肾充脑，活血利水，化痰通络。

方药：益肾充脑活血汤（自制方）。山茱萸 15～20g 山药 20～30g 枸杞子 12g 生地黄 12g 黄芪 15～30g（高血压者改红参 3～5g）当归 12g 丹参 12g 川芎 12g 僵蚕 12g 代赭石 30g 泽泻 15～30g 水蛭 6～10g 天麻 12g 川牛膝 12g。日 1 剂，水煎，分 2 次温服。

加减应用：

1）肝阳上亢，血压高者，加石决明 30g，决明子 15g，槐花 15g，地榆 12g 配合方中牛膝引热下行，以增潜阳之力。

2）高血脂、高胆固醇者加生山楂 20g，槐花 15g，决明子 15g，地鳖虫 12g，荷叶 12g，平肝潜阳，活血降浊。

3）舌麻，肢麻，指麻甚者，加全蝎 5g 与方中天麻、僵蚕配伍入络搜风，祛风除痰。

【按语】

中风的病位主要在脑，与肾相关，病因以虚为主，痰为关键，夹风、夹痰、夹火各有轻重缓急之分，重则中脏腑多为危重型，缓则中经络多为缓轻型。但皆有先兆在先，故设"治未病"一型，防为先，防为贵。方中用山茱萸、枸杞子、白术、陈皮、山药、贝母益肾，充养脑络，用黄芪（红参）、当归益气养血，血足血流畅则无血瘀，用丹参、川芎、水蛭行气活血，气行则血行，则血无留瘀之弊。肝肾同源，用生地黄合山药、枸杞子、山茱萸养肝益肾，滋润脑窍，窍络通畅则无瘀可停，此乃预防中风图本之举。用代赭石、泽泻、怀牛膝、天麻。泽泻味甘性寒，入肾与膀胱经，用之既能解膀胱之火又能泄肾之热，脑为肾之窍，热去则脑络凉爽，天麻直入肝经，味甘质润，药性平和，息风止痉，平抑肝阳，祛风通络，可防治各种原因所致之肝风内动，不管虚实寒热皆可应用，牛膝苦甘，性平，入脾、肾经，补益肝肾，活血通络。苦善泄降，引热下行。代赭石苦寒，归心、肝，主入肝经，功专苦降，平肝潜阳，得天麻既能息肝风，平肝阳。五味配伍，是虚可补，有风可息，有热可清，有痰可化，火可降，络阻可通，令风、痰、火、瘀无生之地，则中风可防。

所选药物经现代研究，多有抗凝、解聚、降黏、降低血管通透性、减轻脑水肿、改善微循环、恢复脑细胞代谢功能、增强肾血流量、软化纤维组织等作用。特别是虫类药，多具有扩张末梢血管、降低血管黏度等功效。预防中风，首当其选。是方经临床应用与观察，对预防中风及中风先兆型的治疗皆有良好的效果。临床上先兆型轻者 7 剂，重者 15 剂，临床症状多能消失，而免于中风之苦。症状未消者，可继续用药，灵活加减，直至先兆消失。

 8　痹证

【主题语】

痹证——风寒湿三气杂至，痹阻经络，从因论治。
　　　　——病久邪入肝肾，痰、瘀、虚相兼。治宜强筋壮骨，活血通络，驱寒除湿，标本兼治。

【病证概要】

痹的病名，最早见于《黄帝内经》。《素问·痹论》谓："风寒湿三气杂至，合而为痹也，其风气胜者为行痹，寒气胜者为痛痹，湿气胜者为着痹也"，"所谓痹者，各以其时重感于风寒湿之气也。"此外，还有皮痹、肌痹、脉痹、筋痹、骨痹的论述，皆给痹证的证治提供了理论依据。

临床上凡以肢体、关节、疼痛、酸楚、麻木、重着以及活动障碍为主要症状的病证，皆可称之为痹证。其主要病机是气血痹阻不通，筋脉关节失于濡养所致。西医的风湿热、风湿性关节炎、类风湿性关节炎、坐骨神经痛、骨质增生性疾病（如增生性脊柱炎、颈椎病、跟骨刺、大骨节病等）；其他疾病，如布氏杆菌病、血栓闭塞性脉管炎、硬皮病、结节性红斑，结节性脉管炎、系统性红斑狼疮，多发性肌炎等，可参考痹证辨证论治。

【证治探析】

痹是阻痹不通的意思。风寒湿热之邪，乘虚袭入人体，引起气血运行不畅，经络阻滞，或痰浊瘀血，阻于经隧，深入关节筋脉，皆发为痹证。分而言之有因体虚感邪，患者素体虚弱，气血不足，腠理空疏，则外邪易于入侵，以致风寒湿热之邪，留连于筋骨血脉，脉络不通则为痹证。风寒湿热之邪是引起是病的外在病因，气血亏虚，血流不畅，而致血停为瘀，湿聚为痰。痰瘀互阻，阻闭经络，深入骨髓，是致是病的内在病因。临床上各有特点，分如下几个方面。

风痹。风性轻扬，善行而多变，故风痹疼痛呈游走性，时而在肩，时而在肘，或在上肢，或游走下肢，无固定部位，苔薄白，脉浮。

寒痹。寒性凝滞，痛处固定，拘引而痛，疼痛剧烈，甚者如刀割针扎，遇寒痛增，得温痛减，舌紫黯苔白，脉紧迟。

着痹。亦称湿痹，湿性黏滞缠绵，酸痛重着，湿留关节则多酸痛，苔白腻，脉濡。

湿热痹证。其发病多在下肢腰膝。热性急迫，熏浊津液，留聚阻络，津液不能正常运行，筋脉失养拘挛，水湿之邪留滞，郁而化热，红肿热痛，疼痛渐剧，手不能触，或见高热，口渴等全身症状，舌红，苔薄黄，脉滑数。

痰瘀相杂阻络为痹，在痹证过程中，由于经脉气血长期不得通畅，在病因作用下，多留瘀夹痰，痰留关节，瘀阻络脉，使气血失荣，累及五脏，变成因虚、痰、瘀互结为痹，症状加重，肢体疼痛麻木，关节肿胀，甚至关节变形，活动受限，称之为顽痹。

【辨证施治】

1. 风寒湿痹（行痹，亦称风痹）

证候：肢体关节疼痛游走不定；痛痹其症痛处固定，风寒加剧，着痹（亦称湿痹）肢体酸痛，或兼有肌肤麻木。舌淡苔白或脉弦或迟或濡。

治法：祛风除湿，散寒通络。

方药：蠲痹汤化裁。羌活 12g 独活 12g 桂枝 10g 秦艽 15g 当归 10g 川芎 10g 木香 10g 乳香 10g 甘草 6g。日 1 剂，水煎，分 2 次温服。

加减应用：

1）偏于风者，加防风 10g，荆芥 10g 祛风通络。

2）偏于寒者加麻黄 10g，川草乌 5g，细辛 5～10g，可配小活络丹合用以增温经活络疏筋散寒之力。

3）偏于湿者加防己 12g，苍术 12g，薏苡仁 16g，蚕沙 12g 合主方以增祛风胜湿之力。

4）痛在上肢者加威灵仙 30g，酒桑枝 15g，防风 10g，姜黄 12g 祛风通络以止痛，痛在下肢者加防己 10g，薏苡仁 15g，泽泻 10g 合独活利湿活络，痛在腰部者加牛膝 12g，续断 12g 疏筋壮骨，活络散寒。

2. 湿热痹

证候：肢体关节红肿，痛处焮红燥热，红肿热痛，筋脉拘急，活动不便，舌红苔黄，脉弦兼数。

治法：清热祛湿，活血消肿。

方药：四妙丸加味。川牛膝 15g 黄柏 12g 薏苡仁 30g 苍术 12g 忍冬藤 15g 连翘 12g 黄芩 12g 赤芍 12g 牡丹皮 12g 秦艽 12g 威灵仙 15g。日 1 剂，水煎，2 次温服。

加减应用：

1）兼发热，体温升高者，加柴胡 30g，黄芩 12g，青蒿 20g，生石膏 60g 退热，以助热毒消退。

2）红肿者加赤芍 12g，鸡血藤 30g，地鳖虫 12g，丹参 12g 活血利水，消肿止痛。

3. 顽痹

证候：痹证日久，皮肤僵硬，由轻至重，由硬皮病至全身肌肉僵硬；筋痹者，筋骨屈伸不利，甚则变形；腰弯驼背（如强直性脊柱炎，风湿性关节炎后期皆属骨痹），脉沉尺细弱或细涩。舌淡或舌紫黯，夹瘀斑瘀点。

治法：补益肝肾，强筋壮骨，健脾益气，活血化瘀，化痰通络，合为一法。

方药：独活寄生汤合黄芪桂枝五物汤加减。桑寄生 15g 当归 12g 生、熟地黄各 12g 杜仲 15g 续断 12g 茯苓 15g 川、怀牛膝各 12g 黄芪 15g 人参10g 白术 12g 山茱萸 15g 巴戟天 12g 枸杞子 12g 桑椹 12g 皂角刺 30g 干地龙 12g 全蝎 5g 地鳖虫 12g 蚕沙 12g（包煎）。日 1 剂，水煎，分 3 次温服。

加减应用：

1）疼痛甚者加醋延胡索 20～30g，威灵仙 30g，乌梢蛇 10g 以增活络止痛之力。

2）顽痹当从整体观、优选观考虑，因病程已久，加减用药从优择选，随症择加鹿角 12g，五加皮 12g，乌梢蛇 10g，干地龙 10g 强筋壮骨，搜风活络。

【按语】

痹证日久不愈或失治，病邪深入，此非一般祛风散寒除湿止痛可效，所以必须着手痰和瘀，更重要的是虚，从肝肾着手，扶正祛邪。因此，凡痹证日久，都应当充分重视痰、瘀、虚三端。

 9　痿证

【主题语】

痿证——虚多实少，肺热伤津，肝肾亏损，阴虚内热，筋脉失养，痿之根本。
　　——治宗肝肾，补虚益胃，肺热久羁，因虚夹瘀，不可或忘。

【病证概要】

痿证是指肢体筋脉迟缓，软弱无力，日久因不能随意运动而致肌肉萎缩的一种病症。临床上以下肢痿弱，较为多见，故有"痿躄"之称。"痿"是肢体痿弱不用，"躄"是指下肢软弱无力，不能步履之意。《素问·痿论》篇对本病早有较详细的论述。指出本病的主要病因病理为"肺热叶焦"，并提出治痿独取阳明的理论。至于有将痿证分为皮、脉、筋、骨、肉五痿。事实上五痿不能机械地划分，但确有病邪浅深轻重之异，《素问·生气通天论》篇指出："因于湿，首如裹，湿热不攘，大筋软短，小筋弛长，软短为拘，弛长为痿。"说明湿热也是痿证并提出"治痿独取阳明"之说。是皆为中医对痿证的治疗提供了法门。

西医学中多发性神经炎，急性脊髓炎，进行性肌萎缩，重症肌无力，周围性麻痹，肌营养不良症，癔症性瘫痪或表现为软瘫的中枢神经系统感染后遗症等，皆与中医之痿证类似，治可互参。

【证治探析】

痿证是以肢体痿软不能随意运动为主要症状的一种疾病。导致肢体痿软的原因十分繁杂，仅就《素问·痿论》所提到的就有"有所失亡，所求不得……发为痿躄……悲哀太甚……思想无穷，所愿不得，意淫于外，入房太甚……发为筋痿……远行劳倦，逢大热而渴……发为骨痿"。总之不论内伤情志，外感湿热，劳倦色欲都能损伤内脏精气，导致筋脉失养，发为痿证。正如《证治准绳·痿》所说："若会通八十一篇而言，便见五劳五志六淫尽得成五脏之热以为痿也"。其因有四。肺热伤津，津伤不布。凡感受温热毒邪，高热不退，或病后余热，燔灼伤津耗气，皆令"肺热叶焦"不能布送津液以润泽五脏，遂致四肢筋脉失养，痿弱不用。此即《素问·痿论》"五脏因肺热叶焦，发为痿躄"之谓也；湿热浸淫，气血不运。久处湿地，或冒雨露宿，浸淫筋脉，营卫运行受阻，郁遏生热，久则气血运行不畅，筋脉肌肉失却濡养而弛纵不收，亦可成为痿证；脾胃亏虚，精微不输。脾胃为后天之本，素体脾胃虚弱，或久病致虚，中气受损，则受纳、运化、输布的功能失常，气血津液生化之源不足，无以濡养五脏，运行气血，以致筋骨失养，关节不利，肌肉瘦削，而产生肢体痿弱而成痿证；肝肾亏损，髓枯筋痿。考肝藏血，主筋，肾藏精，主髓，津生于胃，散布于肺，素体肾亏，或因房劳太过，醉后入房，精损太亏，或因劳役太过，罢极本伤阴精亏损，导致肾中水亏火旺，筋脉失其营养，而产生痿证。病机重点在肝肾，内热为主，亦可因肺燥、脾虚、湿热以及因虚致瘀久羁而渐致于百节，缓纵不收，脏气损伤至极，病久多痼疾难治。其病虚多实少。

【辨证施治】

痿证

证候：初见肢体痿软无力，逐渐加重，面色不华，神疲乏力，不治或治疗失当，病多缓慢加重，腰膝酸软，不能久立，甚则步履不利，鱼际及大腿松软瘦削，头昏耳鸣，男子兼见遗精尿频，女子月经量少。舌淡红少苔，脉细而数，或尺脉不扬。

治法：补益肝肾，滋阴清热，益气健脾。

方药：虎潜丸合参苓白术散加减。狗骨 15g（代虎骨）牛膝 15g 锁阳 12g 茯苓 12g 党参 15g 白术 12g 山药 30g 扁豆 12g 莲子肉 15g 丹参 12g 地鳖虫 10g 地骨皮 20g 生地黄 12g 牡丹皮 12g 白芍 12g 甘草 6g。日 1 剂，水煎，日 2 次，分温服。

加减应用：

1）足筋热气上腾，小便黄赤配伍三妙丸治之，养清并举。

2）腰膝酸者，此多兼见痰湿之人，宜加半夏 10g，茯苓 15g，皂角刺 15～30g 化痰通络。又痿证有热、多属虚火，宜加枸杞子 12g，知母 10g 滋阴清热。

3）肺热、湿热兼症明显者，加地骨皮、南沙参、薏苡仁、泽泻、泽兰，清热渗湿。

【按语】

《素问·痿论》："治痿独取阳明"一说，是临床上治疗痿证，从补脾清胃祛湿以达滋养五脏为目的是重要一环，然不能概而言之，当以补益肝肾，强筋壮骨，补脾清胃，兼症兼治为宗。方中用狗骨配牛膝强筋壮骨；用锁阳温肾益精，当归、白芍养血柔肝；用党参、白术、山药、甘草、莲子肉益气养阴、补益肝肾；用地骨皮、生地黄、白芍滋阴清热；因病多日久，活血之味当佐，活血养血宜用平和之味，丹参首选，用血肉有情之品、地鳖虫活血不耗血，共奏补益肝肾、清热养阴、益气养血之功，与病机合拍，故临床效佳。

⑩ 痫病

【主题语】

痫病——病因风火痰浊，病位心肝为主。

——发作治标，豁痰开窍，息风定痫。

——痫止治本，健脾化痰，滋养肝肾，养心安神，不忘复发。

【病证概要】

痫病是一种发作性神志异常的疾病，又名"癫痫"或"羊痫风"。全国高等医药院校试用教材《内科学》称痫证，其特征为发作性精神恍惚，甚则突然仆倒，昏不知人，口吐涎沫，两目上视，四肢抽搐，或口中发出猪样叫声，移时苏醒，如《古今医鉴·五痫》谓："发则卒然倒仆，口眼相引，手足搐搦，背脊强直，口吐涎沫，声类畜叫，食顷乃苏。"历代医家多认为本证系各种因素导致的"脏气不平"，"痰涎壅塞"而发病。

【证治探析】

痫病幼年少年者多，多与先天因素关系密切，病从胎气得之。前人多责之于在母胎中时，其母有所大惊。其母体突受惊恐，一则导致气机逆乱，一则导致精损而肾亏，所谓"恐则精却"是也。母体精气之耗伤，使胎儿的发育产生异常，出生后易发痫病。七情失调，主要责之于惊恐，病及肝肾。《素问·举痛论》说："恐则气下""恐则气乱"。由于突受大惊大恐，造成气机逆乱，进而损伤脏腑，肝肾受损，则易致阴不敛阳而生热生风。脾胃受损，则易致精微不布，痰浊内聚，一遇诱因，或因气逆，或因火炎，蒙闭心神清窍，则可发作为痫病。脑部外伤，跌仆撞击，或出生时难产，均能导致颅脑受伤，《本草纲目》指出："脑为元神之府"，《本草备要》认为人之记性皆在脑中。外伤之后，则神志逆乱，昏不知人，气血遇阻，则脉络不活，肢体抽搐，遂可发为痫病。痫之病因主要是风、火、痰、浊蒙蔽心窍，流窜经络，肝风内动，痰随风动，风痰痹阻，心神被蒙，发为本病，发作有轻有重。治分两型，发作治标，休止治本。

【辨证施治】

1. 发作期

证候：痫病，轻者，症见呆木无知，不动不语，眼睛上翻，数秒即可自复，复如常人，只是精神较差；重者突然昏倒，不知人事，或发出猪羊样叫声，手足抽搐，口吐痰涎白沫，或小便失禁，昏不知人，移时苏醒，醒后对发作一无所知。舌红苔薄腻或黄腻，脉弦或弦滑有力。

治法：豁痰开窍，息风定痫。

方药：礞石滚痰丸合定痫丸加减。礞石 15～30g 胆南星 5g 天南星 10g 法半夏 12g 石菖蒲 10g 川贝母 10g 天竺黄 15g 竹茹 10g 明矾 3g（化水炒）郁金 12g 天麻 12g 全蝎 5g 僵蚕 10g 茯神 15g 远志 12g 甘草 5g。日 1 剂，水煎，2 次分服。

2. 休止期

证候：痫证，心神亏虚、头昏、乏力、或心悸、健忘、腰膝酸软、睡眠不佳，舌淡苔薄白或白腻，脉沉细弦或少力。

治法：健脾化痰、滋养肝肾、养心安神。

方药：六君子汤加减。人参 5g 或党参 12g 白术 12g 茯苓 15g 半夏 12g 陈皮 12g 礞石 15g 天南星 10g 天竺黄 12g 天冬 12g 明矾 3g（化水炒）郁金 12g 石菖蒲 6g 山茱萸 12g 枸杞子 12g 白芍 12g 炙甘草 6g。日 1 剂，水煎，2 次温服。

加减应用：

1）未作，加山茱萸 12g，枸杞子 12g，白芍 12g 以养肝肾，为治本而设。

2）病久往往有瘀相杂，宜加丹参 12g，地鳖虫 5～10g 活血化瘀以防气血瘀阻。

3）日久不愈，常见精神恍惚，忧郁焦虑者，合甘麦大枣汤，加浮小麦 30g，甘草 6g，大枣 3 枚以甘缓急，养心润燥。

4）是病反复发作，风阳扰动，耗伤肝肾之阴，阴不敛阳，虚火内生，扰动心神，寐不实，易醒多梦，口干舌燥，加炙鳖甲 12g，牡蛎 30g，枸杞子 12g，柏子仁 10g 以滋阴潜阳，养心安神。

5）心中烦热而不寐者，加焦山栀 12g，天、麦冬各 12g，莲子心 3～5g，清心除烦，养心安神。

6）口苦便秘者，加生大黄 10g，生石膏 60g 通腑泄热。

【按语】

小儿痫病，治同成人，药物用量酌减，发作期勿补。方中礞石、天南星、胆南星、天竺黄、石菖蒲、远志清心化痰，开窍醒神，用全蝎、僵蚕等平肝息风以止抽搐，发作期必用。

11 郁证

【主题语】

郁证——实者，"木郁达之"，解郁为先，治在肝。

　　　——虚者，营阴亏损，心神失养，治在心脾。

——病久阴虚火旺，壮水制火。心肾兼顾。

【病证概要】

郁证是由于情志不舒，气机郁滞所引起的一个病证。正如《医经溯洄集·五郁论》中说："凡病之起也，多由于郁，郁者，滞而不通之意。"《丹溪心法·六郁》亦说："气血冲和，万病不生，一有怫郁，诸病生焉，故人身诸病，多生于郁。"郁有气郁、血郁、痰郁、湿郁、热（火）郁、食郁之分。其中以气郁为多，所以在治疗上多宗木郁达之的治疗原则。辨清虚实，兼症兼治。

【证治探析】

郁证的发生，多由于情志所伤，肝气郁结，逐渐引起五脏气机不和所致。进而累及心、脾二脏。肝郁气滞，木失条达。肝性喜条达，一有郁怒，则肝气郁结，久则气郁化火，或血因气滞，血瘀不行；或木郁克土，脾失健运，蕴湿生痰，而导致气滞痰郁。若湿浊停留，食滞不消，痰湿化热，则可发展为湿郁、食郁、火郁等证。初病多属实证，病久多属虚证，虚实相兼。

【辨证施治】

1. 肝气郁结，肝失条达。

证候：精神抑郁，情绪不宁，善太息，胸胁胀痛，痛无定处，脘闷嗳气，腹胀纳呆，闷闷不乐，或欲吐，少寐多梦，女子月经不调，男子可见阳痿，舌苔薄黄腻，脉弦兼数。

治法：疏肝理气。

方药：柴胡疏肝汤加减。柴胡 12g 枳壳 10g 香附 12g 川芎 12g 白芍 12g 娑罗子 10g 广郁金 12g 青皮 10g 山楂、神曲各 10g 甘草 5g。日 1 剂，水煎，2 次分服。

加减应用：

1）足厥阴肝经循少腹夹胃经于胸胁，女子以肝为先天，肝气郁结，气机不畅而见胸胁胀痛不移，月事不调，夹有血块，脉弦者，加当归 12g，桃仁 10g，红花 10g，小茴香 10g，配合主方疏肝理气，温理厥少，活血化瘀。

2）气郁化火。性情急躁易怒，目赤耳鸣，嘈杂吞酸，口苦口臭，大便秘结者，加大黄 10g（后下），夏枯草 12g，龙胆草 10g 清肝泻火。

3）肝火犯胃，口干，呕吐酸苦者，加吴茱萸 5g，黄连 9g，煅瓦楞子 20g，乌贼骨 15g 辛开解郁，苦寒降火，止酸止吐。

4）气滞痰郁，咽中不适，似物梗阻，咯之不出，咽之不下，饮食无碍，胸中窒闷，加半夏12g，厚朴10g，茯苓15g，紫苏梗10g，生姜3片，降逆化痰，疏肝理气，开郁化痰熔为一炉。

5）呕恶，口苦，咯痰色黄，苔黄而腻者，痰热之甚也，加竹茹10g，黄芩12g，贝母10g以化痰清热。口苦甚者加黄连5g则效增。

6）属肝郁不舒男子阳痿不寐者，万不可补肾壮阳，方加天、麦冬各12g，黄芩10g，焦山栀10g配合主方疏肝清热，顺气畅络，则一身轻松，乐而欲欢，阳痿自除。

2．心脾两虚，心神失养。

证候：精神恍惚，悲忧欲哭，甚者心悸胆怯，失眠健忘，头晕神疲，面色不华，食欲不振，舌质淡，脉细弱。

治法：补心脾之血，益心安神。

方药：归脾汤合甘麦大枣汤加减。党参12g　白术12g　茯苓15g　甘草5g　龙眼肉3枚　木香10g　黄芪15g　当归10g　陈皮12g　远志12g　酸枣仁15g　浮小麦30~60g　甘草10g　大枣5枚。日1剂，水煎，2次分服。

加减应用：

1）心慌气短，自汗者，加五味子10g，煅龙齿30g，煅牡蛎30g益气敛汗。

2）盗汗者，加生地黄10g，炙龟板10g，炙鳖甲10g，煅龙牡各30g滋阴敛汗。

3）纳谷不香者，加炒谷、麦芽各12g，焦山楂12g开胃助食。

4）面色不华，女子月经过少，色淡者，加黄芪重用，剂30g，与方中当归共奏养血之功。

【按语】

郁证虚实两端。用柴胡、枳壳、香附疏肝行气以解气郁；用血中气药川芎合芍药行气止痛兼能活血而通络止痛；用郁金、娑罗子、青皮以增解郁行气之力；佐神曲、山楂以消食郁而通气郁。甘草益气和中，而防行气太过耗伤正气。诸药和合，切中病机。

临床上西医学所称的神经官能症、神经衰弱、癔症以及更年期综合征等属于本病范畴，治可参考。

12 痴呆

【主题语】

痴呆——少儿痴呆，责之先天不足。

——老年痴呆，责之脾肾之虚，以肾为主，髓海不足。

【病证概要】

痴呆又称呆病，以呆傻愚笨为主要的临床表现。轻者可见神情淡漠，寡言少语，善忘，迟钝等症。重者表现终日不语，或闭户独处、口中喃喃、言辞颠倒、忽笑忽哭、或不欲食，数日不饥，生活不能自理。痴呆有从幼年起病者，多责之先天禀赋不足，渐而加重；老年痴呆者，多责之脾肾之虚，精气不足，脑失濡养，延为呆傻之症。临床上除先天性痴呆和老年性痴呆外，精神病之后出现的痴呆亦可参本病辨治。

【证治探析】

自幼痴呆者多与先天禀赋不足有关，或临产产伤，伤及脑髓，清窍失养或脑络受损，清窍痹阻而致病。老年病痴呆者，多属气血亏损，心神失养，脑失润泽，或肝肾不足，脑髓不充而发为此病。凡此者病之进程缓慢，以肝肾亏虚为主，肾为先，肾虚脑髓不健；病久因虚致瘀，脑络不畅，以致痰湿停滞，与瘀相结，蒙蔽清窍，久则更加耗气耗血，闭阻脑窍，病情加重，以致痴呆无用。

【辨证施治】

1. 少儿痴呆

证候：自幼起病，发育畸形，如头颅偏小，偏短，眼裂较窄，舌体肥大，说话声音不清等；成年以后表情呆板，反应迟钝，虽能言语而常有词不达意，记忆力差，智力明显低于常人之表现。重症则精神呆滞，饮食、衣着、盥洗长期需人照顾，舌体偏胖，舌质多偏淡偏黯，舌苔薄白或白腻，脉细滑或细缓，尺脉尤弱。

治法：补肝益肾，填髓健脑。

方药：参茸地黄丸加减。山茱萸 10g 熟地黄 12g 人参 5g 茯苓 12g 山药 15g 泽泻 15g 牡丹皮 12g 丹参 12g 地鳖虫 10g 皂角刺 15~30g。日 1 剂，水煎，2 次分服。鹿茸打粉 1.5~3g，日 1 次，开水送服。

加减应用：

1）心火亢盛，舌红口干，心烦尿黄者，加莲子心 3 ~ 5g，石菖蒲 5 ~ 10g，生地黄易熟地黄，加莲子心 5g 清心通窍。

2）舌苔黄腻，坐卧不安，痰热内扰者，加礞石 10g，胆南星 5 ~ 10g，天竺黄 12g，竹茹 10g 清心宁神，化痰通窍。

3）不欲饮食，喜笑无常，面色㿠白，气短无力，此脾虚之证，加陈皮 12g，半夏 12g 健脾化痰，用石菖蒲 10g 以辅半夏、陈皮化痰通窍。

2. 老年痴呆

证候：多表情呆滞，行动迟缓，寡言少语，傻哭傻笑，饮食起居不能自理，临床多因久病及肾，精血虚亏，后天脾胃功能低下，生化乏源，髓海不足，神明不主，发为本病。个别病人因自然衰老，先天肾气亏虚而发本病者，一般症状不重。

治法：补肾益脾，健脑充髓。

方药：还少丹加减。熟地黄 12g 枸杞子 12g 山茱萸 12g 肉苁蓉 12g 远志 10g 巴戟天 10g 小茴香 5g 杜仲 12g 怀牛膝 12g 楮实子 12g 茯苓 15g 山药 15g 大枣 3 枚 五味子 10g 石菖蒲 10g。日 1 剂，水煎，2 次分温服。

加减应用：

1）方中益肾生髓之力尚显不足，故可选加海马 5g，鹿茸打粉，日 1.5 ~ 3g，水冲服，或鹿角胶 10g 烊冲，日 2 次分服。以增髓健脑。

2）病久必虚，病久夹瘀，临床不论瘀血症明显否，皆宜加丹参 15g，地鳖虫 12g 等平和及血肉有情之品，活血养血，活血不耗血。或用藏红花，每天 1g，泡水茶饮，亦可。

【按语】

痴呆只以痴呆、愚钝为特征，和痫病、狂病有别。

1. 痫病：癫痫是一种发作性的神志异常疾病，其发作特征为突然仆倒，昏不知人，口吐涎沫，两目上视，四肢抽搐，移时苏醒，醒后如常。

2. 狂病：以狂乱无知，其性刚暴，逾墙上屋，骂詈不避亲疏，或毁物打人，气力过人为特征。

13 自汗、盗汗

【主题语】

自汗、盗汗——自汗盗汗首辨阴阳虚实。

——阳虚则自汗，治宗益气固表。

——阴虚则盗汗，重在滋阴清热。

——营卫不和，湿热郁蒸兼症兼治。

【病证概要】

汗证是指人体阴阳失调，营卫不和，腠理开阖不利而引起汗液外泄的病证。根据汗出的表现，一般可分为自汗、盗汗、绝汗、战汗、黄汗等。时有汗出，动则益甚者为自汗，睡中汗出，醒来即止者为盗汗。本文论述的专指自汗、盗汗。

【证治探析】

中医经典医籍《黄帝内经》对"汗"早有认识，《素问·宣明五气》中提到"五脏化液，心为汗"，指出汗与心的关系最为密切。病理性出汗如《素问·经脉别论篇》谓："故饮食饱甚，汗出于胃；惊而夺精，汗出于心；持重远行，汗出于肾；疾走恐惧，汗出于肝；摇体劳苦，汗出于脾"。由此可见，汗液的异常是脏腑功能失调的表现。此论述为后世认识和治疗汗证奠定了理论基础。自汗、盗汗有别，自汗，不问朝夕，动或不动，名曰自汗。《景岳全书·汗证》谓："自汗者，濈濈然无时，而动作则益甚。"盗汗，睡时汗出，醒后汗止，名曰盗汗。《丹溪心法》谓："盗汗者，谓睡而汗出也，不睡则不能汗出。"

【辨证施治】

1. 自汗

证候：素体不足，或病后气虚，脾气不充，肌表不实，皮毛不固，腠理疏松，症见动则汗出，恶风，面色㿠白不华，舌淡苔薄白，脉细少力。

治法：益气固表。

方药：玉屏风散加味。黄芪 15～30g 白术 12g 防风 5g。日 1 剂，水煎，分 2 次温服。

加减应用：

1）方中黄芪重用 15~30g，加党参 12g 以增益气固表之力，白术健脾益气助黄芪益气固表，防风用量不宜过大，5g 走表而助黄芪固表止汗。

2）自汗重者加麻黄根 10g，糯稻根 12g，煅龙骨 30g，煅牡蛎 30g 收敛止汗之功。

3）加黄芩 10g，黄芩清肺，虽未见肺之火，然肺气得清，诸气皆爽，有利止汗，不可或缺。

4）症见汗出恶风，脉缓苔薄白者，加桂枝 10g，芍药 10g，二味一散一收，调和营卫，营卫和则汗自止。

5）阳旺之体，里热素盛，迫液外泄，而见汗出，面红气粗，脉弦数有力者，加黄连 10g，生地黄 12g，牡丹皮 15g，黄芩 12g 清热凉血以止汗。

6）食则汗出如雨，尤其午饭。因中午属阳中之阳，进食之热增阳，加之胃属阳土，三阳相凑，阳热亢盛，迫液外泄者，去防风，加生石膏重用（剂 60g，或 100g，或 200g，因人因症而宜），黄连 10g，黄芩 10g，竹叶 10g 清肺胃之热，则汗可止。

2. 盗汗

证候：阴精亏虚，虚火内生，热逼津液外泄。临床以虚热为多见，然气虚、阳虚、湿热，亦间而有之，阴虚火旺而盗汗者，多见于因病伤阴耗血，虚火内作，迫液外泄，故而入夜汗出，谓之盗汗。常伴有五心烦热，虚烦少眠，阴虚火旺，相火妄动，男子多见梦遗，女子见月经不调，舌红少苔，脉细数。

治法：滋阴降火。

方药：知柏地黄丸加减。生地黄 12g 山药 15g 山茱萸 12g 牡丹皮 12g 泽泻 12g 茯苓 12g 知母 12g 黄柏 12g 煅龙骨 30g 煅牡蛎 30g 糯稻根 15g。日 1 剂，水煎，分 2 次温服。

加减应用：

1）盗汗而见肢冷者，多属气阴两虚，加黄芪 15~30g，白芍 12g，党参 12g 配合主方益气固表，滋阴清火，双楫并举。

2）短气气虚者，加党参 15g，麦冬 15g，五味子 5~10g 补气生津，敛阴止汗。

3）盗汗。骨蒸潮热者，加地骨皮 15g，青蒿 15g，炙龟板 10g，炙鳖甲

10g 滋阴除蒸。

4）盗汗。失眠多梦者，加炒枣仁 20g，天、麦冬各 12g 合主方滋阴降火，宁心安神。

【按语】

西医多种疾病，如甲状腺功能亢进、自主神经功能紊乱、风湿热、结核病、低血糖、虚脱等自汗盗汗者，应用中药治疗可参考本篇辨证论治。

⑭ 遗精

【主题语】

遗精有三（喻词）

——"瓶满"而溢谓之常，不药无碍。

——"瓶破"而漏谓之虚，治宗补肾是关键。

——"木击"而动，喻之火，君火、相火治当辨，湿热下注不容混。

【病证概要】

不因性生活而精液遗泄的病症，称遗精。其中有梦而遗精的，名为梦遗，无梦而遗精的甚至清醒时精液流出者，名为滑精。

凡成年未婚男子，或婚后夫妻分居者，健康无恙，每月遗精 1～2 次，无明显其他症状者皆属生理现象，不需治疗。笔者喻之为"瓶满而溢"；过多的遗精，若每周 2 次以上，或清醒时流精，头昏、耳鸣、精神萎靡、腰腿酸软、脉细数尺弱者，属肾虚，精关不固也，喻之为"瓶破而漏"。失眠多梦，随梦而遗者，口干口渴，且有快感或小便混赤，此皆有火，扰动精室，喻之为木击而动。

【证治探析】

本病的发生，多由肾气失其固摄所致。精关不固，是遗精的主要原因。肾主藏精，平常之人，肾中阳平阴秘，虽偶有欲念，若无内应则不至于泄精。如肾中阴虚，阴阳失调，肝火、相火、心火凑之，因火动而扰精室，可产生梦泄。赵献可《医贯·梦遗并滑精论》说："肾之阴虚则精不藏，肝之阳强则火不秘，以不秘之火加临不藏之精，有不梦，梦即泄矣。"心藏神，气交于肾，凡情志失调，劳神太过，意淫于外，则心阳亢盛，耗灼心阴，以致寐时神不守舍，梦淫而泄。心火旺动，长此以往，汲伤肾水，则水不济火，君火动越于上，肝肾相火应之于下，而致精室被扰，阴精失位，则应梦而泄。如尤怡《金匮翼·梦遗滑精》谓："动于心者，神摇于上，则精遗于下也"。此外平喜醇酒厚味，损伤脾胃，以致脾运失司，湿浊内生，蕴而生热，热扰精室，或因湿热流注于肝脉，肝失疏泄或疏泄失度，则亦可产生遗精。

前人以有梦属"心火"，无梦属"肾虚"之说。梦遗有虚有实，初起多因心火，相火之动，扰动精气失位，应梦而泄。病久多因肾虚，或因肝郁、湿热皆在其辨。

【辨证施治】

1. 肾虚型

证候：梦遗频作，甚则滑精，腰膝酸软，头晕耳鸣，健忘多梦，或心慌气短，舌红苔薄，脉细尺弱。

治法：补益肾精，固涩止遗。

方药：右归丸合左归饮加减。山茱萸 15g 山药 20g 熟地黄 10g 枸杞子 12g 菟丝子 15g 杜仲 12g 鹿角胶 10g（烊冲）肉桂 3g 附子 5g。日 1 剂，水煎，2 次分服。

加减应用：

1）遗精频作加沙苑子 12g，芡实 15～30g，煅龙骨 30g，煅牡蛎 30g 固涩以止遗。

2）阴虚火旺，心有妄想，所欲不遂，心神不安，君火偏亢，相火妄动，干扰精室，夜寐不安，头目昏晕，舌红，脉细微者，加茯苓 12g，茯神 12g，炙远志 12g，党参 10g，石菖蒲 10g，龙齿 30g，与主方配伍，滋阴清热，养心安神。

2. 火旺型

证候：少寐多梦，阳事易举，梦则遗精，伴头昏目眩，心中烦热，口干口苦，胁肋胀痛，舌红苔薄黄，脉弦数。

治法：清心火，泄相火。

方药：黄连清心饮合知柏地黄丸加减。黄连 10g 黄柏 10g 知母 10g 生地黄 12g 栀子 12g 山茱萸 12g 牡丹皮 12g 泽泻 10g 茯神 12g 炙远志 10g 莲子肉 15g 天冬 12g 炒枣仁 12g 甘草 6g。日 1 剂，水煎，2 次分服。

加减应用：

1）心火亢盛，心不守神，心中烦热，神浮扰精，火扰精室，梦则遗精，泄后自己尚有记忆，似在乐中，加莲子心 5g 合方中黄连苦寒入心，清心泻火，去人参、甘草益气温补之味，则火降心宁，遗精自止。

2）湿热下注，遗精频作，或精随尿流，小便热赤浑浊，尿道不爽，大便黏臭，解之不爽，或口舌生疮，脘腹胀满，苔黄腻脉濡数者，加萆薢 30g，车前子 30g，合黄柏、泽泻清热利湿。

3）口舌生疮，心烦不寐，小便混赤者，加木通 10g，竹叶 10g 和方中生地黄、甘草相伍，清心利尿。

4）大便秘结者，加大黄、枳实泻火通便，热从腑出。

【按语】

凡遗精心有妄想，所欲不达，君火偏亢，相火妄动，干扰精室，精泄滑出者，不能仅靠药物，当注意精神调养，排除杂念，是自我治疗的关键。如《景岳全书·遗精》谓："遗精之始，无不病由乎心……及其既病而求治，则尤当以持心为先，然后随证调理，自无不愈。使不知求本之道，全恃药饵，而欲望成动者，盖亦儿希矣。"

---

⑮ 男子不育症

【主题语】

男子不育症——病理性不育，精液亏虚，不育之根。

——益肾养血，增液生精，兼症兼治。

【病证概要】

男子婚后同房 2 年以上，配偶身体健康，月事正常，未行任何避孕措施而未生育者，称男子不育症。男子不育和女子一样，有生理、病理之分。因生理者，如生理性外生殖器先天畸形，或外伤致畸，不能行性生活或生殖器官阻塞，精液不能正常输入阴道，先天睾丸发育不全，先天性睾丸无精子者，皆在其论。病理性不育者，在中医古典医籍中，称无子者，不能生育。

【证治探析】

男子不育多见于肾气亏虚，阳痿、早泄、遗精、滑精、精少、精清冷、或不射精等病症之中。如《诸病源候论·虚劳无子候》谓："丈夫无子者，其精清如水，冷如冰铁，皆为无子之候。又泄精精不射出，但聚于阴头，亦无子。"《素问·上古天真论》也云："丈夫……二八，肾气盛，天癸至，精气溢泻，阴阳和，故能有子。"说明育子的先决条件乃肾气盛，精气溢泻，阴阳和而相交。或外因或内因致肾气不足，皆可导致不育。

【辨证施治】

证候：肾精亏虚，体乏无力，精气神不足，性欲减退等肾虚精亏之征。精液检查，精子异常，精液过少、精子数低、无精子、死精子、弱精子、先天畸形精子等。凡此皆以肾气虚弱为主。有的累及肝、脾，亦有因瘀阻络，郁热酿毒者，兼症兼顾。临床一方论治。

治法：益肾补精。

方药：益肾生精种子方（笔者自制方）加减。山茱萸15g 肉苁蓉12g 鱼鳔3～5g 黄芪30g 党参15g 白术12g 山药15g 茯苓12g 二仙（仙茅、仙灵脾）各12g 幼海马3～5g 枸杞子12g 桑椹12g 金樱子12g 覆盆子12g 熟地黄12g 怀牛膝12g 泽泻12g 杜仲12g 鹿角胶10g（烊化冲服）炙水蛭5～10g 牡丹皮10g。日1剂，水煎，2次分服。

加减应用：

1）湿热内蕴，口干舌红苔黄者，加知母10g，黄柏10g，焦山栀12g，泽泻12g清热利湿，有利通络精生。

2）久病瘀阻痰滞，房事无精神，懒动者，加炙水蛭5g，全蝎5g，皂角刺15g活血祛瘀、化痰通络，以助脉络通畅而促血化以生精液。

3）心气不足，房事大汗，气短精疲体倦者，加天、麦冬各15g，五味子10g与是方配伍益心气、养心神。

4）手足肢冷加熟附子10g温阳散寒；阳痿者加淫羊藿10g，仙茅10g温肾助阳。

【按语】

治不育和女子不孕一样，宜调情志，性情和调，勿郁勿躁，勿嗜烟贪酒，择时房事，宜和女子排卵期相应而交，勿贪恋延时，当泄则泄。查示精液量少，精子活动力低下，重在滋养精液，促化精子，熟地黄、山茱萸、肉苁蓉、海马、鱼鳔首选。药食同源，宜多食新鲜鱼籽、虾籽以助生精。

16　心悸

【主题语】

心悸——抓住心之虚。

　　　——不丢痰和瘀。

　　　——兼治肝脾肾。

【病证概要】

心悸是指病人自感心中急剧跳动，惊惶不安，不能自立，或脉见参伍不调的一种症候。主要由于心气心阳不足，心阴亏虚，心失所养；或痰饮内停，瘀血阻滞，心脉不畅所致。中医古典医籍分惊悸、怔忡论治，《黄帝内经》无惊悸、怔忡的病证名称，但有惊悸、怔忡临床症候及脉象的一些论述。如《素问·痹论》曰："心痹者，脉不通，烦则心下鼓。"汉代张仲景在《金匮要略·惊悸吐衄下血胸满瘀血病脉证治第十六》谓："寸口脉动而弱，动即为惊，弱则为悸"，认为前者是因惊而脉动，后者是因虚而心悸。严用和《济生方·惊悸怔忡健忘门》分别对惊悸、怔忡的病因病机、病情演变、治法方药等，作了比较详细的论述，认为惊悸为"心虚胆怯之所致也。""夫怔忡者，此心血不足也。"《丹溪心法·惊悸怔忡》说"惊悸者血虚，惊悸有时，以朱砂安神丸，怔忡者血虚，怔忡无时，血少者多，有思虑便动，属虚，时作时止者，痰因火动……肥人属痰，寻常者多是痰"。王清任对瘀血导致的心悸作了补充，《医林改错·血府逐瘀汤所治症目》谓："心跳心慌，用归脾安神等方不效，用此方百发百中。"唐容川《血证论·怔忡》亦说："凡思虑过度及失血家去血过多者，乃有此虚证，否则多挟痰瘀，宜思辨之。"为心悸与痰瘀有关作了阐述。

【证治探析】

心悸的病因病机主要为心气不足，心阳亏虚。心脏赖心之阳气以维持其正常的生理功能，鼓动血液的运行，以资助脾胃的运化及肾脏的温煦等作用。若心阳不振，心气不足则无以保持血脉的正常运行，致心失所养而作悸。心之阳气不足，一则致心失所养，心神失摄可为心悸，即心本身功能低下；再则是心阳不足，气化失利，水液不得下行，停于心下，上逆亦可心悸。心气不足，血行不畅，心脉受阻也可发病心悸。心血亏虚，心主血，血赖心气的推动才能运行周身，荣养五脏六腑，四肢百骸，《素问·五脏生成》谓："诸血者，皆属于心"。心脏因有血液的奉养方能维持正常的生理活动。若禀赋不足，脏腑虚损，或病后失于调养，或思虑过度，伤及心脾，或触事失意，耗其心血，或脾胃虚衰，气血生化乏源，或失血过多等均可导致心血亏虚，使心失所养而发为惊悸、怔忡。另外，肝肾阴虚，亦可影响心气。夫肝肾同源，肝阴不足亦可导致肾阴不足，肾水亏损亦可影响肝阴的亏耗，所以《石室秘录》谓："怔忡之症，扰扰不宁，心神恍惚，惊悸不已，此肝肾之虚而心气不足也。"说明惊悸怔忡的发生与肝、肾也有关系。此外，痰饮内停，血脉瘀阻，心主血脉，心气不足，心阳不振，不能鼓动血脉正常运行，则均可导致心脉瘀阻，而引起心悸怔忡。心主神志，《灵枢·邪客》谓："心者，五脏六腑之大主也，精神之所舍也。"胆性刚直，有决断的功能，心虚胆怯，决断无能，则遇事大惊，不能自主，惊悸不已，亦可发为本病。综上所述，是病临床以虚为主，或虚实相兼，旁及肝脾肾三脏，痰瘀二因往往夹杂其中，所以补心气养心血是治疗本病的基本原则，化痰通络当思不忘，其他则兼证兼治。

【辨证施治】

证候：心气心血不足，心悸气短，头昏乏力，面色不华，食少懒言，或胸闷气短，心悸不安，动则为甚，心里难过，或自汗，不寐，舌质淡红，脉细弱无力。

治法：益心气，养心血。

方药：五味子汤加味。人参5g（或用党参12g）黄芪15g 麦冬15g 五味子10g 炙甘草10g。日1剂，水煎，分2次温服。

加减应用：

1）临床见肝肾阴虚，心悸失眠，目眩耳鸣，五心烦热，舌红少苔者，加生地黄12g，枸杞子12g配伍方中麦冬滋养肝肾；加知母12g，白薇12g，地骨皮15g清热除烦。

2）便秘者，加肉苁蓉15g，生地黄15g，瓜蒌仁12g补肾助阳，润肠通便。

3）口干渴者，加石斛12g，沙参12g，麦冬12g滋阴解渴。

4）心肝火旺，心烦气急易怒者，加莲子心5g，栀子12g，夏枯草12g以清心泻火；心悸胆怯、善惊易怒、坐卧不安而心悸者，加黄连5g，竹茹10g，茯苓15g，法半夏10g清热化痰，宁心安神。

5）心动悸、脉结代者，加炙甘草汤10g，生地黄12g，桂枝10g，阿胶

10g（烊化），大枣 3 枚益气养血、滋阴复脉。

6）心悸怔忡重症者，加灵磁石 30g 配合是方益气养血，重镇安神。

7）若心胸痞闷，心悸气短，舌苔白腻者，加半夏 12g，陈皮 12g，川芎 10g，枳实 12g，制远志 12g 开胸顺气，化痰宁心。

8）心悸怔忡，气短喘息，形寒肢冷，舌质黯，或有瘀点瘀斑，加丹参 10g，川芎 10g，合是方活心血，益心气，血足血行，气足血畅，而心得所养，则心神自安。

【按语】

治惊悸怔忡，首抓心之虚，虚者，心气心血之虚也，所以补心气、养心血是治疗惊悸、怔忡不改之法。方中以人参、黄芪、甘草补脾气而益心气；五味子、麦冬补益心气直达病所，益气而健脾，以资气血生化，而心血充足；加当归 10g，丹参 12g 助方中黄芪，取当归补血汤之意养血兼以活血。加酸枣仁 15g，茯神 15g，远志 12g 养心安神则惊悸怔忡自除。根据病的临床症状表现，西医之各种原因引起的心律失常，如心动过速、心动过缓、期前收缩、心房颤动、房室传导阻滞、病态窦房结综合征。心力衰竭、心肌炎、心包炎以及一部分神经官能症等，应用中医药治疗，皆可参考上述辨证治之。

⑰ 不寐

【主题语】

不寐——阴血不足病之本，心肝（胆）脾肾皆受其累，心为主。

——肝郁痰火病之标，扰乱心神，神明不安。

【病证概要】

中医之不寐，即所谓"失眠"。轻者入寐困难，或寐而不酣，或时寐时醒，醒不能再寐；严重者可通夜不能入寐。

【证治探析】

失眠无论是有邪之实证，或无邪之虚证。其原因较多，如气郁化火，扰动心神；胃中不和，痰热内扰心神；阴虚火旺，心肾不交，心气不足；思虑劳倦，内伤心脾，心失所养；心胆气虚，胆失决断，神摇善惊等均可影响心神而致不寐。原因虽多，其皆与心脾肝肾阴血不足有关。因血之来源于水谷精微所化，上奉于心，则心得所养；受藏于肝，则肝体柔和；统摄于脾，则生化不息，调节有度，化而为精，内藏于肾。肾精上承于心，心气下交于肾，则神安志宁。若因暴怒、思虑、忧郁、劳倦等，伤及诸脏，内耗精血，互相影响，每多形成顽固性的不寐。所以不寐之证，虚者为多，虚证多属阴血不足，重在心脾肝肾，实证多因肝郁痰热，食滞胃脘。在治疗上，虚者宜补其不足，益气养血、滋补肝肾，实者宜疏肝解郁、清降泻浊，消导和中。实证日久，气血耗伤，亦可转为虚证，治当权衡辨证。

【辨证施治】

1. 心脾血虚

证候：多梦易醒、心悸、健忘、面色不华、舌淡苔薄、脉细弱。

治法：补益心脾，养血安神。

方药：归脾汤加减。人参5g 黄芪15g 白术12g 远志10g 炒枣仁15~20g 茯苓、神曲各12g 龙眼肉3枚 当归12g 木香10g 甘草6g。日1剂，水煎，2次分服。

加减应用：

1）血虚严重者，加阿胶10g（烊冲），熟地黄10g以养心血；加五味子5~10g，合欢花12g，夜交藤30g养心安神。

2）心肾不交，虚热上扰心烦不寐者，加黄连5g清心火，肉桂3g引火归元。

2. 肝郁化火

证候：心烦不寐，口干口苦，纳谷不香，甚则烦躁易怒，胸闷胁胀，舌红苔薄黄，脉弦有力者。

治法：疏肝解郁，清火宁心为法。

方药：丹栀逍遥散加减。焦山栀12g 牡丹皮12g 茯苓15g 当归12g 白芍12g 白术12g 柴胡12g 娑罗子12g 夜交藤30g 合欢皮10g。日1剂，水煎，2次分服。

加减应用：

1）口苦者，加黄连5g以增清火之力。

2）胸闷、胁胀、喜叹息者，加香附12g，娑罗子10g，郁金12g疏肝解郁。

3）急躁易怒、难以入睡者，加磁石30g，龙齿30g，与方中栀子、牡丹皮等配伍，解郁宁心、清肝而泻火，重镇以安神。

3．痰热扰神

证候：失眠、胸闷、多梦纷纭，甚则神宁不安，如见鬼神，口苦，头昏目眩，舌红苔黄腻而糙，脉弦滑者。

治法：清热化痰、宁心安神。

方药：黄连温胆汤加减。黄连 6g 竹茹 10g 半夏 12g 陈皮 12g 茯苓 12g 枳实 12g，甘草 5g。日 1 剂，水煎，2 次分服。

加减应用：

1）心悸、惊惕不安者，加龙齿 30g，磁石 30g 养心重镇安神。

2）痰热深重，心烦失眠，神灵不安，胆怯心悸，如见鬼神，如落深山，掉入河海者，加礞石 15g，茯神 15g，龙齿 30g 合主方清肝泻火，逐痰安神。

【按语】

其有"胃不和则卧不安"，胃寒、胃热、肝气犯胃以及食滞，胃不和而影响睡眠。其胃寒者，理中汤合酸枣仁汤加夜交藤，可矣；胃热者，清其胃，清胃散加夜交藤、茯苓、茯神清胃安神，可矣；食过饱而滞者，嗳腐吞酸，胃胀难眠者，保和丸治之或消食片化滞，可矣；肝气犯胃者，疏肝和胃。方用柴胡疏肝散，可矣。

---

⑱ 百合病

【主题语】

百合病——内热阴伤，灼伤心肺，神明不安，病之标本。

——清心润肺，养心安神，百脉一宗，兼证兼治。

【病证概要】

百合病是一种以精神恍惚，欲卧不能卧，欲行不能行，食欲时好时差，口苦、尿黄、脉象微数等为主要临床表现的病证，其病主要是心肺阴虚。常继发于热病之后或由情志不遂而引起。

【证治探析】

外感热病，热邪伤阴。或汗、下、吐之后阴虚未复，或热邪毒气，伤气伤血，或病后余热未尽，熏灼心肺，皆可发为百合病。心主血脉而藏神，肺主气、朝白脉而主治节，心肺阴虚，气血失调，神明无主，百脉失养。或情志不遂，忧思成疾。或平素忧思不断，气郁寡欢，或境遇不佳，不能自释，以致行动、语言、饮食失常，而发为本病。百合病者，百脉一宗，悉致其病也。意欲食复不能食，常默默，欲卧不能卧，欲行不能行，欲饮食，或有美时，或有不用闻食臭时，如寒无寒，如热无热，口苦小便赤，诸药不能治，得药则剧吐利，如有神灵者，身形如和，其脉微数。在治疗上，仲景以百合为专药，制百合地黄汤等方治之。从甘润、甘平、甘淡着手论治。

【辨证施治】

百合病

证候：内热阴伤，心神不安，精神、饮食、行动有异于常人，时而厌食不纳，时而又觉甘美可口，或想食又不想食，要卧而不得卧，沉默寡言，行而不能步，或自云发寒热，实则无寒无热，口苦、舌红、脉细兼数。

治法：清心润肺，益气安神。

方药：百合地黄汤加减。百合 15g 生地黄 15g。日 1 剂，水煎，2 次分服。

加减应用：

1）渴者加天花粉 15～30g，南北沙参 12g，乌梅 5g，甘草 5g 合方中生地黄清热生津，酸甘化阴。

2）阴虚发热，尿赤者，加知母 10g，竹叶 10g，滑石 30g 滋阴清热，兼利小便。

3）虚烦不安者，加麦冬 15g 合生地黄清心养阴而宁神。

4）若见自汗、短气、乏力、少寐者，加浮小麦 30g，甘草 10g，大枣 10枚，炒枣仁 15g 宁心安神。

5）难以入睡者，加龙齿 30g，酸枣仁 15g，茯神 15g 合主方重镇安神，清心润肺，双楫并举。

6）见心中懊恼，卧寝不安，舌尖红苔黄腻，脉滑数者，加竹茹 10g，贝母 10g，桑白皮 20g，芦根 30g，天竺黄 15g 与是方配伍养阴化痰安神，兼证兼治。

【按语】

百合病当与郁证、不寐、脏躁、卑愫鉴别：

郁证：郁证为情志怫郁，气机郁滞所引起的疾病的总称。两者相似之处在于病因方面，百合病亦有因情志所伤而致者，在症状上，郁证郁而寡欢，精神不振，不思饮食，神呆不寐，表现与百合病的"常默默""意欲食，复不能食""欲卧不能卧、欲行不能行"也有相近之处。但百合病与郁证无论病理，还是临床表现均有不同。百合病多由阴虚内热而致，以精神恍惚、语言、行动、饮食似若不能自主，症象变幻无定为临床特点；郁证则属气机郁滞所生，诸如胁痛、胀痛、胀满、噫气等气机痹阻症。气郁化火，虽然也有口苦、口干、便秘、尿赤等表现，但气郁化火为实火，除上述表现外还兼见面赤火升，烦躁易怒，胸胁胀痛，嗳气频频，均与百合病不同。

不寐：不寐是指经常不能得到正常的睡眠，或不易入睡，或睡而易醒，这与百合病的"欲卧不能卧"等精神恍惚不安显然不同。当然百合病患者也可能出现不寐，但百合病的其他表现则是不寐所没有的。

脏躁：患者主要表现为悲伤欲哭，与百合病之恍惚不安，虽同属莫可名之症，但表现各有不同。百合病以口苦、小便赤等为特征。而脏躁没有这类特征的表现。

卑慄：卑慄系因心气虚而致的一种病证，《杂病源流犀烛》谓："卑慄，心血不足病也，与怔忡病一类。其症胸中痞塞，不能饮食，如痴如醉，心中常有所歉，爱居暗室，或倚门后，见人即惊避无地。"显然与百合病之"常默默""如有神灵者"不同。

⑲ 狐惑病

【主题语】

狐惑病——抓住病因，早期热毒为患。

——中后期虚实相兼，祛毒不忘。

【病证概要】

狐惑是因感受湿热毒气或虚火内扰而引起的以口腔、眼、外阴溃烂为主症，并见神情恍惚不安等表现的一种疾病。

狐惑之病，始载于汉代张仲景《金匮要略·百合病狐惑阴阳毒病脉证治第三》。谓："狐惑之为病，状如伤寒，默默欲眠，目不得闭，卧起不安，蚀于喉为惑，蚀于阴为狐，不欲饮食，恶闻食臭，其面目乍赤、乍黑、乍白，蚀于上部则声嘎，甘草泻心汤主之。"考历代医家对于狐惑病的认识基本相同，认为湿热内蕴日久或阴虚内热是病主要原因，咽喉及前后二阴之蚀烂为主要症状，清热解毒为主要治疗原则。本病一般在早期多为实证，中晚期则多本虚标实。其病位涉及肝、脾、心、肾诸脏。其病机不外热邪内扰，湿热毒气熏蒸，内则扰乱神明，外则发为痈疡。

【证治探析】

狐惑病一般在早期多由感受湿热毒气，或湿邪内侵，郁久化热；或热病后余毒未尽，以致热毒内攻而引起。中、晚期多由发汗、吐、下太过，或苦寒过剂，以至中阳受损，脾虚而聚湿酿热；或亡津伤阴，阴虚火炎，迫烁津液，变生湿热所致。实际就是一个毒字，包括热毒、火毒、水毒、湿毒、瘀毒。湿热内蕴，毒火熏蒸。感受湿热毒气，或湿热内蕴，日久化热，或热病、毒痢、斑疹余毒未尽，与湿浊相合，结于脏腑。临床上毒火熏蒸，扰及心神，则神情恍惚，坐卧不宁，壅于肠胃，则其纳化均受影响，而厌食恶心；湿热毒气，循经络上攻于口眼，下注于外阴，遂可发为溃疡。脾土虚寒，聚湿酿热。以致中阳受损，脾失健运，则水湿留聚，积久而为湿热毒邪，弥漫于中焦，则扰乱神识，疏注于经络，则外发为痈疡；亡津伤阴，虚火外浮。发汗、吐、下太过，或下利日久，或热病后养息不当，亡津伤阴，肝肾受损而致阴虚生内热，或本阴虚之体，虚火浮游，扰乱神识，又迫灼津液，而生热生湿，湿热流注，而助狐惑悉作，临床亦间而有之。

【辨证施治】

证候：口腔症状：包括咽喉、牙龈、舌、口腔黏膜之溃疡。口腔内溃疡，初起多在舌底、牙龈等处，重则及于咽喉或全舌。前阴症状：溃疡常发于阴茎、龟头、阴囊及女子阴唇等处。疡面凹陷，大小不等，疼痛或肿痛。眼部症状：多现目赤，畏光，肿痛，化脓，视力减退甚则失明。眼部损害虽出现较晚，但意味着病情进入严重阶段。全身症状：常有发热、头晕、疲乏、烦躁不安、神情恍惚、声音嘶哑、脘腹胀闷、恶心纳呆、关节酸痛。舌质红苔黄或薄黄苔少，脉数有力或弦数或细数。

治法：清热解毒

方药：五味消毒饮加芙蓉方（自制方）加减。金银花 15g　野菊花 12g　蒲公英 30g　紫花地丁 30g　紫背天葵 12g　芙蓉叶 30g。日 1 剂，水煎，日 2 次，分服。外用药：①口腔溃疡者用青黛散，或锡类散适量吹口。②热毒外发，红肿热痛者，鲜芙蓉叶打烂外敷，或外敷三黄粉（黄连、黄柏、黄芩等份）。

加减应用：

1）口咽溃疡甚者，从脾开窍于口，咽喉者肺胃之门户也着手，加栀子12g，石膏60g，生甘草5g以清脾胃伏火，加黄连5g，生地黄12g，牡丹皮15g，升麻15g升清降浊而解毒。

2）若见男子龟头、阴茎、阴囊、女子阴唇溃疡不已，疡面凹陷，疼痛肿痛大小不一者，从肾主二阴理论，加生地黄12g，枸杞子12g，牡丹皮12g，泽泻12g，知母12g，黄柏12g滋肾养肝，滋阴清热。

3）目赤怕光，甚则肿痛、视力减退，或失明者，从肝开窍于目立论，加生地黄12g，石斛12g，青葙子12g，密蒙花12g，木贼草10g配伍是方滋肝明目。

4）影响情绪，精神恍惚，悲伤欲哭，坐卧不安，舌红少苔脉细数少力者，加浮小麦30g，大枣5枚，甘草6g配合主方清中寓缓，养心安神，清热解毒，相得益彰。

【按语】

本病辨证要点，抓住特征，细察病位。本病的多疑善惑、默默欲眠、目不得闭、卧起不安、不欲饮食等表现，可见于多种疾病。只有口腔、外阴、眼等部位的破溃蚀烂，才是本病的特征。但有虚火、实火之分。早期多属实火，由湿热蕴久而致，其特点是发病迅速，溃破处颜色鲜红或深红，灼热、疼痛、糜烂腐臭，脉象洪数或弦数；中晚期多属虚火，其特点是发病徐缓，病程往往长至数月或数年，疡面久不愈合，或屡愈屡发，患处呈淡红或黯红色，平塌凹陷。本病由于病程长，且常发作，故临床上多见虚实夹杂之征。对狐惑病的治疗，抓住病由毒起，用《医宗金鉴》五味消毒饮治疗，因每加芙蓉叶30g而效佳，故将五味消毒饮改为"五味消毒饮加芙蓉方"，五味消毒饮功效清热解毒，消肿散结，加用芙蓉叶者，是药微辛而凉，清热凉血，且能消肿排脓，专入肺经，肺主一身之气，肺得此药气清而凉，凉血解毒，和五味消毒饮合用，力增效佳，相得益彰。《本草纲目》谓："芙蓉叶治一切大小痈疽，肿毒恶疮，消肿排脓止痛。"治疗是病，剂30g以上，清热解毒，利水消肿，则效增一筹。狐惑病有眼、咽喉、外阴溃烂、精神不安、神志恍惚的临床表现，西医之贝赫切特综合征（眼、口、生殖器综合征）的临床表现类似。贝赫切特综合征临床表现：口腔溃疡，溃疡面较深，底部多为白色或黄色，疼痛持续，反复发作，从而影响患者的进食。除口腔溃疡外，部分患者还可有阴部溃疡，眼睛红肿疼痛以及畏光或视力减退等症状。与中医狐惑病颇相一致，治可互参。

㉒ 外感热病

【主题语】

外感热病——退热为先。
　　　　——一方加减。

【病证概要】

外感热病，由外感六淫即风、寒、暑、湿、燥、火乘虚侵袭人体而发。六淫之中，又以风、热、暑、湿、火致外感发热为主要病因，其风寒燥邪亦能致外感发热，但常有一个化热的病理过程；或由感受时邪疫毒又称戾气、异气侵袭人体而发。其为一种特殊的病邪，致病力强，具有较强的季节性和传染性。一旦感染，即发高热。中医认为，病邪、疫毒多从口鼻而入，首先犯肺。传变迅速，或逆传心包，或化燥伤阴，或直中厥阴，闭窍动风，或伤津耗液。这是外感热病伤人致病，引起发热的始终。治疗抓住一个"热"字，在这方面，中医多遵循卫气营血辨证和三焦辨证纲领。

【证治探析】

卫分证治，辛凉解表，常用方《温病条辨》桑菊饮、银翘散；气分证治，辛寒清气，泄热保津，常用方《伤寒论》白虎汤；营分证治，清营泄热，清心开窍，冀其透热转其气分而解，常用方《温病条辨》清营汤；血分证治，凉血散血，常用方《外台秘要》犀角地黄汤。

外感热病遵循卫气营血和三焦辨证治疗无疑是大法，叶天士谓："在卫汗之可也，到气才可清气，入营犹可透热转气，入血就恐耗血动血，直须凉血散血。"与吴鞠通"治上焦如羽（非轻不举）；治中焦如衡（非平不安）；治下焦如权（非重不沉）"，理相一致。对"可也""才可""犹可""直须"以及"如羽""如衡""如权"等经典之句，应用时要灵活、把握时机，因为温热邪毒、时行疫疠之气，以外风为首，热毒为重，发病迅速，传变亦快。故选方用药要早用、重用，量大剂重方能截断病邪，不失时机的应用大剂辛凉、辛寒、苦寒、咸寒的方药，开达气机，调畅三焦，使邪有出路，去路通畅，方能顿挫鸱张之热；因为外感热病多为感受温热、湿热毒邪所致，邪或在卫分或在气分，或卫分症未罢，而气分症已现，卫气同病，或邪热入营，或气营两燔。根据临床观察，凡外感热病，又多以气分阶段最为多见，发热症状也最为突出，考气分乃营卫之枢纽，此期邪热亢盛，邪正相争，而发高热。有效的治疗气分高热，是最大的选择，外逐卫气之邪，内行透热转气，清营解毒，凉血散血，凡外感热病一脉相通，治当退热为先，笔者一方加减。

【辨证施治】

证候：发热，体温 39℃ 上下，舌红苔黄，脉数有力，不论病因何起，病证在卫、在气、在营、在血或是在三焦。

治法：退热为先。

方药：柴芩蒿石加犀地银翘赤丹薄草汤（自制方）加减。柴胡 30～40g 黄芩 10～15g 青蒿 15g 生石膏 60～100g 水牛角代犀角 30～60g 生地黄 12g 金银花 15～30g 连翘 10～20g 薄荷 12g（后下）赤芍 10～20g 牡丹皮 10～20g 甘草 6g。日 1 剂，水煎，分 2 次服；病重者，日 2 剂，1 剂 2 煎，6 小时 1 次分服；昏迷者，鼻饲给药（方中用量，以成人为准，供临床参考）。

加减应用：

1）两天高热退之不显，不管有无便秘，均加生大黄 12g（后下），以通腑泄热于下；湿重者，加佩兰 12g，藿香 12g 芳香化湿；夏季因热贪凉，感受暑湿者加香薷 10g，炒扁豆 12g，厚朴 10g 祛暑化湿。

2）对温邪逆传心包、气血两燔、高热昏迷或神昏不语，或手足瘛疭，可辨证选加安宫牛黄丸、紫雪丹、至宝丹同时应用。或中西两法，共谋退热。

3）纯属风热表证，邪在卫分，可去犀角、生地黄、赤芍、牡丹皮；风寒表证不在此论。

4）对肺系突起高热者，加芙蓉叶 30～60g，石上柏 30g，或泽漆 15～30g 清热解毒，效倍增。

5）体虚者可佐参苓白术丸，顾及脾胃之气。

【按语】

外感热病属中医温病学范畴，其病因主要是外感六淫或疫疠之气从皮毛或口鼻而入，正邪抗争，引起发热，根据热势，中医分发热、大热、壮热、实热等症。和现代所有外感热病类似，基本上概括了西医学的所有传染病和发热性疾病。外感热病范围广、危害大，具有速变性，和中医所谓"热病最速"理相一致。凡治疗，或用卫气营血辨证，或遵循三焦辨证纲领。目的皆以"退热"为宗。

　　退热受江苏名中医常熟周本善用柴胡八钱一剂热退的启迪，经过多年的探索和实践，拟《柴芩蒿石汤》（方药：柴胡30~40g，黄芩10~20g，青蒿15~30g，生石膏30~60~100g）退热效好，于是产生联想：如把《柴芩蒿石汤》和古方合用，一起应用于退热，效果又会怎样呢？经临床实践，其结果喜人。柴芩蒿石汤和银翘散同用治疗邪热在卫而高热者效果明显增强；和白虎汤择药合用，清气退热效快；和清营汤、犀角地黄汤，清瘟败毒饮择药配伍，未见不良反应反而退热效增。大量的病例，无数的事实，让我再次思考：能否把柴芩蒿石汤揉入上述五方，加减变通，其退热效果又会怎样呢？经过50多年的临床实践再实践，结果答案喜人。追究其因，柴胡性寒，味苦、微辛，解表泄热，能驱逐卫分气分之邪，在柴芩蒿石汤中是君药。黄芩味苦性寒，清热泻火，尤善清泄肺热，《本草纲目》谓其"治风热湿热头疼，奔豚热痛，火咳，肺痿喉腥，诸失血。"青蒿苦寒芳香，功擅泄热，配黄芩相辅相成，退热之功尤著。石膏甘寒而辛，清热泻火，除烦止渴。四药相合，取其辛以散热、凉以退热、苦以泄降，退热而无伤津之弊。本方对于邪踞卫分、气分每收良效。再翻阅叶氏卫气营血和吴氏三焦辨证所用银翘散、白虎汤、清营汤、犀角地黄汤、清瘟败毒饮，五方石膏皆重用，与黄芩配伍，唯缺柴胡、青蒿，然此二药皆临床退热之要药。遵外感热病卫气营血和三焦辨证的传变规律，热变最速，易耗伤津液，以及逆传心包的病理特点，经临床实践，用柴、芩、蒿、石四味与上述银翘散等五方药中的用犀角、生地黄、金银花、连翘、赤芍、牡丹皮、薄荷、甘草等相伍，用于退热，尤其是高热。配伍名曰柴芩蒿石加犀地银翘赤丹薄草汤，治疗外感热病，不分卫气营血和上中下三焦。凡发热者，一方加减治疗，皆效。

　　方中所选药物，经现代药理研究表明，皆有不同程度的消炎和退热等功效，和中医理一致，但其中至理，尤其是复方退热的研究，尚待进一步挖掘探讨。

㉑　内伤发热

【主题语】

内伤发热——阴虚气虚两端。

——瘀、湿、热兼证兼治。

【病证概要】

凡因脏腑气血虚损或失调而引起的发热，称为内伤发热。其热度以低热较多见，内伤发热是内科杂病中因内伤而引起的，以自觉发热为主要特征。至于外感发热，以及某些疾病引起的发热，不在此论。

西医学中的功能性低热、癌肿、结核病疾病等所引起的发热，多属于中医内伤发热的范围，治可互参。

【证治探析】

内伤发热的病因证治，最早见于《黄帝内经》，《黄帝内经》从阴阳平衡失调进行论述，如《素问·调经论》中有"阳虚则外寒，阴虚则内热，阳盛则外热，阴盛则内寒"的论述，治从"寒之而热者取之阴"，即"壮水之主，以制阳光"的治疗方法，汉代张仲景在《金匮要略》中提出用甘温的小建中汤治疗虚劳病"手足烦热，咽干口燥"，初立甘温除热法；对内伤发热，尤其是劳倦伤气所致发热作了专门论述的莫过于李杲《脾胃论》，论中指出"脾胃气衰，元气不足"，可导致发热，用升阳补气法治疗，即甘温除大热的治疗方法，为甘温除热明立一门，一直为临床家所沿用。《格致余论》则又强调"阳有余阴不足"，"气常有余，血常不足"，制大补阴丸等方治疗"阴虚火动"之证，阴液足火自灭的治疗的方法，为治疗内伤发热开又一法门。清代王清任、唐容川在前人瘀血理论的基础上，对瘀血发热亦作了研究，认为瘀血可制发热，为内伤发热的治疗增添了新章。

综上可知，内伤发热虽有阳虚、气虚、阴虚、血虚、血瘀之不同。实则就是阴虚发热、气虚发热两大类，夹瘀兼症，兼症兼治。

【辨证施治】

1. 阴虚发热

证候：午后潮热，或夜间发热，手足心热，喜放被外，或失眠多梦、烦热、盗汗、口干咽燥、舌红少津，或少苔或无苔，或见裂纹裂沟，脉细兼数，此阴虚发热之象也。

治法：滋阴清热。

方药：青蒿鳖甲汤加减。青蒿 10～20g　鳖甲 10g　生地黄 12g　牡丹皮 12g　银柴胡 15g　知母 12g　秦艽 12g。日 1 剂，水煎，2 次温服。

加减应用：

1）阴虚发热，舌红无苔兼有裂纹者，加玄参 12g，龟板 12g 滋阴清热。

2）虚火上炎，扰动心神，心烦失眠，多梦者，加炒枣仁 20g，天冬 15g，麦冬 15g，夜交藤 30g 养心安神。

3）阴虚发热盗汗甚者，重用浮小麦 60～100g，煅龙牡各 40g 益气固表收敛止汗。

4）手足心热甚者，加天、麦冬各 12g，生地黄 12g，甘草 5g 养心除热。

5）肺阴虚，干咳少痰，低热反复，下午为甚，鼻痒干燥者，加南沙参 15g，天冬 12g，桑叶 10g，地骨皮 10g 清热滋阴透热于外。

2. 气虚发热

证候：发热，热势忽高忽低，常在劳累后发热或加重，神疲乏力，短气懒言，食少便溏，常自汗，易于感冒，舌淡苔薄白，脉细弱。

治法：益气健脾，甘温除热。

方药：补中益气汤加减。人参 5g　黄芪 15～30g　白术 12g　当归 10g　陈皮 12g　升麻 12g　柴胡 10g　青蒿 15g　甘草 6g。日 1 剂，水煎，2 次分服。

加减应用：

1）症见时冷时热，汗出恶风者，加防风 5g 与方中黄芪、白术配伍固表止汗。

2）若汗出，似寒热缠身，或有或止者，加桂枝 10g，芍药 12g，大枣 3 枚散收结合，调和营卫，则寒热自除。

3）午后发热，热不甚，胸脘痞闷，纳谷不香，舌苔薄腻者，加佩兰 12g，郁金 12g，茯苓 12g，枳壳 12g，竹茹 10g，青蒿 15g 芳香化湿，畅机清热。

4）夜间发热，口干咽燥，不欲饮水，稍动则口干咽燥自解者，此属瘀热。病谓"血渴"。加桃仁 10g，红花 10g，丹参 12g，赤芍 12g，枳壳 10g，川芎 10g 活血化瘀，行气通络，络通则津能上承，口渴自止。

【按语】

　　治阴虚发热青蒿、鳖甲必用，青蒿苦寒清热，辛香透散，长于清透阴分伏邪，引邪外出，鳖甲甘咸性寒，滋阴退热，长于退虚热，除骨蒸。二味相伍，共奏养阴透邪之功。诚如乡贤吴鞠通在《温病条辨》中自释谓："此方有先入后出之妙，青蒿不能直入阴分，有鳖甲领之入也；鳖甲不能独出阳分，有青蒿领之出也"。一语指出阴虚伏邪之热必须滋阴透邪，互相为用，方能有效。两者均为主药，用生地黄、知母、牡丹皮以助清热透热之功，吴鞠通用心良苦。即便应用甘温除热法，青蒿也不丢，是药苦辛而寒，功擅清透虚热，凉血除蒸，原本为阴虚发热而用，气虚发热，何以必用，谅阴虚发热，气虚发热皆属内热，发于阴，虽用甘温益气，燮理阴阳，其热可退，但增青蒿寒为温用，辛为透用，以解阴分伏热。临床上外感热病阴虚发热、原因不明的久热、慢性疾病出现的消耗性发热等皆可参照效法。另言：原因不明的发热，当防变端，排除癌变。

22　慢性肾炎

【主题语】

　　慢性肾炎——治宗脾肾是其关键，活血化瘀贯穿始末。

　　　　　　——"变症"灌肠，排毒不忘。

【病证概要】

　　慢性肾小球肾炎简称慢性肾炎，临床以水肿、蛋白尿、血尿、高血压为主要表现，属中医"水肿""尿血""肾风"等范畴。本病的发生多与肺、脾、肾三脏与三焦对水液代谢功能障碍相关。在临证中慢性肾炎患者平素多无明显水肿症状，仅以腰酸、乏力、眩晕等不足之症为临床表现，或尿常规检查见有血尿、蛋白尿或少量管型尿等。临证表现始终以脾肾之虚为主，根据临床观察，夹瘀阻络是其必然，它贯穿于慢性肾炎的全过程，故治宗脾肾是其关键，活血化瘀贯穿始末，此乃慢性肾炎治疗的始终大法也。慢性肾炎发展到肾功能衰竭是慢性肾炎的"变证"，与中医的"癃闭""关格"类似。

【证治探析】

　　（一）关于慢性肾炎病因病机

　　1. 慢性肾炎的病因病机当从中医的水肿说起。肺为水之上源，主一身之气，风邪外袭，肺气不宣，不能通调水道。下输膀胱，以致风水相搏，流溢肌肤，而发水肿；脾主运化水湿，若脾为湿困，运化失司，不能升清降浊，水湿不得下行，泛于肌肤，而发为水肿；饮食不节，劳累伤脾，脾气虚弱，不能运化水液，水液横行，亦可发为水肿；其重要之脏还有肾，肾亏蒸化失司，水液停聚，泛滥肌肤，而，发为水肿。由此可见，诸因皆可伤及肺、脾、肾三脏而发为水肿，肺、脾、肾三脏是水肿的主要病机所在，也是慢性肾炎的病机所在。

2. 慢性肾炎以水肿、蛋白尿、血尿等为主要临床表现，中医认为其病理机制多与肺、脾、肾三脏相关。人体水液的运行，有赖于脏腑的气化，诸如肺气的通调，脾气的运输，肾气的蒸化等。肺虚则气不化精而化水，脾虚则土不制水而反克，肾虚则水无所主而妄行。《黄帝内经·病机十九条》云："诸湿肿满，皆属于脾"，可见脾对人体水液平衡的调节起着重要作用。脾虚湿困，水湿内停为水肿发生之本。肾脏在调节人体水液的输布与排泄方面发挥着至关重要的作用，肾为先天之本，藏真阴而寓元阳，肾阳不足，命门火衰，不能化气行水，膀胱气化失常，开阖不利，水液内停，则可形成水肿。《素问·水热穴论篇》："肾者胃之关也，关门不利，故聚水而从其类也，上下溢于皮肤，故为胕肿"。而脾虚不能制水，可致水湿壅盛，损及肾阳，肾阳虚衰，不能温养脾土，两者互为因果，皆可致水肿泛溢肌肤，蛋白尿等精微外泄。所以说肺、脾、肾三脏与水肿的发病，以肺为标、以肾为本、以脾为制的机理实是水肿病机的关键所在。此外，水肿的病机与心、肝两脏也相关。"肝藏血""心主血""血水同源"，血流不畅，水因血滞则肿。肝主疏泄、主藏血，肝气郁结，血流不畅，血因水停则瘀，皆可发为水肿。

在慢性肾炎的整个疾病过程中，瘀血见症应当重视。浮肿水停于内，血水同源，水停则留瘀，血瘀则阻塞气机，壅滞肾络，肾络受损则血离经而留瘀。瘀积不散，新血不生，血不归经，又可导致血尿反复发作，使病情日趋复杂。故对慢性肾炎的治疗活血化瘀不可或缺，应贯穿于治疗的始末。辨证论治是中医学的特色，然而在慢性肾炎过程中，有的患者或因病轻，或调养得当，或病发缓慢，无临床症状，无证可辨。如隐匿性肾炎常因临床无症可察而造成漏诊。患者的蛋白尿、血尿、血生化以及肾脏病理改变的持续存在或潜在发展是肉眼看不到的，但又是客观存在的，非微观检查而不得，微观检测使一些无法经中医"四诊"取得的临床信息而显露出来，作为临床辨证的依据，此举弥补了宏观辨证的不足，为中医病因病理学的发展打开又一法门。为中医"久病必虚""久病必瘀"提供了支撑，尤其是对慢性肾炎的治疗。

三焦主诸气，总司全身气化，为气机升降出入的通路。心之行血，肝之疏泄，肺之通调，脾之散精，肾之蒸腾气化皆与三焦相关，正常水液代谢，血液运行无不依赖少阳三焦调节机能，三焦枢机不利，则气化功能受阻，肺、脾、肾三脏功能失司，脏腑升降功能失调，皆可导致输布、排泄不利，清浊不分，水液潴留而为病。治疗慢性肾炎注意斡旋三焦，增强三焦决渎之职，膀胱气化的功能，使枢机通利，以利水肿的消退，肾功的恢复。

（二）关于慢性肾炎的主要症状

1. 头昏

头昏是临床病人常见的自觉症状之一，可见于多种疾病之中，甚至可发展为眩晕。与慢性肾炎相关的头昏有三端，首先莫过于脾虚生痰，痰阻经络，清阳不升，清窍失养，以致头昏；其次是肝肾阴亏，虚阳上扰；再则是肝阳上亢，肝风内动，上扰清窍，而致头昏。根据"髓海不足则脑转耳鸣"的理论，慢性肾炎，肾气亏虚，脑失其养，也易出现头昏。

2. 小便不利

慢性肾炎之变，以小便之变尤为常见，如尿多尿少，尿色改变，夜尿频多，尿夹泡沫，尿检见血尿、蛋白尿、管形尿等，皆为尿之变。和中医的"中气不足，溲便为之变"，"肾司二便"，"热在下焦则尿血"，"诸转反戾，水液浑浊，皆属于热"等理论相关。从中医的宏观理论看，肾炎早期出现的小便不利如尿黄、尿少、水肿，其因多由外邪引发，属实证的多。根据临床观察，慢性肾炎病人昼夜尿量规律的改变，特别当出现夜尿增多时，多为肾阳亏虚，摄纳无权，下元不固的征兆。《诸病源候论·小便病诸候篇》谓："肾气下通于阴，腑既虚寒，不能温其脏，故小便白而多，甚至夜尿偏甚者，则内阴气生是也。"慢性肾炎尿液清长，夜尿次多，或夹有泡沫，可视为是肾虚的主要症状，不能忽视。至于小便混浊，夹有泡沫，混浊多属兼夹湿热。若小便点滴而下，甚则尿闭，则已进入"变症"阶段，属于"关格"范畴。肾阳衰弱，湿浊内蕴，或阳损及阴，表现脾肾阳虚或阴阳俱虚，累及他脏，属急危重症，临床上以肾功能减退，代谢产物潴留，水、电解质及酸碱平衡失调，内分泌紊乱为其主要的临床表现。此中医认为病入膏肓，预后转归不容乐观，当中西两法救治，力争冲出困境。

3. 呕吐

呕吐,又名吐逆,说明脾气当升不升,不能输布精液,胃气当降不降,降反升,产生呕吐,是脾胃功能反常的征兆。慢性肾炎发展到"变症"时,出现呕吐,和小便不通平行而来,说明肺、脾、肾三脏气化功能已经失职。《素问·经脉别论》说:"饮入于胃,游溢精气,上输于脾,脾气散精,上归于肺,通调水道,下输膀胱,水精四布,五经并行"。当肺、脾、肾三脏皆损,饮食不能化为精微,而为浊邪,浊邪壅塞三焦,三焦阻滞,正气不得升降,上逆而吐,为格,下而小便不行,为关。病至"关格",虽与肺、脾、肾三脏关系相关,但当浊邪产生之后,又可变为病因,侵犯心、肝,或使肺、脾、肾三脏的功能更加受损。同时痰浊也可蒙蔽心窍,或痰蕴化热,痰热内陷心包,发展到心阳欲脱,阴阳离决。或邪侵下焦肝肾,阴阳离决而死亡。所以慢性肾炎一旦出现呕吐之症,应十分重视,不可大意。如和小便不通并见,则为"关格"之征,治当三法合一,即扶正祛邪、通腑泄浊、活血化瘀合法图治。不能口服者,改鼻饲配合辨证灌肠。如出现昏迷、抽搐、气急、出血等症,属病之重急危象。

4. 水肿

水肿为慢性肾炎最常见的症状,其发生与脾肾虚损密切相关。脾为后天之本,司运化;肾为先天之本,主水液,脾肾亏虚,脾虚不能运化水湿,肾虚不能蒸化水液,则发为水肿。肺为水上之源,主宣发肃降,通调水道,肺失宣发,水道不通,亦可为水肿。

5. 蛋白尿

尿蛋白系人之精微物质从尿中泄漏,脾主运化,统摄精微;肾司开合,主封蛰藏精。精气游溢于脾,依赖脾之升清以输布,肾之蛰藏以固摄。所以蛋白尿的发生,或因脾虚气陷,失于统摄,精微下渗;或因肾气亏虚,精气失于敛藏而漏泄。

6. 血尿

血尿是慢性肾炎的常见症状。其病因多为邪热伤络,血溢脉外。重者小便夹血,谓之尿血,轻者多经尿检而发现。

(三)关于慢性肾炎的治疗

1. 治宗脾肾是其关键

从中医学整体观念出发,认为慢性肾炎的发展机理非独在肾,而与肺、脾、肾三脏皆有关系。尤以脾肾为最。两者之中，以肾不化气行水为基本因素，故温肾助阳之中，配以健脾之品极为重要，反之健脾之中当佐温肾之味，方能收到较好效果。考肾居下焦，名曰水脏，乃封藏之本，生命之根，司开合，主二便，五脏之阴非此不能滋，五脏之阳非此不能发。病则精气不足，阴阳偏衰，阳不足则气化失职，开合不利，水湿泛滥，肌肤悉肿；阴不足则水不济火，火炎烁金，致肺气虚衰，通调水道失职，又不能助肾摄封，故尿蛋白流失不固，长期不消。夫脾居中焦，职司运化，主升清降浊，转输精微，灌注全身。《四圣心源》云："脾升则肝肾亦升"。脾气不升，必致肾气下沉，由此可知，肾气虚衰虽是导致尿蛋白等精微物质流失的主要原因，但与脾的关系也十分密切。所以只有脾肾同治，方能获得良好效果，谓之慢性肾炎治宗脾肾是其关键。

2. 活血化瘀治宗始末

根据临床观察，慢性肾炎，由于肾失封藏之职，精气外泄，水肿及蛋白尿可反复不消或消而复发，导致体内精气虚亏。由于精气亏虚，阳不摄阴，失去对血中水液的制约，而出现血瘀体征，如舌质紫黯，瘀点瘀斑，肾府固定疼痛等。据血液流变学的观察，凡慢性肾炎患者，都存在着不同程度的高凝状态，所以欲消水肿，欲消除蛋白尿，必须活血化瘀，谓之慢性肾炎活血化瘀治宗始末。

【辨证施治】

1. 脾虚水泛，瘀血内阻型

证候：浮肿，每因劳累或外感引发而加重，面色少华或苍白，头昏乏力、纳减便溏、小便短少，舌质蛋白苔白滑，脉沉细缓。尿检可见尿蛋白、管型或红细胞、白细胞。

治法：健脾助运，活血利水。

方药：健脾活血方（作自制方）加减。黄芪 15～30g 党参 15g 白术 12g 山药 15g 茯苓 15g 干姜 6g 桂枝 10g 泽泻 10g 玉米须 15g 冬瓜皮 15g 地鳖虫 10g 丹参 15g 红花 10g 赤芍 15g 甘草 6g。日 1 剂，水煎，2 次分服。

加减应用：

1）气虚明显者重用黄芪，剂 30g。

2）气阴两虚而症见口干咽燥者，去桂枝，酌加生地黄 15g，天冬 12g，玉竹 12g 益气养阴。

3）脾运不健，纳呆便溏，腹胀者，加陈皮、砂仁理气健脾。

4）脾虚生湿，湿邪困脾，症见脘腹作胀，食欲不振，口中黏腻或甜，小便浑浊，舌苔白腻或厚腻，脉濡，四肢微肿者，加苍术 10g，半夏 10g，陈皮 12g，枳壳 10g 以燥湿健脾，理气助运。

5）湿热下注，小便黄赤者，加黄柏 12g，白花蛇舌草 30g，六一散 30g（包煎）清热利湿。

6）肾阳不足，肢冷便溏，腰酸怯寒，神疲乏力者，加熟附子 5~10g，胡芦巴 15g，仙茅、仙灵脾各 12g 以收脾肾双补之功。

7）尿红细胞（++），加仙鹤草 30g，叶下珠 20g，紫珠草 20g 凉血止血，首选仙鹤草。

8）慢性肾炎蛋白尿长期不消，反复出现，重用党参、黄芪、山药、白术等升阳固泄。配山茱萸 15g，龟板 10g，芡实 15g 温肾填精、固肾节流，对蛋白尿转阴，提高肾功能皆有其积极意义。

2. 肾虚水泛，瘀血内阻型

证候：面浮身肿，腰酸腰痛，畏寒肢冷，少尿或夜尿反多。腰以下肿甚，按之凹陷不起，四肢厥冷或单见晨起眼睑浮肿，面色灰滞，舌质淡胖苔薄白或少苔，脉沉迟尺弱。尿检可见有蛋白、管型或红、白细胞。

治法：温肾助阳，活血利水。

方药：温肾活血方（自制方）加减。黑附子 12g 肉桂 6g 巴戟天 12g 胡芦巴 12g 淫羊藿 12g 白术 10g 山茱萸 15g 黄芪 20g 党参 12g 丹参 12g 刘寄奴 12g 赤芍 10g 地鳖虫 12g 仙鹤草 15~30g 甘草 6g。日 1 剂，水煎，日 2 次，温服。

临床加减：

1）肾阳不足，心失温煦，心阳虚衰鼓动无力而心悸气短者，桂枝易肉桂，重用党参 15~30g 温通经脉，益气通阳。

2）气血运行不畅而兼血瘀者，加王不留行 12g，红花 10g，川芎 10g 以增行气活血之力。

3）阴阳两虚者，加枸杞子 12g，鹿角胶 10g（冲），生地黄 12g 和是方配伍滋阴温阳。

4）肾虚为主，尿蛋白长期不消，尿红细胞（++）以上者，肾功能正常者，黄芪重用剂 30g，加山药 30g，芡实 30g，莲子 15g 以增强补肾固精之功，加紫珠草 15g、叶下珠 15g、王不留行 12g 活血止血，凉血止血之力。

5）肾阴不足，水不涵木，或肝阳上亢，而症见头昏头晕，耳鸣少寐，舌红苔薄、脉细弦者，选加生地黄 12g，夏枯草 12g，枸杞子 12g，怀牛膝 12g 等以滋水涵木，平肝潜阳。

6）肺肾阴虚，舌红少苔，手足心热，口干咽痛者，去附片、肉桂，加生地黄 12g，川石斛 12g，玄参 12g，沙参 12g 滋补肾阴，兼顾肺阴。且与方中参术芪草相伍，肺肾气阴兼顾，使金水相生，有利病愈。

3. 慢性肾炎"变症"型

证候：头面或四肢浮肿，按之凹陷不起，头昏头晕，面色㿠白或萎黄，甚则黧黑晦黯，腰膝酸软或疼痛，畏寒肢冷，精神萎靡，纳呆，恶心，甚则呕吐，尿短赤，甚则无尿，或多尿、无尿交替出现，舌质紫绛或夹有瘀点瘀斑，舌苔腻黄舌光无苔，脉沉涩或脉微欲绝。实验室检查：

（1）肾病综合征：①大量蛋白尿（＞3.5g/24h）；②低蛋白血症（血浆白蛋白＞30g/L）；③高脂血症（血清总胆固醇＞250mg/dl）。

（2）急性肾衰竭：①进行性肾功能下降，很快出现氮质血症，或无尿（＜100ml/24h）②尿常规检查：等张尿（比重 1.010～1.016），蛋白质（+～++），尿沉渣常有颗粒管型、上皮细胞碎片、红细胞、白细胞。

（3）出现尿毒症：恶心、呕吐，精神萎靡，出现水钠潴留甚或心衰，血钾＞6.5mmol/L，血尿素氮＞80mg/dl，血肌酐＞6～8mg/dl，此皆提示病情危重。

治法：益肾健脾，活血排毒。

方药：

（1）汤剂：益肾健脾活血排毒汤（自制方）加减。黄芪 30～50g 党参 15g 山药 30g 茯苓 20g 山茱萸 15g 胡芦巴 15g 枸杞子 12g 生地黄 12g 巴戟天 12g 炙水蛭 10g 丹参 15g 王不留行 15～20g 苏叶 15g 生大黄 10g 土茯苓 20～30g 藤梨根 20g 紫珠草 15g 叶下珠 15g 仙鹤草 30g 紫花地丁 30g 蒲公英 30g 萹蓄 20g 小蓟 15g 六一散 30g（包煎）。日 1 剂，水煎，2 次分服。重急危证者鼻饲给药。

加减应用：

1）血压高者加川牛膝 15g，地榆 12g，槐花 20g 平肝潜阳以助降压。

2）四末不温加熟附子 10～30g 以增回阳救逆之力。

3）小便短赤或癃闭者，选加瞿麦 15g，冬葵子 15g，商陆 10g，口服通关丸（《兰室秘藏》卷下，组成：黄柏 30g，知母 30g，肉桂 1.5g，打粉，每次 5～10g，开水送服，昏迷者鼻饲给药）。

（2）灌肠

基本方：生大黄 30～50g 紫丹参 30～40g 熟附子 5～30g。煎水 100～150ml，侧卧高位保留灌肠（深度 20～25cm，因人而宜），药液温度保持 37℃左右，和体温相近为好，急重者的药液可在 15～20 分钟左右滴完为宜。1 剂/日，轻者日 1 次，重者日 2 次，3～5 天为一疗程，据病情变化可重复 2～3 个疗程。

加减应用：

1）湿浊热毒重盛者，舌红面赤，苔垢腻厚黄，脉弦滑有力，心烦，尿短红赤者，用泻火降浊法。

处方：生大黄 50g（后下），丹参 40g，熟附子 5g，紫花地丁、蒲公英各 50g，蚕沙 30g，枳实 20g，芒硝 15g（冲），车前子 30g，萹蓄 30g，水牛角 50g。

2）胃中秽浊邪毒盛，口臭逼人，异味外出。

处方：生大黄 40g，生石膏 100g，枳实 20g，牡丹皮 20g，生地黄 30g，黄连 20g，丹参 30g，熟附子 5g 清胃泄浊。

3）气虚者：气虚懒言，面色不华，舌淡脉细少力。用益气降浊法。

处方：生大黄 30g，紫丹参 30g，党参 50g，黄芪 50g，牡蛎 50g。

4）虚脱者脉微细，大汗出，张口气促，尿失禁，急用固脱降浊法。

处方：生大黄 50g，紫丹参 30g，熟附子 30g，人参 50g，龙骨 60g，牡蛎 60g。

5）颅压高者，面赤气粗，脉弦或数或滑，舌红苔黄者，用脱水降浊法。

处方：生大黄 50g，紫丹参 40g，熟附子 5g，泽泻 50g，水牛角 50g，川牛膝 30g，车前子 50g。

6）肾阳衰微者，用温肾降浊法。

处方：附子 30g，丹参 30g，生大黄 30g，肉桂 15g，人参 30g，牡蛎 30g。

【按语】

慢性肾炎脾肾之虚乃病之根本，故治宗脾肾是其关键，脾肾二脏是互相依存的，脾虚则水谷精微输布失职，而肾虚则蒸化失常。两者皆可导致水湿泛滥，精微下泄而成灾，好像河堤不固有水灾之弊，然河道阻塞也有成灾之虞。治宗脾肾，应用黄芪、党参、山药、茯苓等健脾助运，升阳固泄，用山茱萸、巴戟天、枸杞子、生地黄益肾壮阳，固肾节流，鼓舞肾气，气化则水化。用党参、黄芪、山茱萸、生地黄、杞子助阳养阴，阴阳并补，以求增一份元阳，长一份真阴。"血水同源"，慢性肾炎利水消肿，当活其血，活血即所以利水，用水蛭、丹参、王不留行活血化瘀，利水消肿，针对尿中隐血用仙鹤草、叶下珠、紫珠草等凉血止血、散瘀解毒，用生大黄、土茯苓、紫花地丁、蒲公英、小蓟、铁鞭草、六一散清热解毒、利湿排毒，令邪有出路。诸药合用，熔健脾补肾、活血化瘀、清热排毒于一炉，对慢性肾炎的"变症"的治疗尤为合拍。灌肠疗法也不失为一法。临床上，症轻者，内服汤剂即可，发展到"变症"时，需内服（含鼻饲）外用（灌肠）同施，以挽病人于危急之中，辨证用药，灌肠大黄、附子、丹参必用。用大黄清热泻下，荡涤肠胃，通腑降逆，祛瘀泄浊，逼上浊之邪下泄，推陈出新。据现代药理研究，大黄有降低血中肌酐和尿素氮的功能，主要是通过抑制机体蛋白质分解，提高血中必需氨基酸浓度，利用尿素合成蛋白质，减少肠道吸收氨基酸等途径，同时还有改善尿素循环，增加肌酐排泄，降低血磷，升高血钙，改善高磷低钙血症的作用。用附子小剂量意在温肾阳，振心阳，通血脉，温为降用，以增强微循环，而促进肾功能的恢复。丹参配合大黄活血化瘀，可增强肾小球滤过率，降低血压，增加尿量，增强肌酐、尿素氮、钠、磷等在尿中的排泄。

23 糖尿病

【主题语】

糖尿病——阴虚为本，燥热为标，夹瘀阻络是其必然。

——益气养阴，活血生津，标本同治，一方加减。

【病证概要】

中医历代医学文献中，没有糖尿病一词，糖尿病和中医的消渴病理相一致，名异而实同，消渴病就是糖尿病，而消渴只是糖尿病的症状之一，对糖尿病的记载以我国为最早，其次是古埃及、希腊、罗马以及印度。糖尿病的病因至今西医尚未完全阐明，根据西医学流行病学调查显示，糖尿病与遗传学、免疫学、病毒学、病理学、内分泌代谢病学等密切相关。是一组原因未明的慢性消耗性疾病，病久或治疗或护理不当，并发病、并发症多多，严重的危害着人的身心健康，应用中医药治疗糖尿病，从糖尿病阴虚为本，燥热为标，夹瘀阻络是其必然的病因病理着手，辨证论治，效果好。

【证治探析】

（一）关于糖尿病的病因病机

1. 饮食甘肥，积热伤津。《素问·奇病论》谓："此人必数食甘美而多肥也，肥者令人内热，甘者令人中满，故其气上溢，转为消渴。"《丹溪心法》也谓："酒而无节，酷嗜炙……于是炎火上熏，脏腑生热，燥热炽盛，津液干焦，渴饮水浆，而不能自禁。"说明长期过食肥甘，醇酒厚味，积热伤中，消谷耗液，而易发消渴。

2. 情志不遂，郁火伤阴。《灵枢·五变》谓："消渴者……耗乱精神，过违其度，而燥热郁盛之所成也。"过度的精神刺激，如郁怒伤肝，肝气郁结，化火灼胃，下耗肾液，皆易发为消渴。

3. 房劳伤肾，虚火内生。《千金方》谓："消渴由于盛壮之时，不自慎惜，快情纵欲，极意房中，稍至年长，肾气虚竭……此皆由房室不节之所致也。"说明房劳过度，耗损肾精，虚火内生，引致肾虚、肺燥、胃热而伤阴。夫五脏者，藏精而不泻，精为人生之宝，肾受五脏六腑之精而藏之，若五脏虚弱，则精气不足，阴津亏损，燥热偏盛。概括起来有肺受燥热所伤，则不能敷布精液；胃受燥热所伤则胃阴不足；肾受燥热所伤则肾阴亏损。虚火内生，上可燥肺，中可灼胃，下可竭肾。常互相影响，迁延日久，则可累积五脏，终致精血枯竭而可发为消渴。

（二）关于糖尿病的治疗

1. 糖尿病阴虚为本，燥热为标，夹瘀阻络是其必然。

糖尿病属中国传统医学消渴的范畴。本病的病因病理主要在于燥热阴伤。始终以阴虚为本，燥热为标，入络致瘀是其必然。病初多为燥热阴伤，病久则肾虚阴损。其病位虽与五脏有关，但主要在肺、胃、肾三脏，尤以肾为重，治宜养阴清热、活血化瘀，三脏兼顾。《医学心悟》谓："大凡治上焦者，宜润其肺，兼清其胃。治中焦者，宜清其胃，兼滋其肾。治下焦者，宜治其肾，兼补其肺。"为糖尿病的治疗立了法则。一直为临床治疗所效法。

2. 借助微观，发现"隐证"，帮助诊断。

中老年以后，应重视临床轻微症状的出现，更应重视体检，以早期发现"隐证"疾患。因为糖尿病的"三多一少"症状，随年龄的增长而减轻，由于年老动脉硬化加重，肾小球滤过率减少，肾糖阈降低，尿糖阳性率亦低，故临床症状不明显，医学上谓之"隐证"。传统的中医藏象学说也无症可取。在科学高度发展的今天，从中医"治未病"的观点出发，借助现代检测手段，进行血糖测量，发现糖尿病"隐证"势在必行，这种方法扩展了中医的临床思维，促进了中医临床学科的发展，是宏观和微观的互补。微观检测是发现糖尿病"隐证"的主要手段。尤其是老人，其所得的"隐证"是中医治疗糖尿病的又一依据，不可忽视。

3. 关于活血化瘀，治宗始末。

糖尿病阴虚为本，燥热为标，益气滋阴，清热润燥无疑。但化瘀问题值得研究，一般地说临床上见有舌质紫黯、瘀点瘀斑或舌下静脉粗大而长，脉涩等，中医方可视为瘀血。这与中医"久病夹瘀"理论相一致。从血液流变学的异常来看，凡糖尿病人皆有不同程度的瘀血症状存在，也与之相应，说明活血化瘀应贯穿于治疗糖尿病的始末，不容置疑。

（三）关于**糖尿病人的饮食宜忌，贵在因人而宜**

本病一般发生于中年之后，但也有青少年罹患者，由于年龄不同，病情的发生发展、轻重程度及预后转归皆有不同。年少者，一般发病急，发展快，病情重，症状典型。反之，中年之后，尤其老年，起病较缓，病程较长，临床症状多不明显，往往治疗时间较长。由于活动较少，劳作几天，易致由于脂肪积累过度，给肌体尤其是心脏带来负担，易患高血压、高血脂、冠心病、内分泌紊乱等疾病，中医称之为痰湿之体。而这些病又常常是糖尿病的主要诱因。故人到老年，节制饮食，适度体育活动，调整心态，防止肥胖，对防治糖尿病是有其一定意义的。治疗糖尿病，在目前来说，西药降糖见效快，给人以喜。但因其药物的副作用大，损伤肝肾者多，易致自身免疫功能的下降，导致诸多并发症的相继出现，而加重病情，增加死亡率。应用中医药辨病辨证，既可控制血糖，又能提高自身免疫功能，增强体质，减少和杜绝并发病并发症的出现，应用中医药治疗糖尿病降糖效果虽慢可取。应用中医药为主治疗糖尿病，饮食宜忌，不宜过分。除含糖过高的饮食、饮料和水果以及酒外。凡海里、水里游的，土里长的能吃的皆可以吃，民以食为天，以人为本，不求数字的统一，七八成饱为好。因人而宜。

【辨证施治】

证候：以多饮、多食、多尿、身体清凉或尿有甜味为特征。病在上焦多烦渴多饮，口干舌燥，尿频量多，舌边尖红，苔薄黄，脉沉数；病在中焦多兼多食易饥，形体消瘦，大便干结，舌苔黄燥，脉滑实有力；病在下焦多兼尿频量多，混浊如脂膏，或尿甜，口干舌燥，舌红，脉沉细数。

方药：益气活血清热生津汤（自制方）一方加减。黄芪 30g 生地黄 12g 山药 30g 茯苓 15g 红参 3~5g（勿用党参代）天花粉 15~30g 知柏各 12g 泽泻 12g 玄参 12g 炙水蛭 10g 楤木 10g 红花 10g 黄芩 12g 白花蛇舌草 30g 山茱萸 12g 巴戟天 12g 白僵蚕 15g 牡丹皮 12g 生麦芽 30g。日 1 剂，水煎 2~3 次分服，对糖尿病人服中药煎剂可 1 日 3 次，第 3 次药虽淡，但尚有剩余可取，顺而为糖尿病人增点药饮，百益无害。

加减应用：

1）兼见视力减退、视物模糊，眼前飞蚊舞蝇，甚则视物不清，眼睛失明，耳鸣或头鸣者。加白芍 12g，石斛 12g，枸杞子 12g，青葙子 10g，密蒙花 10g，决明子 12g 滋肝明目。

2）兼见肢体麻木，目下如卧蚕起之状者，多属消渴病久，伤精耗血，气血双亏，因虚致瘀，脉络不畅，不能濡养肢体肌肉所致者。加当归 10g，丹参 12g，川芎 10g 活血养血，疏通经络，天麻 10g，僵蚕 10g，皂角刺 15~30g，用二三味或三四味即可。

3）兼见泄泻，泻下完谷，食欲减退，精神不振，四肢不温者加白术 10g，赤石脂 10g，禹余粮 10g，熟附子 10g 等益气健脾，收涩止泻。

4）若见大便干结或便秘者，加肉苁蓉 15g，枸杞子 12g，火麻仁 12g，郁李仁 12g，重用黄芪 40g 益气养阴，润肠通便。

5）兼见水肿，小便不利，加茯苓 12g，桂枝 10g，焦白术 12g 胡芦巴 12g，健脾温阳，利水消肿。

6）兼见痈疽疮疡或牙龈脓肿久不愈者，加金银花、连翘、蒲公英、紫花地丁、赤芍、牡丹皮清热解毒等，如系局部溃不收口者，可用三黄粉（黄连粉 2 份，黄芩粉 2 份，青黛粉 2 份，三七粉 1 份，加少量冰片）外用，用法：疮口常规消毒或用盐水洗后，粉药撒其上或用醋调外敷其上，一日一换。清热解毒，生肌长肉，促其尽快收口而愈。

【按语】

糖尿病属中国传统医学消渴的范畴。燥热阴伤，阴虚为本，燥热为标，入络致瘀是其必然。病初多为燥热阴伤，病久则肾虚阴损。其病位虽与五脏有关，但主要在肺、胃、肾三脏，尤以肾为重。故治疗应以养阴清热、活血化瘀贯穿治疗的始末，且要三脏兼顾。缺一不可。

(24) 冠心病

【主题语】

冠心病——归脏心、脾、肾，以心为主，虚为本。

——气滞血瘀，寒凝痰浊，痹阻心络，病之标。

【病证概要】

冠状动脉粥样硬化性心脏病（简称冠心病）是指冠状动脉因发生粥样硬化而产生了管腔狭窄或闭塞，导致心肌缺血缺氧而引起的心脏病。冠心病临床表现以心绞痛、心肌梗死、心律不齐、心力衰竭、心脏扩大等为主，心电图可有心肌缺血型或相应改变。本病属于中医学的胸痹、胸痛、真心痛、厥心痛的范畴，治可互参。

【证治探析】

中医学认为本病的发生与年老体衰，肾气不足；膏粱厚味，损伤脾胃；七情内伤，气滞血瘀；思虑劳倦，伤及心脾等因素有关。因此，发病过程中心、脾、肾是病之本，气滞、血瘀、痰浊、寒凝乃病之标。

心主血脉，血液的运行主要靠心气的推动，心气不足，鼓动无力，则出现气滞血瘀；心气不足，心血不畅，气来不匀，脉律不整，则出现脉结代；心主神志，过喜则心气涣散，过怒则肝火淫心，均可出现胸闷、心痛；脾主运化，运化失常，则痰浊内生，阻络致痛；肾为先天之本，肾阴不足，心火上炎，心失滋养，心肾不交，从而出现心悸、心烦、失眠等症。肾阳不足，心阳不能舒展，脾阳失其温煦，由于心、脾、肾的亏损，导致气滞血瘀、痰浊内生，脉络不通，不通则痛。而六淫（主要是寒邪）和饮食失节不过是外来的诱因。发病主要决定于脏腑本身功能的协调与否。冠心病分虚实两类，临床上常虚实互见，表现为本虚标实，标实为主者，如气滞、血瘀、痰湿、寒凝等，当以治标为主；本虚为主者，如心血不足或气阴两虚、肾阳虚弱、阳虚欲脱等，当以治本为先。治疗应权衡虚实，据症缓急抓住时机灵活应用，辨证施治。心居于胸腔，心为神之居、血之主、脉之宗，五行属火，起着主宰生命活动的作用，故《黄帝内经》称之为"君主之官"。心主血脉，心脏的波动正常与否，对人体生理起着十分关键的作用。在冠心病的治疗中，临床从胸阳痹阻、心气心血不足着手分两型论治。

【辨证施治】

1. 心阳不振，心络痹阻

证候：胸痹心痛，每于劳累受凉后诱发，发则气短、胸中闷塞，重者则心痛彻背，背痛彻心，舌苔薄白或白腻，脉细或弦滑。

治法：振心阳，补心气，活心血。

方药：瓜蒌薤白白酒汤加减。瓜蒌皮 12g 薤白 10g 桂枝 15~30g 半夏 12g 人参 5g 党参 15g 茯苓 15g。日 1 剂，水煎，2 次分服。

加减应用：

1）心慌气短自汗者，加麦冬 15g，五味子 10g 益气养阴。

2）心胸刺痛，气短胁胀者，加丹参 15g，檀香 3g，砂仁 6g，川芎 10g，赤芍 10g，失笑散 10g 行气活血，通络止痛。

3）胸闷疼痛，形体丰满，身重乏力，舌苔厚腻，脉弦滑者，加白术 10g，陈皮 10g，茯苓 10g，浙贝母 10g，枳壳 10g，甘草 6g 健脾理气，化痰通络。

2. 气阴两伤，心失所养，络脉不畅

证候：心痛、气短、心悸、自汗、口干、少津、舌红少苔、脉弦细无力或脉结代。

治法：益气养阴，活血通络。

方药：生脉散合炙甘草汤加减。党参 15g 麦冬 15g 五味子 10g 生地黄 15g 桂枝 10g 白术 10g 阿胶 10g（烊冲）胡麻仁 10g 大枣 5 枚 炙甘草 10g 生姜 3 片。日 1 剂，水煎，2 次分服。

加减应用：

1）心神不安、惊悸失眠者，加茯神 15g，炒枣仁 15g，炙远志 12g，合欢花 10g 配合主方益心气，敛心阴，安神宁心。

2）心悸不安、腰酸肢冷、舌淡苔薄、脉沉细尺弱者，加山茱萸 15g，巴戟天 10g 温肾补阳以壮心阳。与主方相伍，益气养阴，活血通络，相得益彰。

3）凡惊悸失眠、自汗者，加煅龙骨 30g，煅牡蛎 30g，炒枣仁 15g，炙远志 12g 敛汗宁心。

4）冠心病兼见阳痿、早泄者，加仙茅 12g，淫羊藿 12g，山茱萸 15g，芡实 15g 直入肾家，壮阳固泄。

5）若心痛、气短、大汗淋漓、四肢厥冷、面色苍白、甚则昏厥、舌淡苔白、脉沉细欲绝者，加人参 10g，附子 10g 与是方白术、桂枝等配伍，温经助阳，驱寒通络。

6）冠心病兼汗出肢冷、面色青紫、咳喘倚息不能平卧者，加紫石英 20g，胡芦巴 12g 温肾纳气。

7）兼见肝阳上扰，高血压者，加槐花 15g，地榆 12g，丹参 12g，决明子 15g 平肝潜阳以降压。

【按语】

西医学所指的冠状动脉粥样硬化性心脏病主要与心绞痛、心肌梗死关系密切。临床上心包炎、病毒性心肌炎、心肌病、二尖瓣脱垂综合征、慢性阻塞性肺气肿、慢性胃炎等是病出现胸痛、胸闷、心口痛、胸痛彻背、背痛彻心、短气、气喘不得平卧等是症者，皆可参考辨治。

㉕ 高血压

【主题语】

高血压——肝风肝阳肝火，夹瘀夹痰阻络，病之标。

——肝肾阴虚，肝阳上扰，病之标本。

——活血潜降，标本兼治。

【病证概要】

根据本病的临床表现，可归属于中医学的眩晕、头痛等范畴。早在《素问·至真要大论》就有"诸风掉眩，皆属于肝"，《灵枢·海论》"髓海不足，则脑转耳鸣"的记载，认为眩晕与肝肾关系密切。《丹溪心法·头眩六十七》

也提出无痰不眩，无火不晕，认为痰与火是引起眩晕的另一种重要原因。《临证指南医案·头痛·华岫云按》"头为诸阳之会，与厥阴肝脉会于巅……厥阴风火，乃能逆上作痛。故头痛一证，皆由清阳不升，火风乘虚上入所致。"凡是阐述了肝火上逆，清阳不升而致头痛的发病机理。凡论皆与高血压有一定关系，这也是中医辨证施治的临床依据。西医学所指的原发性高血压，继发性高血压皆可应用中医药辨证治疗。

【证治探析】

中医学认为本病发生的主要原因与情志失调、内伤虚损、饮食不节等关系密切。长期的精神紧张或恼怒忧思，肝气郁滞，郁则化火，火性上炎，则面赤升火。劳伤过度或年老肾亏，肾阴虚损，肝失所养，肝阴不足，阴不敛阳，肝阳偏亢，则上扰清窍。恣食肥甘或饮酒过度，损伤脾胃，脾失健运，湿浊壅遏，久蕴化火，火灼津液成痰，痰浊内蕴，夹肝风肝阳上扰清窍，致头晕、头胀、头痛。血压升高，久而人体阴阳消长失调，而致高血压。临床一病一方治疗。

【辨证施治】

证候：肝阳上亢，痰瘀阻络，头昏，头痛，头胀为主，或兼面红口苦，烦躁便秘；或兼腰膝酸软，耳鸣健忘，五心烦热，心悸失眠；或兼气短乏力，或见头重胸闷，呕恶痰涎，舌红苔黄，或白腻或黄腻，脉弦或细而兼数，或弦滑有力。

治法：平肝潜阳，活血化瘀。

方药：活血潜降汤（自制方）加减。川牛膝20g 钩藤30g 丹参20g 益母草10g 桑寄生15g 地龙10g 川贝母6g 生地黄10g 山药10g 泽泻20g 枸杞子10g 制附子3g 茶叶适量。每日1剂，水煎，2次分服。

加减应用：

1）高血压失眠严重者，加夜交藤15g，炒枣仁10g，两者入心，养心安神。

2）兼心悸气短者，加五味子5g，党参15g，天冬12g，麦冬12g益气养阴以宁心神。

3）腰酸肢冷者，改用怀牛膝，附子增至10g，加杜仲15g合方中山药、枸杞子补益肝肾，兼顾其本。

4）舌麻肢麻或见半身不遂者加全蝎 3g，白僵蚕 15g 以增活血化瘀，搜风通络之力，合方中丹参益气养血，使血足血流畅。

5）动脉硬化血脂胆固醇高者，加生山楂 20g，泽漆 15g，皂角刺 30g 化瘀降浊，疏通经络；加水蛭 10g，红花 10g 增强活血化瘀、活血通络以增强微循环，改善血液高凝状态。

【按语】

治疗高血压重用牛膝、丹参活血化瘀，引血下行，配以钩藤平肝靖木，潜阳降压；益母草、泽泻善走肝肾之经，通脉利水以降压；地龙、川贝母活络凉肝、息风祛痰以畅血行；生地黄、桑寄生、枸杞子、山药滋肝益肾而调节阴阳；附子性温入肾，取其小剂量，以温助行，温为降用；清茶苦凉清爽，醒脑除烦。诸药和合，功主活血潜降，促使机体气血流畅，阴阳平衡，以奏降压之功。

高血压是一种兼证频发的难治病，不是单靠扩张血管来降压就能解决所有问题的，针对不同病理阶段的临床表现，中医从整体观出发，辨病、辨证相结合，尤重辨证，灵活地应用是方加减治疗，综合调理，可使机体阴阳平衡，血压正常，诸症次第消除，无疑是治疗高血压无可替代的选择。

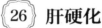

26 肝硬化

【主题语】

肝硬化——肝郁脾虚，夹痰夹瘀，病久及肾，病之始终。

——疏肝解郁，软坚散结，活血利水，治其标。

——健脾助运治其本。

【病证概要】

肝硬化是以肝脏损害为主要表现的慢性全身性疾病，是各种致病因素持久或反复地损害肝脏组织，引起肝细胞变性、坏死、再生和纤维组织增生等一系列病理变化，使肝脏变形、质地变硬的病，名肝硬化。和中医的"鼓胀""癥积"相类似。皆以腹部肿块为特征。如《医门法律·胀病论》云："癥瘕、积块、痞块，即是胀病之根，日积月累，腹大如箕，腹大如瓮，是名单腹胀。"具体地说本病是由肝、脾、肾受损，气滞、血瘀、水蓄合而形成。夹痰不可或忘。

【证治探析】

癥积之病，多因饮食不节，嗜酒失度等伤及脾胃，导致肝脏内伤。肝性喜条达而主疏泄，肝失疏泄，肝气郁结，横逆犯脾，脾气更虚，脾失健运，运化失司，肝郁气滞，则血行不畅，使脉络瘀阻失其濡养而形成癥积；脾虚则不能输布津液，势必影响及肾，肾阳虚衰，则膀胱气化无权，水湿不行而使鼓胀日益加重，而见腹水。肾阴肾阳俱伤，失其蒸化，则肝肾阴虚，虚火上炎，而耗血、动血，甚则肝肾阴竭，而变生他端，或发展为癌。总之肝硬化的早期，多属气滞血瘀或水湿不化，痰与瘀结；腹水形成者，多属气血凝滞，阻于肝脾脉络，水湿停滞不化，而呈"本虚标实"，即"正虚邪实"；至其末期，多累及于肾，脾肾阳虚或肝肾阴竭，病入危候。

【辨证施治】

证候：肝郁脾虚，痰瘀气结。病之初肝脾肿大不显，多见食欲不振，胸腹闷胀，嗳气不舒，或偶有恶心呕吐、便溏等症状，触诊或 B 超可见肝脾肿大。伴有腹水的，肝脾不易触摸，拟 B 超可见。渐而腹水，腹水多见腹胀，食后为甚，腹壁皮肤紧张光亮，皮下静脉显露，横膈抬高，甚则脐与腹平，腹部叩之浊音，皮下出现蜘蛛痣和肝掌，痣色鲜红，按之可失，其脸、上胸、肩、颈、上臂、手臂皆可出现。有的病人手掌或大小鱼际，皮肤呈红色，一般称"肝掌"。肝硬化病人黄疸较为少见，如有黄疸，多兼湿热。舌淡紫黯苔薄白边有齿印或舌质紫黯或夹有瘀斑瘀点，脉沉弦细或细涩。

治法：健脾助运，活血化瘀，软坚散结。

方药：参苓白术散合下瘀血汤（《金匮要略》）加减。人参 5g 陈皮 12g 砂仁 6g 白术 12g 茯苓 15g 丹参 12g 地鳖虫 12g 桃仁 10g 三棱 12g 莪术 12g 郁金 12g 皂角刺 30g 泽漆 15～30g 甘草 5g。日 1 剂，水煎，日 2 次，温服。

加减应用：

1）舌紫黯少苔脉细弦而数者，加炙鳖甲 10g，白芍 12g，生牡蛎 30g 柔肝软坚，滋阴散结。

2）腹胀如鼓，按之坚硬，胸闷纳谷不香，小便短少者，加胡芦巴 10g，黑白丑各 4g，蝼蛄 3g，甘遂 3g 合方中地鳖虫等活血逐水，加白芥子 10g，葶苈子 12g 助方中皂角刺、泽漆、茯苓化痰利水以治标。

3）面色黧黑，唇干口燥，五心潮热，舌光少苔，脉细数者，加生地黄

12g，枸杞子 15g，天冬 12g，麦冬 12g 滋养肝肾，育阴清热。

4）肝硬化腹水气虚者加黄芪 15g，防己 10g，商陆 10g，猪苓 12g 益气利水。肾阳亏虚，四末不温者加山茱萸 12g，巴戟天 12g，胡芦巴 10g，熟附子 10g，桂枝 10g 温肾利水；寒湿重者，加熟附子 10g，桂枝 10g，大腹皮 12g 合主方温阳利水，活血利水，软坚散结。

5）兼见黄疸者，加茵陈 40g，金钱草 30g，焦山栀 12g 与方中地鳖虫、丹参等配伍，活血利水而退黄；阴黄者加熟附子 10g，茵陈 30g 与方中白术相伍，温化祛湿而退黄。

【按语】

治肝硬化，抓住一个虚字，健脾为先。不忘一个硬字，软坚散结。强调一个瘀字，活血为要。不忘一个痰字，环环相扣，辨证治疗。

二、妇儿疾病 8 个

 27 月经不调

【主题语】

月经不调——期、量、色、质之变，痛经兼夹其中，治分三期。

——经前理气为先，养血不忘；经期活血为要，养血不丢；经后健脾益气，调理肝肾，养血不弃。

【病证概要】

妇科病，专对女子而言，说白了一句话，经、带、胎、产以及痛经皆为妇科的专有病症。经、带、胎、产、痛五字实则四字"经带胎产"，疼痛往往兼夹其中，进而言之就三个字，"产"现已有专科医院替代，一般病人门诊很难遇到。

《黄帝内经》云："女子，二七而天癸至，任脉通，太冲脉盛，月事以时下，故有子。"一句话概括了女子月经的整个生理特点。月事以时下，即月经按时而至，按时而尽，是为常。异常者，有经先期、经后期、月经先后无定期、激经、经水适断、经水复来、闭经、痛经等。因痛经往往与经期相关，今不另章。经前乳胀、经期乳胀、经后腹痛以及经期头痛、经期呕吐、经期发热、经期失眠、月经过多、月经过少等兼病兼症多见。其中，值得一提的是《黄帝内经》"任脉通，太冲脉盛，月事以时下" 12 个字是女子的生理病理核心，月经正常与否全在于此。

【证治探析】

女子月经按《黄帝内经》云："月事以时下"，此属正常。不正常者有月经先期，月经后期，月经先后无定期三个方面。

经先期。女子以血为用，以肝为先天，月经先期多因火因虚。因火者，火旺而迫血妄行，故月经先期；因虚者，气虚失摄，故可月经先期。治疗上有火者清之，气虚者补之。

【辨证施治】

（一）月经先期

证候：月经先期，量多或正常，色鲜红，或兼见乳房胀痛，舌红苔薄黄，脉弦兼数。

1. 经前治疗

治法：理气为先，养血不忘。

方药：逍遥散加减。柴胡 12g 当归 12g 白芍 12g 茯苓 12g 白术 12g 黄芪 15g 薄荷 10g 甘草 5g。日 1 剂，水煎 2 次分服。

加减应用：

1）郁盛化火者，加牡丹皮 12g，栀子 12g 合是方疏肝养血，清热凉血。

2）乳房胀痛者，加制香附 12g，广郁金 12g，娑罗子 12g 以增疏肝理气之力。

3）少腹疼痛属寒者加肉桂 5g，吴茱萸 6g 散寒止痛；气滞者加乌药 12g，醋延胡索 15g 理气止痛。

2. 经期治疗——活血为要，养血不丢

证候：参见经先期。

治法：活血养血。

方药：桃红四物汤合当归养血汤加减。红花 10g 桃仁 10g 生地黄 12g 赤芍 12g 当归 12g 黄芪 15g 川芎 10g。日 1 剂，水煎，2 次分服。

加减应用：

1）气虚重者，加党参 12g，白术 12g，山药 15 ~ 30g 以助益气养血。

2）血虚者，加黄芪重用，剂 30g，阿胶 6～10g（烊冲），女贞子 12g，墨旱莲 12g 以增养血补血之力。

3）兼腰痛者，加续断 12g，杜仲 12g，补益肝肾，壮肾健腰。

3. 经后治疗——疏肝解郁，养血不弃

证候：参见经先期。

方药：丹栀逍遥散加减。柴胡 12g 牡丹皮 12g 栀子 12g 白芍 12g 当归 12g 白术 12g 茯苓 12g 黄柏 10g 女贞子 12g 墨旱莲 12g 香附 10g 甘草 5g。日 1 剂，水煎，2 次分服。

加减治疗：

1）嗳气胁胀者，加郁金 12g，黄芪 15g 配合主方以增疏肝养血之力。

2）寐差者，加合欢花 10g，夜交藤 30g，天、麦冬各 12g 养心安神。

3）腰膝酸软者加杜仲 12g，菟丝子 12g，山茱萸 15g，枸杞子 12g 壮腰益肾。

（二）月经后期

月经后期多因虚，因气滞，因寒凝，因血瘀，或因痰湿。而影响太冲脉不盛，任脉不畅，故月经不以时下。月经后期而至者，多因肝肾亏虚，气血不调所致。治当补益肝肾，调补气血，立足于养，以养达通，所以养肝肾之阴，补脾益血，佐理气活血、温经散寒之味，乃大法也。凡此皆与肝肾关系密切，旁及于脾。肝者，一在其畅，二在藏血足。肾者，因肾主生血，肝虽藏血，血足在于脾健肾强，此乃"太冲脉盛"唯一条件，尤其在脾。因脾为气血生化之源，血来自水谷精微所化，名以调理肝肾为宗，实则健脾助运输布精气乃重要的一环。

证候：症见面色不华，气短懒言，月经色淡，量少，心悸，多梦，精神不振，神疲乏力。经色紫黯，少腹疼痛，舌淡苔薄或瘀点瘀斑，脉沉弦或虚细无力。

治法：健脾益气补益肝肾。

方药：香砂六君子汤合六味地黄丸加减。党参 12g 白术 12g 茯苓 12g 陈皮 12g 制半夏 12g 砂仁 6g 木香 10g 熟地黄 12 克 山茱萸 12g 山药 12g 红花 5g 泽泻 10g 牡丹皮 10g 香附 10g 甘草 6g。日 1 剂，水煎，2 次分服。

加减应用：

1）肾虚腰膝酸软无力者加杜仲 12g，怀牛膝 12g，菟丝子 12g 配合主方补益肝肾以调经。

2）血虚经量过少者，加黄芪 30g，当归 12g，用人参 5g 易党参以补元气，益气生血以调经。

3）月经后期，少腹不温者，加肉桂 5g，小茴香 10g 以调理厥少，与主方相合以奏任脉通，太冲脉盛。

4）形体丰满痰湿阻络者，去当归、党参、熟地黄之补，加胆南星 10g，制苍术 10g，焦白术 10g，白芥子 12g，皂角刺 30g，荷叶 10g 化痰通络，祛痰降浊，畅理气机以调冲任。

（三）月经先后无定期

月经先后无定期，多责之气、火、瘀、虚，不是闭经，它只是经期不准。一般地说，女子经期不准，有气滞、气郁化火、血瘀、血虚等原因，其主要原因在气在血。然本病多责之于肝，或木失调达，或木郁化火，迫血妄行，则月经多先期。木失调达，气滞血瘀或血虚者，则月经后期；统称为月经先后不定期。临床表现经期不准，或兼见经前乳房胀痛，经至胀消，或兼烦躁易怒，治用"木郁达之""火旺清之"之法。

证候：经来先后无定期，经量或多或少，色或黯红，或有血块，胸胁、乳房、少腹胀痛，苔薄白或黄，脉弦。

治法：调肝养血，清气宁血。

方药：丹栀逍遥散加减。柴胡 12g 香附 15g 广郁金 12g 乌药 12g 夏枯草 12g 牡丹皮 12g 栀子 12g 黄芩 12g 白芍 12g 当归 12g 川芎 5g 女贞子 10g 墨旱莲 10g 甘草 5g。日 1 剂，水煎，2 次分服。

加减应用：

1）兼乳癖者上方加橘核 10~15g，荔枝核 10~15g，皂角刺 15~30g，法半夏 12g，贝母 10g。配伍方中郁金、香附、当归等疏肝养血，化痰散结，相得益彰。

2）兼腰痛者加续断 10g，杜仲 12g，菟丝子 12g，壮腰健肾，以调冲任。

3）形体丰满，痰湿重者加苍术 12g，天南星 10g，胆南星 10g，皂角刺 30g，白芥子 12g，荷叶 12g，燥湿健脾，化痰降浊以使任脉通畅。

4）多梦纷纭、舌红脉弦而失眠者加夜交藤 30g，竹茹 10g，炒枣仁 20g 清热化痰，安神宁心。

【按语】

月经量多色红，质黏者，多血热；量多色淡，多属气虚；量多色红，夹小碎血块，多血热；量多不止，或成崩漏，夹有大血块（大过指头以上），多属血寒血瘀。

月经量少，多责之于瘀、虚。虚者点滴而下，色淡无痛苦，此气血亏虚之症；量少，尚有血块，气虚血瘀，血虚血瘀两者往往相兼，治各有方，用药各异。总而言之，月经的量、色、质和月经的周期要整体观，在辨证的基础上，随着月经周期的变化，以及患者就诊时间随症加减，因需择药。

疼痛往往不是单独存在，疼痛的时间、痛势皆与月经的周期相关，统一辨证论治可也，兼症兼治，不必另章。女子以肝为先天，以血为用，经前养血不忘，经期养血不丢，经后养血不弃。"三不"者目的以翼血不亏，血足血流畅，血足则太冲脉盛，畅则任脉通。"任脉通，太冲脉盛，月事以时下"，则月经自调。

㉘　崩漏

【主题语】

崩漏——血热迫血妄行，气虚气不统血，血瘀血不归经，皆病之由。

　　——治崩宜止，治漏宜补，益气摄血、凉血活血、活血止血，辨证论治。

【病证概要】

月经不以时净，或出血量大，或淋漓不断，谓之崩漏，亦称崩中漏下。一般出血量多，势如涌泉者，称之崩；出血量不多，淋漓不尽，如器皿漏水者，称之漏。病势有缓急之分，病因基本相同，且可相互转化，故临床常常崩漏相称。

【证治探析】

肝郁血热，气郁化火，肝失条达，气分逆乱，血不循经，或素体阳盛，喜食辛辣，热盛于内，迫血妄行可致崩漏。气虚血瘀，心脾不足，不能主宰统血或瘀血留滞，阻塞经脉，新血不能归经，皆可影响冲任，也可形成崩漏。

【辨证施治】

1. 肝郁血热型

证候：突然下血量多，或淋漓不断，间杂碎小血块，血色深红，心烦易怒，舌红苔薄黄，脉弦。

治法：疏肝解郁，清热凉血。

方药：丹栀逍遥散加减。焦山栀 12g 牡丹皮 12g 茯苓 12g 生白术 12g 醋柴胡 10g 芍药 12g 黄芩 12g 生地黄 12g 地骨皮 12g 地榆炭 12g 棕榈炭 12g 益母草 12g 牡蛎 30g 甘草 5g。日 1 剂，水煎，2 次分服。

加减应用：

1）腰痛者，加续断 12g，杜仲 12g，醋延胡索 15g，制香附 12g 壮腰健肾，活血行气以通络。

2）瘀血症显者，加红花 10g，助益母草以增化瘀之力。

2. 气虚血瘀型

证候：暴崩不止，或下血量多，色紫黑有块，块大过指，淋漓不断，或少腹不痛，或头昏自汗，或少腹疼痛拒按，血块下后痛减，舌淡苔薄或有瘀点，脉细或弦或沉细。

治法：益气摄血，活血化瘀。

方药：固本止崩汤加减。黄芪 15～30g 党参 12g 当归 12g 白术 12g 炒蒲黄 10g 五灵脂 10g 红花 10g 益母草 12g 醋延胡索 15g 血余炭 12g 甘草 5g。日 1 剂，水煎，2 次分服。

加减应用：

1）瘀血不下者，加桃仁 10g，牛膝 12g 以助主方活血化瘀，益气养血以畅经行，则血自归经。

2）兼口渴、心烦者，加生地黄 12g，天花粉 12g 滋阴清热。

【按语】

妊娠期中，阴道不时下血，或点滴淋漓不断，或下淡红色液体，腰腹无坠胀疼痛，称胎漏。肾虚者宜固肾安胎，脾虚者，益气安胎。受孕后，按月行经，量少，精神饮食如常者，称激经，不药自愈。

㉙ 闭经

【主题语】

闭经——虚者，气血亏虚，冲脉不盛，任脉不畅，月事不以时下。

——实者血瘀阻络，寒凝气滞，痰湿痹阻，以致冲任不调。

——治分虚实，虚者益气养血，实者以通为用。

【病证概要】

闭经有虚实两端。虚者血亏，太冲脉不盛；实者多属气滞、血滞，或寒邪阻络，任脉不通。肥胖者闭经多属痰湿阻滞，壅塞胞络所致，治各不同。

【证治探析】

闭经或因气血亏虚，或因肝郁气滞、寒凝血瘀、痰湿阻络，各有所主。血亏者，养血为主，兼补脾胃，则太冲脉盛。血亏日久，而成血枯者，治当滋养肝肾，活血养血，以冀冲脉盛。气滞血滞者，宜通宜攻，活血调气，重在畅理血脉，而达任脉通。瘀滞过久，活血化瘀为主，接而着重补虚，或攻补兼施，则任脉通，太冲脉盛。

【辨证施治】

1. 气血亏虚

证候：月经周期延迟、量少、色淡、质薄，渐至经闭不行，神疲肢倦，面色萎黄。舌淡苔薄，脉沉缓或细弱。

治法：补益气血。

方药：当归补血汤合圣愈汤加减。黄芪30g 当归12g 党参12g 白芍12g 川芎10g 熟地黄10g 白术12g 茯苓12g 甘草5g。日1剂，水煎，2次分服。

加减应用：参考月经不调经期治疗条目。

2. 血瘀血滞

证候：月经停闭不行，胸胁、乳房胀痛，少腹胀痛，舌紫黯，有瘀点，脉沉弦而涩。

治法：活血通络。

方药：桃红四物汤合大黄䗪虫丸加减。桃仁10g 红花10g 赤芍12g 地鳖虫10g 炙水蛭5g 丹参12g 黄芪15g 当归10g 川芎5g。日1剂，水煎，2次分服。

加减应用：参考月经不调经期治疗条目。

3. 寒凝气滞

证候：月经停闭不行，平素月经色黯有血块，小腹冷痛，得热痛减，畏寒肢冷，舌淡苔薄，脉沉紧。

治法：暖经散寒。

方药：温经汤加减。川芎 10g 桂心 10g 党参 15g 当归 12g 赤芍 12g 丹参 12g 吴茱萸 5g 甘草 5g。日 1 剂，水煎，2 次分服。

加减应用：参考月经不调经后期治疗条目。

4. 痰湿阻络

证候：月经延后，量少，色淡质黏腻，渐至月经停闭，伴形体肥胖，神疲倦怠，痰多或带下量多，色白；苔腻，脉滑。

治法：化痰通络。

方药：芎归二陈汤加减。川芎 12g 当归 12g 陈皮 12g 茯苓 12g 半夏 12g 天南星 10g 制苍术 10g 荷叶 10g 枳壳 10g 皂角刺 15g 甘草 5g。日 1 剂，水煎，2 次分服。

加减应用：参考月经不调——经后期治疗加减应用相关条目。

【按语】

闭经病因复杂，治分虚实。但有一点，凡形体丰满而闭经者，多属痰湿阻络，影响冲任而经闭，不宜补，不宜活血，当以化痰通络为要，苍附导痰丸加减，痰浊去则任脉通，月事以时下。还有一点要说及的，凡先天性闭经、形体生殖器官缺如者，皆非药物所能奏效。

 30 不孕症

【主题语】

不孕症——病理性不孕，责在血虚宫寒、痰湿阻滞胞络。

——治分两端：补虚散寒、化痰通络，标本同治。

【病证概要】

女子婚后，配偶身体健康，没有节育避孕，2 年以上不孕或曾有生育而数年未再生育者，称为不孕症。历代医籍从公元前 11 世纪夏商开始，至明清，代有论述，代有发展。总而言之，女子不孕与月经相关，与男子之精相关，所谓"男精女血"缺一不可。

【证治探析】

女子不孕有生理、病理之分。因生理缺陷者，有螺、纹、鼓、角、脉五种。凡此中医药没有很好的办法。属于病理不孕者，常见的有血虚宫寒、冲任不调，痰湿阻络、胞宫闭阻，或房事后不避寒冷，寒邪入于厥少，损伤肝肾，冲任失调，以致月经不以时下，皆可引起不孕，治可参考月经不调论治。

【辨证施治】

1. 血虚宫寒

证候：症见面色不华，皮肤不润，精气神较差，少腹冷痛，得温则舒，或见月经后期，色淡量少，或见腰酸腿软，性欲减退，舌淡苔薄，脉沉细。

治法：补虚散寒。

方药：艾附暖宫丸化裁。艾叶10g 制香附12g 肉桂5g 续断12g 吴茱萸12g 当归12g 川芎12g 黄芪30g 地黄12g 白芍12g 菟丝子12g 杜仲12g。日1剂，水煎，2次分服。

加减应用：

1）寒盛者，加熟附子10g，桂枝10g祛寒暖宫。

2）少腹疼痛重者，加醋延胡索12g，合黄芪、当归养血调经，血足血畅，畅则不痛。

3）腰酸腿软者，加桑寄生12g，鹿角霜10g，熟地黄10g助主药补益肝肾、暖宫散寒，相得益彰。

4）性欲减退者，加仙茅12g，淫羊藿12g，阳起石20g以壮脾肾之阳，从本论治。

2. 痰湿阻络

证候：症见形体丰满，爬高远行则心悸，易自汗。白带量多，月经不调或经闭，舌红，苔腻，脉弦滑。

治法：化痰燥湿，畅理气机。

方药：苍附导痰丸加减。制苍术12g 制香附12g 半夏12g 天南星10g 陈皮12g 胆南星5g 茯苓15g 陈皮12g 枳壳12g 白芥子12g 皂角刺15g 荷叶10g 决明子15g 黄芩15g 川芎10g 甘草6g。日1剂，水煎，2次分服。

加减应用：

1）腰酸痛者，加菟丝子15g，续断12g，杜仲12g壮腰健肾兼治其本。

2）手足不温，性欲减退者，加山茱萸 12g，巴戟天 10g，仙茅 12g，淫羊藿 12g 以助肾兴阳。

3）白带黄而黏稠者，加黄柏 12g，龙胆草 10g，墓头回 12g 清热利湿，以调冲任。

【按语】

女子不孕与月经不调至关重要，凡由月经不调而不孕者，治皆可参考月经不调论治。男子相关检查不可或缺。

31　小儿发热

【主题语】

小儿发热——小儿稚阴稚阳，热变最速，退热为先。

——卫气营血一方加减。

【病证概要】

小儿发热是小儿发热性疾病的统称。其病种有小儿感冒、小儿暑温、小儿春温、小儿风温、小儿疫疠等病名。病之初起多在卫分，进而可入气入营，再则耗液阴伤，肝风内动，惊厥抽搐，失治误治，亦可由实转虚，或虚实夹杂，变成危候。小儿稚阴稚阳，易虚易实，热变最速，尤当注意。

【证治探析】

风热在卫，此症邪在卫表，多见于冬春季节，和西医学的流行性感冒、上呼吸道感染、急性扁桃体炎、急性咽炎及肺炎、麻疹、猩红热等病的早期相似；邪热在气，气分证属于中医八纲中的里热实证，本证包括范围甚广，风邪不在卫表，对未及营血的病证都属于气分范围，其病理变化涉及的脏腑较多，如肺、心、肠、胆等。证候类型较复杂，有肺热证、胃热证、脏腑燥热证、胆热证等。这类证候和西医学的急性感染性疾病的中期或极期阶段相似；热入营血，营分证多由气分转变而来，也可因表邪乘虚内陷而成。其中以神志改变及舌质红绛为热邪入营的主要依据，热闭心包的主要特征，多见于西医学的传染性疾病的极期或后期阶段，治可互参。

治疗外感发热临床多宗叶天士"在卫汗之可也，到气才可清气，入营犹可透热转气，入血直须凉血散血"和吴鞠通的"治上焦如羽，非轻不举，治中焦如衡，非平不安，治下焦如权，非重不沉"的治疗原则。拟一病一方加减治疗。

【辨证施治】

证候：初起发热较高，恶寒较轻，伴有头疼，微有汗出，鼻塞流黄涕，口微渴，舌边尖红，苔薄微黄，或见口唇疱疹，咽部充血，扁桃体红肿等。邪入气分，发热高，不恶寒，口渴明显，脉洪大，汗多，苔黄为特征。热入营血临床表现为发热夜甚，口干不甚渴饮，斑疹隐现，烦躁或神昏，甚则出现热甚动风，抽搐惊厥。舌红绛，脉数。

治法：退热解毒。

方药：柴芩蒿石加犀地银翘赤丹薄草汤加减（自制方）。柴胡 10～20g 黄芩 5g 青蒿 10g 生石膏 10～15g 水牛角 10～15g 生地黄 5g 金银花 10g 连翘 6g 赤芍 6g 牡丹皮 5g 薄荷 10g 生甘草 3g。日 1 剂，水煎，2 次分服。高热两天不退者，日 2 剂，剂 2 煎，6 小时 1 次分服，方中用量系 5～7 岁小儿用量，可因人因症增减。昏迷者鼻饲给药。

加减应用：

1）高热不退，不论大便通否，宜加大黄 5g 以助通腑泄热。

2）纯属风热表证者，单用柴胡、黄芩、青蒿、石膏、薄荷、金银花、甘草，余皆去掉；风寒表证，不在此论。

3）高热昏迷，斑疹隐现动风者，配伍安宫牛黄丸退热解毒，开窍息风。

【按语】

凡外感热病，卫气很难截然分开，气分乃营卫之枢纽，营血主里，皆一线相通，临床将吴鞠通、叶天士、张仲景等诸家治疗发热的有关用方融为一炉自制，疗效确切，定名为柴芩蒿石加犀地银翘赤丹薄草汤治疗外感热病。

㉜ 小儿咳嗽

【主题语】

小儿咳嗽——风寒为多，冬春常见，疏风散寒，宣肺止咳。

——小儿肺脏娇嫩，稚阴稚阳，用药当慎。

【病证概要】

咳嗽是以咳嗽阵作为主症的肺系疾病，咳嗽的病名始见于《黄帝内经》，但有关小儿咳嗽的记载，则首见于隋代《诸病源候论》，该书对小儿咳嗽的病因、病机、病位等进行了较详细的论述，认为小儿咳嗽多由外感风寒之邪引起，病位主要在肺。一年四季均可发生，以冬春二季发病率高。小儿任何年龄皆可发病，临床以外感咳嗽多见，病情迁延不愈，或病情加重，可发展为肺炎喘嗽。

【证治探析】

小儿咳嗽，有外因和内因之分，外因以感受风邪为主，内因责之于肺脾虚弱，痰自内生。小儿因肺脏娇嫩，卫外不固，易为外邪所侵，故以外感咳嗽为多见。"寒凝冷饮则伤肺"，接而也伤胃，尤其是小儿五脏未充，咳嗽的病位虽在肺，常及脾胃，肺为娇脏，性喜清肃，上连喉咙，开窍于鼻，外合皮毛，主一身之气，司呼吸。外邪从口鼻或皮毛而入，邪侵于肺，往往影响脾胃，咳嗽而兼见纳谷不香。临床上凡发病急，病程短，伴有表证者，多属外感咳嗽；若发病较缓，病程较长，兼有不同程度的里症者，多属内伤咳嗽。一般外感咳嗽多实，内伤咳嗽多由实转虚或虚实夹杂。属实者，咳声高亢，气粗有力，属虚者，咳声低微，气短乏力。凡咳嗽痰液清稀色白者，多属寒证；咳嗽痰黄黏稠者，多属热证。临床治疗外感咳嗽以疏散外邪，宣通肺气为基本法则，根据寒热证候的不同，治以辛温宣肺和辛凉宣肺，兼症兼治。

【辨证施治】

1. 风寒袭肺

证候：咳嗽频作，咽痒声重，痰白清稀，鼻塞流清涕，微恶寒，无汗，或兼发热头痛，舌质淡红，舌苔薄白，脉浮紧，幼儿指纹多显色红。

治法：疏风散寒，宣肺止咳。

方药：华盖散加减。麻黄 3～5g 荆芥 5～9g 杏仁 6g 白前 6g 陈皮 5～10g 紫苏 5g 蝉蜕 5g 桔梗 5g 甘草 3～5g。日 1 剂，水煎，2 次，分服（方药用量随小儿年龄而增减）。

加减应用：

1）咳嗽痰多者加紫菀 5g，款冬花 6g，杏仁 5g 止咳化痰。

2）纳谷不香者加谷、麦芽各 6g，炒山楂 6g，炒白术 9g 健胃消食。

3）恶寒头痛者加白芷 5g，防风 5g 祛风止痛。

4）风寒夹热者，加金银花 5g，黄芩 5g 以清肺热。

2. 风热犯肺

证候：咳嗽不爽，痰黄黏稠，不易咯出，口渴咽痛，或伴发热恶风，头痛微汗，舌质红，苔薄黄，脉浮数，幼儿指纹可见色紫。

治法：疏风解热，宣肺止咳。

方药：桑菊饮加减。桑叶 10g 菊花 5g 薄荷 5g 连翘 5g 杏仁 5g 桔梗 5g 浙贝母 5g 牛蒡子 5g 芦根 5g 甘草 3g。日 1 剂，水煎，勿过煮，2 次，分服（随小儿年龄而增减）。

加减应用：

1）咳嗽痰黄，舌红脉浮数，肺热重者加金银花 6g，黄芩 5g，芙蓉叶 10g 宣肺清热效佳。

2）咽红肿痛者加射干 5g，土牛膝 5g，蒲公英 6g 清热解毒，利咽消肿。

3）咳嗽痰多色黄者加黄芩 6g，前胡 6g 清热化痰止咳。

4）风热夹燥者加南沙参 5g，麦冬 5g 润肺止咳。

5）咳痰带血者加白茅根 10g，白及 5g 清肺凉血以止血。

6）纳谷不香者加炒谷芽 10g，麦芽 10g，炒山楂 6g 开胃助食。

7）发热咳嗽，体温两天不退者加柴胡 10g，黄芩 5g，青蒿 10g，生石膏 10g 以退其热。高热体温 39℃以上，不论大便通否加生大黄 6g 通腑泄热。

【按语】

若久咳不愈，可据《黄帝内经》"五脏六腑皆令人咳，非独肺也"审因论治，小儿用药用量因人因症，加减变通。

㉝ 小儿泄泻

【主题语】

小儿泄泻——脾虚失运，伤食碍胃病之本。

　　　　——湿热相干，乱于胃肠，水湿不化病之因。

【病证概要】

泄泻是小儿常见病之一，以排便次数增多，日夜数次不等，粪便稀薄，或如水样，或夹乳块，或如蛋花汤样，或带有食物残渣，以不夹脓血为特征的小儿消化不良性疾病，多发于夏秋季节，以 2 岁以下的婴幼儿为多，其年龄越小，病情越易变化，若反复发作，迁延日久，可变成慢性泄泻，日久因营养不良而可发为疳积症。

【证治探析】

小儿泄泻多由外感六淫，内伤饮食引起。夏日炎热，酷暑熏蒸，汗出较多，以致脾胃功能低下，或因热贪凉，寒邪伤中，健运失司，水谷不化，皆可引起泄泻。若治疗护理不当，久而脾土虚损，腐熟无能，水湿停滞，清浊不分，多成脾虚泄泻。日久脾虚及肾，脾肾阳虚，病久火衰，生化乏源，脏腑受累，可成疳积，临床小儿泄泻不可轻待。

【辨证施治】

1. 伤食泄泻

证候：大便稀薄，夹有不消化食物残渣，酸臭如败卵气；积滞重者，伴有腹痛，腹胀，舌苔薄腻，脉滑弦有力。

治法：消食化滞。

方药：保和丸加减。神曲 6g 谷、麦芽各 6g 焦白术 6g 茯苓 6g 芡实 6g 炒扁豆 6g 制半夏 5g 甘草 3g。日 1 剂，水煎，2~3 次分服。

加减应用：

1）腹痛者，加木香 5g，槟榔 5g，枳壳 5g，合主方消食理气而又能止痛。

2）腹胀甚者，加莱菔子 6g，木香 5g 合主方消食化滞，理气消胀。

3）兼见呕吐者，加藿香 5g，生姜 3 片合方中半夏和胃止呕。

2. 湿热泄泻

证候：泻下稀薄，色黄，或为酱色，有热臭味，或泻呈喷射状，小便黄少，口干烦躁，或伴发热，苔腻微黄，脉滑数。

治法：清肠利湿。

方药：黄芩汤加减。黄芩 5g 芍药 5g 赤茯苓 15g 猪苓 5g 泽泻 5g 焦神曲 6g 木香 6g 芡实 6g 焦白术 5g 甘草 3g。日 1 剂，水煎，日 3 次分服。

加减应用：

1）泻下色黄如水，便臭者加车前子 6g，六一散包 6g 清热利湿，利小便以实大便而止泻。

2）兼嗳腐吞酸者加焦山楂 5g，谷、麦芽各 5g，莱菔子 5g 消食导滞而止泻。

3）见发热者，加柴胡 10g，青蒿 6g，金银花 6g，薄荷 5g 以退其热。

4）兼恶心呕吐者，加藿香 5g，制半夏 5g，生姜 3 片和中止呕。

5）夏日因热贪凉、发热而泻者加淡豆豉 5g，香薷 5g，益元散 10g 清暑渗湿，退热止泻。

3. 脾虚泄泻

证候：大便稀薄，水谷不化，色白或淡黄，多作于食后，反复发作，腹稍胀而软，神倦乏力，形瘦面黄，不思饮食，甚则出现四肢不温，见舌淡苔白，脉缓弱。

治法：益气健脾，渗湿止泻。

方药：参苓白术散加减。太子参 6g 炒白术 6g 茯苓 6g 焦神曲 10g 车前子 6g 炒薏苡仁 10g。日 1 剂，水煎，日 3 次温服。

加减应用：

1）泻久脾虚及肾，肾阳式微，加补骨脂 5g，制附子 3g 温肾阳以壮脾阳而止泻；

2）腹胀肠鸣者，加莱菔子 5g，谷、麦芽各 5g，陈皮 5g，大腹皮 5g 畅机消食，利湿止泻。

3）腹隐痛者，加木香 5g，制香附 5g 理气止痛。

4）久泻不止者，加禹余粮 5g，赤石脂 5g，诃子 5g，芡实 6g，炒乌梅 3~5g 温涩止泻。

5）中气不足，久泻引致脱肛者加升麻 3g，黄芪 6g 以助方中参术益气升举。

6）久泻伤阴口渴唇干者，加白芍 5g，花粉 6g，乌梅肉 3g 化阴生津以解渴。

7）久泻阴液伤甚，症见眼周凹陷者，加黄芪 10g，沙参 5g，麦冬 5g，五味子 5g，益气养阴，敛阴救液。

【按语】

小儿脾常不足，治疗小儿泄泻，太子参、山药、白术、扁豆皆甘平，微苦、微温之品，补中益气之清品，无滋腻助邪之虞；芡实甘平补脾，兼能收敛祛湿，茯苓健脾渗湿，临床凡小儿泄泻，不论何型皆可酌情择药配伍，有利而无弊。泻之责之脾，因之湿。故治疗小儿泄泻，时时顾护脾胃，不忘湿字。

34 小儿紫癜

【主题语】

紫癜——风热邪毒，侵犯营血，迫血妄行病之由。

　　　——先天不足，脾不统血，余邪内伏病之延。

　　　——实热者清热凉血，活血止血为先，虚者健脾益气，摄血活血为要。

【病证概要】

紫癜多发于少儿，临床以学龄儿童多见，3～14岁为好发年龄，一年四季均可发生，春秋季发病较多，以血液溢于皮肤、皮下出现瘀斑瘀点，色紫红按之其色不退为特征。本病属于中医学"血证"与"肌衄""紫癜风"等范畴，紫癜主要因小儿素体禀赋不足，正气亏虚是病之内因。外感风热、湿热伤络，饮食失节，蕴热内生，病之外因。病久脾虚失摄脾不统血，因虚致瘀，瘀毒外发，血溢肌肤乃病之延，病延日久，则伤肝肾，此属病之内因。

【证治探析】

小儿紫癜。因小儿素体亏虚，风热外袭，内伏血分，郁蒸肌肤，与气血相搏，灼伤脉络，血不循环，积于皮下，溢于肌肤，而发为紫癜。肺与大肠相表里，外邪内停，瘀滞化火伤及肠络，可兼腹痛便血；若风热夹湿，湿与热搏，下注膀胱，灼伤下焦之络，则可兼见尿血；若湿热邪毒，郁于肌肤，浸淫腠理，阻滞四肢经络，又可致关节肿痛，屈伸不利；若湿热邪毒损伤络脉，血溢脉外而成紫癜者，紫点紫斑则多布于关节周围。小儿禀赋不足，发病时容易损伤脾肾，脾气亏虚，不能统血摄血，反复出血，脏腑虚损，脾气虚弱，血液失摄，气随血损，以致气虚阴虚或气血两虚，疾病反复发作，出血伤阴，以致肝肾阴亏，虚火内生，阴虚则火旺，血因火动，离经妄行，病多迁延，多难以速愈。治疗原则，实证以清热凉血、活血止血为先，虚证以益气摄血、活血止血为主，分清主次，兼症兼治。

【辨证施治】

1. 热迫伤络

证候：全身紫癜布发，其色鲜红，大小形态不一，呈丘疹，或呈红斑，甚则融合成片，发热，或有痒感，瘀斑密集，按之其色不退或兼鼻衄、齿衄，或咳嗽咽红，舌质红或红绛，苔黄，脉弦数。

治法：清热凉血，活血止血。

方药：银翘散合犀角地黄汤加减。金银花 10g　连翘 6g　竹叶 12g　赤芍 6g　牡丹皮 6g　紫草 6g　仙鹤草 10g　丹参 6g　水牛角 15g（先煎）生地黄 6g　玄参 6g　甘草 3g。日 1 剂，水煎，2 次分服。

加减应用：

1）皮肤瘙痒者，加蝉蜕 6g，僵蚕 6g 祛风止痒。

2）咳嗽者，加桑叶 10g，前胡 6g，杏仁 6g 宣肺止咳。

3）尿血者，加大蓟 10g，小蓟 10g，茜草 10g，合主方清热凉血，热从尿出，有利血止。

4）鼻衄者，加川、土牛膝各 6g，白茅根 12g，侧柏叶 10g，合主方引热下行，清热凉血，活血止血。

5）便血者，加地榆 10g，炒槐花 10g，大黄 6g 清肠止血，通腑泄热有利血止。

6）腹痛者，加广木香 5g，槟榔 10g 行气止痛，兼治其标。

7）关节肿胀疼痛，活动不利者，加黄柏 6g，苍术 6g，薏苡仁 10g，牛膝 6g，威灵仙 6g，地龙 3g 清热祛湿，活络止痛，兼而治之。

8）不论纳谷香否，每加太子参 5g，炒扁豆 10g，焦白术 3g，谷、麦芽各 6g 健脾助食，脾健则统血之力增强。

2. 脾虚失摄

证候：一般多病症较长，紫癜反复发作，疹点隐约散在，色泽淡紫，体倦乏力，面色不华，纳谷欠香。舌淡红或紫黯有瘀点，脉细弱。

治法：益气健脾，养血摄血，活血止血。

方药：参苓白术散合当归补血汤加减。党参 6g　白术 6g　茯苓 6g　黄芪 6g　当归 3g　炒扁豆 6g　陈皮 6g　山药 10g　炒薏苡仁 6g　赤芍 5g　生地黄 12g　仙鹤草 10g　丹参 12g　叶下珠 6g　甘草 6g。日 1 剂，水煎，2 次分服。

加减应用：

1）睡眠不佳者，加炒枣仁 6g，茯神 6g，生地黄 6g，柏子仁 6g 宁心安神。

2）食欲不振者，加砂仁 3g，山楂 5g，麦芽 5g，神曲 5g 醒脾消食。

3）阴虚低热盗汗，口燥咽干者，加生地黄 6g，枸杞子 6g，炙龟板 6g，山茱萸 5g 阳中求阴，阳升则阴长，补益肝肾，滋阴以制虚火，无火则血宁。

4）盗汗者，加煅龙牡各 10g，炙龟板 10g，浮小麦 10g，五味子 5g 滋阴敛汗。

5）低热者加银柴胡 6g，地骨皮 6g，或青蒿 10g 以清虚热。

6）鼻衄，齿衄者，加白茅根 10g，仙鹤草 10g，焦山栀 5g 凉血止血。

7）气血虚，紫癜反复出现，心慌乏力者，黄芪重用，剂 10g，加生地黄 6g，牡丹皮、丹参各 6g，玄参 6g，紫草合方中党参、丹参、仙鹤草益气养血，活血散血，血止不留瘀。

【按语】

大儿紫癜、成人紫癜治法类似，药量酌变。方中用量宜 5~7 岁患儿用，余因人因症而加减变通。西医学的过敏性紫癜和血小板减少性紫癜应用中医药治疗者，可参考本病论治。

三、肿瘤及其他疾病 10 个

35 胃癌

【主题语】

胃癌——健脾益气，开胃助食，益气固本。

——化痰、除湿、解毒、化瘀诸法一统。

【病证概要】

胃癌乃常见的恶性肿瘤之一，约占消化系统肿瘤的一半。胃癌多属于中医学"噎膈""反胃""胃脘痛""积聚"等范围。如《素问·至真要大论》说："胃脘当心而痛，上支两胁，甚则呕吐，膈咽不通。"《灵枢·四时气》说："饮食不下，膈塞不通，邪在胃脘。"《金匮要略·呕吐哕下利病脉证治第十七》说："朝食暮吐，暮食朝吐，宿食不化，名曰胃反。"《圣惠方·治反胃呕哕诸方》说："反胃者……则有因饮酒过伤脾胃，劳乏所致……则有因忧恚怏蓄怒，肠结胃翻所致，则有宿滞癖瘤，积聚冷痰，久不全除，致成兹疾。"等论述皆与胃癌的病因病理病证相关。对某些可能成为胃癌的前期病变也早有所警惕，如《证治汇补·吞酸篇》说："吞酸，小疾也，然可暂而不可久，久而不愈，为噎膈反胃之渐也。"对本病的防治，《医贯·噎膈论篇》更指出："必外避六淫，内节七情，饮食自养，滋血生津，以润肠胃……气清血和，则脾气健运而食消传化矣"。

【证治探析】

中医认为胃癌与情志因素有关，忧思伤脾，脾伤则气结，气结则津液不能输布，聚而成痰。恼怒伤肝，肝伤则气郁，肝郁气滞，郁则血液不能畅行，积而为痰，痰与瘀结，壅塞腔道，阻隔胃气，可引起进食噎塞难下，或食入反吐。肝气横逆犯胃，以致肝胃不和，气郁过久，化火伤阴，损及脉络，而引起胃痛、吐血、黑便等症，久则可致癌变。饮食不节，饮酒过度，喜食辛香燥烈，积热伤阴，阴液亏损，津枯血燥，瘀热停聚，胃脘干槁，也可发为本病。脾胃气虚是形成肿瘤的内在因素，"邪之所凑，其气必虚"，胃癌的发病亦不例外，脾胃虚伤，运化失职是其关键。

本病的治疗，当察其标本虚实。本者，气血亏虚，津液枯槁，脏气虚弱；标者，气、血、食、痰、湿、热。治宜权衡轻重，切忌一味攻伐。《景岳全书·反胃》指出："治反胃之法，当辨其新久及所致之因……凡治此者，必宜以扶助正气，健脾养胃为主。但新病者胃气犹未尽坏，若果饮食未消，则当兼去其滞，若有逆气未调，则当兼解其郁，若病稍久或气体禀弱之辈，则当专用温补，不可标本杂进，妄行峻利、开导、消食、化痰等剂，以致重伤胃气，必致不起也。"此说也为治疗胃癌先健脾助运、开胃助食固其本而指明了方向，在此基础上再商治标。

【辨证施治】

证候：胃脘不适，食后饱胀，嗳气反酸，胃脘疼痛，形渐消瘦，胃脘痛胀反复不已或兼见呕吐，甚则吐物似咖啡样，舌淡红紫黯或紫黯苔薄白，脉细弦。经胃镜、CT、病理等检查确诊，方确诊为胃癌。拟一病一方论治。

治法：健脾益胃，化痰软坚，活血化瘀，清热解毒，利湿消肿五法一统。

方药：新制参苓白术治癌汤加减（自制方）。人参 3～5g 黄芪 15～30g 茯苓 10～15g 白术 12g 山药 15～30g 陈皮 12g 天龙 1～2 条 莪术 12g 铁树叶 15～30g 急性子 10～30～克 海藻 15～30g 山慈菇 5～10g 楤木 15～30g 瓜蒌皮 12g 半夏 12g 半枝莲 15～30g 石打穿 15～30g 藤梨根 20g 芙蓉叶 15～30g 水杨梅根 10～15g 甘草 5～10g。日 1 剂，水煎，分 2 次温服。另：

硇砂 0.3～0.5g（冲服），日 2 次，温水冲服。

加减应用：

1）呕吐泛酸者，加煅瓦楞子 30g，竹茹 10g，黄连 5g，吴茱萸 3g 清胃解郁以止呕；若见胃阴虚舌红少苔或无苔而呕吐者，加石斛 12g，沙参 12g 配合方中生白术以增健脾益气，滋阴养胃之力。

2）气不得续，泛吐清水，方中人参、黄芪用大剂量，加干姜 5g，高良姜 5g 以增健脾益气，温胃散寒止吐之力。

3）纳谷不香，择加焦山楂 12g，谷、麦芽各 15g 开胃助食。

4）胃部疼痛者，加威灵仙 15g，醋延胡索 15g，九香虫 5g，入煎剂以止痛。疼痛甚者加全蝎打粉口服，1.5～3g。

【按语】

胃癌属脾胃系肿癌，脾胃虚弱是其根本因素，是方用人参、茯苓、白术、山药补气健脾；用甘草味甘浓郁，和中缓急止痛，方中药入口可不致因药性刺激而引起呕吐、腹痛等不适。方中用莪术、急性子、大黄、铁树叶、天龙、椤木活血化瘀、消肿止痛；海藻、山慈菇软坚散结；半夏、瓜蒌、硇砂化瘀散结；半枝莲、石打穿清热解毒，利水散结。诸药配伍攻补兼施，攻而不伤其正，补而增强自身抗癌之力。凡脾胃系统癌症如食道癌、贲门癌、肠癌、牙龈癌、胰腺癌等术后或放疗、化疗后以及不宜手术者，皆可用是方加减治疗。

36 肝癌

【主题语】

肝癌——健脾益气，扶正抗癌为先。

——清热解毒、活血化瘀、化痰软坚、利水消肿，五法一统。

【病证概要】

肝癌在中医文献中早有记载，如《难经》谓："脾之积，名曰痞气，在胃脘覆大如盘，久不愈，令人四肢不收，发黄疸，饮食不为肌肤。"《诸病源候论·积聚候》谓："诊得肝积，脉弦而细，两胁下痛……"《圣济总录》谓："积气在腹中，久不差，牢固推之不移者，癥也……按之其状如杯盘牢结，久

不已，令人身瘦而腹大，至死不消。"上述所及之痞气、黄疸、积聚、癥、癖
黄，皆与今之肝癌相似。从临床观察本病的致病因素主要是长期情志抑郁，
肝失条达，肝郁气结，气滞血瘀逐渐伤脾所致，病机变化隐匿渐进，待检查
确诊时已属癌症中晚期，治颇棘手，预后较差。所以提倡体检，早期发现很
为重要。

是病病位虽在肝，实则与脾关系密切，渐而波及肾，关乎气，关乎血，关
乎水湿、瘀毒，治当辨病辨证，兼症兼治。

【证治探析】

肝癌西医谓肝肿瘤，临床表现多见两胁疼痛，腹部肿块，腹胀纳差，恶心
呕吐，甚则可以出现黄疸、鼓胀，中医属"癥积"范畴。现代检查，多显肝脾
肿大，肝硬化，肝硬化腹水，最后又转为肝肿瘤。能手术者多手术治疗，术后
配合放疗、化疗治之。中医药治疗多是西医学确诊为肝肿瘤者，术后，或行放
疗、化疗后，体虚待复及不宜手术者。

【辨证施治】

证候：症见面色晦滞，鼻、面颊或颈部可见血丝成缕，神疲乏力，胁下隐
痛，右胁下肿块，触之石硬，腹胀纳差，或见黄疸，小便短少，大便稀溏，舌
紫绛苔薄，脉沉弦细数，相关检查确诊为肝癌者。

治法：益气健脾，清肝解毒，活血利水，化痰散结。

方药：肝癌条达饮（自制方）加减。黄芪 15 ~ 30g 白术 12g 茯苓 12g 陈皮
12g 山药 15g 砂仁 6g 夏枯草 15 ~ 30g 七叶一枝花 30g 白英 30g 蛇莓 30g 石见
穿 30g 莪术 10g 皂角刺 30g 泽漆 15 ~ 30g（杠）板归 15 ~ 30g 半边莲 30g 炙水
蛭 5 ~ 10g 地鳖虫 10g 炮山甲 5g 甘草 6g。日 1 剂，水煎，日 2 次分服。

临床加减：

1）热毒深重者，加紫草 15g，七叶一枝花 15 ~ 30g，牛黄 0.3 ~ 0.5g（冲
服，日 1 ~ 2 次）以增强清热解毒之力。

2）肝阴不足，肝硬化、肝癌并病者，加龟板 10 ~ 30g，鳖甲 10 ~ 30g 软
坚散结。

3）肝硬化，肝癌而见腹水者，加三白草 30g，石燕 30g，马鞭草
15 ~ 30g，了哥王 10g，猪苓 30g 直入肝经，渗湿利水，兼可清热解毒。

4）疼痛甚者，加醋延胡索 30g，姜黄 10 ~ 15g，全蝎 5 ~ 10g，威灵仙

30g，蜈蚣 1~2 条，白花蛇 1 条入煎。雄黄，散剂，0.05~0.1g（吞服）；或选藏红花 1.5~3g 开水冲服活血止痛。

5）癌症发热者，癌症病人发热多为里热，方中已用清热解毒之味，可助退热，若属外感发热当以外感发热论治，对证退热。

6）化疗或放疗白细胞减少，加党参 15g，薜荔果 15~30g，补骨脂 10~15g，刺五加 15~30g，灵芝 10g 以益气养血，补肾生白而效增。

7）纳谷不香者，加焦三仙各 12g，炙鸡内金 12g 开胃助食。

8）兼见其他症状者参见普济肿瘤饮加减（方见本书中篇一方一得集）。

【按语】

是方用黄芪、白术、茯苓、砂仁、陈皮、半夏等益气健脾，和胃助食，扶正以抗癌，即医圣张仲景谓："见肝之病，当先实脾"之意，为治本而设；用广郁金、夏枯草疏肝解郁，清肝之热；用七叶一枝花、白英、蛇莓等直入肝经，助夏枯草等清肝解毒；用水蛭、地鳖虫、石见穿、莪术等活血化瘀，穿山甲合夏枯草软坚散结；皂角刺能化瘀散结，不可或缺；据肝藏血，血水同源关系，用半枝莲、杠板归、泽漆活血利水，生麦芽生发肝气，为肝脏增强活力；甘草平和，调其药性。诸药和合，共奏健脾助运，扶正抗癌，疏肝解郁，活血化瘀，化痰散结，软坚散结，活血消肿之功。

是方虽云主治肝癌，实则与肝系相关的各种癌肿皆可用此方治疗，如胆囊癌、胰腺癌、恶性淋巴瘤、甲状腺癌、肠癌、淋巴肉瘤、肌肉瘤、血管瘤、软组织肿瘤、神经系统肿瘤等不宜手术或手术，放、化疗后的康复期，皆可用是方加减治疗。

 37　肺癌

【主题语】

肺癌——培土生金，扶正抗癌，一方加减。

　　——清热解毒，活血化瘀，化痰散结，利水消肿，五法一统。

【病证概要】

凡病皆因虚而得，虚是病之本，实为病之标；虚是全身性的，实是局部的。肺癌亦不例外，虚则以肺虚、脾虚、肾虚为多见；实则以气滞、血瘀、痰凝、毒聚、湿留为主。肺癌早期，多见气滞血瘀，痰湿毒蕴之症，以邪实为主，治当行气活血、化痰软坚、清热解毒、利湿消肿；肺癌晚期，多见阴虚毒留，气阴两伤，以虚为主，治疗仍以扶正祛邪为主，采用扶正养阴、清热解毒、活血化瘀、化痰散结、利水消肿合法，谓之"五法一统"。临床上病情复杂，虚实互见，所表现的症状除正虚之外，一般非有序出现，或蜂拥而起见肺家症状为特征，多经现代检测手段才确诊为肺癌。

【证治探析】

考肺为娇脏，易受邪毒侵袭，凡六淫之邪皆可致肺气肃降失调，郁滞不宣，给是病造成可乘之机，久而血流不畅，毒瘀痰湿等互结肺络，形成结节肿块；饮食劳倦，情志失调，致伤脾胃，健运失职，水谷精微不能输布，聚湿生痰，痰凝气滞，痰湿内蕴，肺络瘀阻，痰毒与瘀互结，久而亦可逐渐形成肿块；另外，久病体虚，肺气不足，肾阴亏耗，肺肾双亏，肺为肾之母，肾乃肺之子，金水相生，母病及子，还可出现肺肾两虚，外邪乘虚入侵，和体内痰瘀、湿、热诸毒久稽结成肿块，或变端发为肺癌。

肺癌的临床表现主要有咳嗽，胸痛，咯血，低热四大见症。①咳嗽。本病的咳嗽多属于内伤咳嗽，咳嗽不甚，常因嗜烟，或邪毒犯肺，肺失肃降而咳；②胸痛。有气滞、气郁、血瘀之分，本病的胸痛，多与血瘀为主；③咯血。本病的咯血，多由阴虚热毒引起，热毒蕴肺，化火损伤肺络，或因久咳不已，肺络损伤，而致咳痰带血；④低热。本病的发热多属阴虚内热，若发高热多外感引起，治当法变。对肺癌的治疗，肺居胸中，主气，气贯百脉而通他脏，尤其与脾关系至密，五行中脾属土，肺属金，土生金，其病因虚而起、夹痰、瘀、毒（火毒、热毒）、湿而致病。

【辨证施治】

证候：平时咳嗽不多或间而有之，咳痰不多，病临发作或见咳嗽胸痛，甚则痰中带血，胸痛气急，痛处固定，持续不解，舌红苔薄黄，脉弦兼数。经检查方能确诊为肺癌者。

治法：健脾益肺，清热解毒，活血化瘀，化痰散结，利水消肿。

方药：培土生金治癌饮（自制方）加减。党参15～30g　白术12g　山药15～30g　茯苓12g　天冬10～15g　芙蓉叶15～30g　白花蛇舌草30g　石上柏15～30g　生半夏10～15g（无生用清水半夏或法半夏）全瓜蒌15～30g　皂角刺

15～30g 泽漆 15～30g 铁树叶 15～30g 甘草6g。日1剂，水煎，分2次，温服。

加减应用：

1）肺癌，肺燥者，加百合10g，南北沙参各10g合主方润肺抗癌；咯血者，加白及12～15g，花蕊石12g，仙鹤草15～30g，白茅根15～30g凉血止血，尤其仙鹤草止血兼补，非常切合病机，不可或缺。

2）热毒重者，加半枝莲15～30g，蛇莓15～30g，紫草15g，另加牛黄口服以增强清热解毒之效。（牛黄散剂，每次0.3～0.5g，1日1～2次，低温水送下。）

3）疼痛者，全蝎1.5～3g打粉口服。或用蜈蚣1.5～3g打粉口服。或用雄黄0.05～0.1g吞服。雄黄入煎1.5～3g，切忌，勿烧焦。另煎剂加姜黄10～15g，醋延胡索20～30g入煎而止痛，痛减药减，痛止药停。

4）纳谷不香，消化力差者，加炒谷芽15g，炒麦芽15g，炙鸡金10g，焦山楂10g开胃助食。

【按语】

是方专为肺系癌症而设，药用党参、白术、茯苓、山药、天冬健脾益气，培土而强母，滋润其子，渗湿而绝痰源，提高肺金自身免疫功能，此乃扶正抗癌治本之举。据药理研究，党参有升高白细胞作用，各种肿瘤放、化疗后，白细胞下降用之有升白之功。方用全瓜蒌、半夏、皂角刺、泽漆化痰散结；用水蛭血肉有情之品合铁树叶等活血化瘀；用七叶一枝花、芙蓉叶、白花蛇舌草清热解毒；甘草调和药性。诸药和合，培土生金，清热解毒、活血逐瘀，软坚散结，化痰消肿融于一方，临床对肺部肿瘤未行手术者，或已手术，术后放疗、化疗者，在治疗和病体恢复以及防癌转移等方面，都有着积极的治疗意义，不可或缺。另外鼻咽癌、声带癌、咽喉癌、皮肤癌、扁桃体癌等，凡与中医肺系相关者，皆可用是方加减治疗。吸烟耗伤肺气，饮酒助毒，烟酒当忌。

38 肾癌

【主题语】

肾癌——肾家虚亏，肝肾不足，病之根。

——痰瘀湿蕴，聚毒胶结病之因。

【病证概要】

肾癌与中医古名"肾岩"类似，岩肿生于阴茎，相当于西医学的阴茎肿瘤。本文中所谈肾癌，即肾脏肿瘤，属中医"淋证""癃闭"等范畴。临床表现如尿血，病位多在膀胱，实则与肺之肃降、脾之运化、肾之开阖、三焦气化皆密切相关。西医的前列腺体恶性肿瘤与中医的肾癌相似，虽然原因未明，但认为是病经淋巴系统可以转移到髂内、髂外、主动脉旁、纵隔、锁骨上窝、骨盆、腰椎、股骨以及脑膜、肾上腺、肺脏、肝脏等。这与中医"肾司二便""肾开窍于脑""肾主骨""肾与膀胱相表里""腰为肾之府"等理论，不谋而合，治可互参。

【证治探析】

考肾乃先天之本，人身三宝精气神皆根于肾，源于肾，肾主骨生髓，肾主生殖，肾司二便，肾开窍于脑，肾与膀胱相表里。因于肾有诸多功能以和诸多器官有着密切的联系，不可分割，故肾癌也无不如此，肾家一旦亏虚，轻则精神不振，体乏少力，不耐劳累，重则因虚病生，阴阳失调，邪毒外侵，导致湿热蕴毒、痰毒败精，夹瘀阻滞，络脉不通，变生他端，而发为癌症，且多转移，累及他脏。

【辨证施治】

证候：常头昏乏力，倦怠气弱，腰痛腿软，小便不利，轻则尿频、尿急，重则尿痛，甚则尿血、排尿困难，舌淡红苔薄白或舌质紫黯或舌红苔薄黄或腻黄，脉沉细尺弱或沉涩不扬或弦细弱。经西医学检查可确诊为肾癌。治用是方，五法一统。

治法：益肾健脾，清热解毒，化痰散结，活血化瘀，利水消肿。

方药：益肾抗癌饮（自制方）加减。山茱萸 15～30g 山药 15～30g 黄芪 15～30g 茯苓 12g 焦白术 12g 野葡萄藤 15～30g 瞿麦 15～30g 土茯苓 30～60g 小蓟 15～30g 皂角刺 15～30g 莪术 10～15g 地鳖虫 12g 天龙 1～2 条 天葵子 10～15g 石上柏 15～30g 凤尾草 15～30g 甘草 5～10g。日 1 剂，水煎，分 2 次，温服。

加减应用：

1）治肾癌或肾癌转移形成的前列腺癌、睾丸癌、骨肉瘤、多发性骨髓癌或单发其病者，加杠板归 15～30g，猪苓 30g 以增强利水排毒、清热解毒之力。

2）若肾阴肾阳虚甚者，山茱萸单身力薄，加枸杞子 15g，巴戟天 15g，炙鳖甲 10g，炙龟板 10g 以增补肾之力，扶正抗癌。

3）若肾癌转移成妇科诸肿瘤者，如子宫癌、卵巢癌等或单发其病者。皆可选加八角莲（独叶一枝花）5～10g，炙水蛭 10g 以增活血化瘀解毒之力。

4）肾癌转移至脑肿瘤或单见脑瘤者，加七叶一枝花 15g，天龙 2 条，地龙 10g，全蝎 5g 活络散结。

5）纳谷不香者加炒楂曲各 12g，炙鸡内金 12g，砂仁 6g（打，后下），开胃助食。

6）其他见症加减，参见本书中篇（一方一得集）普济肿瘤饮加减应用条。

【按语】

是方山茱萸归肝、肾两经，是药酸微温质润，其性温而不燥，补而不腻，补益肝肾，既能益精，又可补阳，为平补阴阳之要药，用之益肾抗癌不可或缺。据现代药理研究，山茱萸对非特异性免疫功能能有增强作用，能抑制腺癌细胞，对术后或化疗、放疗后引起的白细胞下降，有其升高作用，与方中山药、黄芪、白术、甘草配伍，先天后天兼顾，是肾系癌症，扶正抗癌治疗的最好选择。用小蓟、猪苓、土茯苓、瞿麦配合山药、白术、甘草，健脾助运，利水渗湿，补中焦，利下焦，直达病处；用天葵子、凤尾草、石上柏清热解毒，以抗癌毒；用地鳖虫、天龙活血化瘀，和方中莪术、皂角刺配伍，化痰软坚，化瘀散结。与肾系诸癌的病机尤为合拍。但临床凡与肾系有关的癌症，如脑癌、多发性骨髓癌、膀胱癌、宫颈癌、睾丸胚胎癌、睾丸肿瘤、前列腺癌、骨肉癌、肠癌等皆可应用是方加减治疗。

㊴ 白血病

【主题语】

白血病——虚实相兼，本虚标实，以虚为主。

　　　　——急则治其标，清热解毒，凉血止血。

　　　　——缓则治其本，补益肝肾，活血养血，兼以凉血。

【病证概要】

白血病是造血组织的一种原因尚未完全明确的恶性增生性疾病。其主要病理特点为骨髓或其他造血组织中，某型的白细胞及其前身细胞呈现异常的弥漫性增生，并可浸润其他组织和脏器。临床表现主要有不同程度的发热、贫血、出血、肝脾及淋巴结肿大，骨髓和周围血象中的白细胞有质和量的异常变化等。

临床上分急性白血病和慢性白血病两种。据临床表现，在中医学的血证、虚劳、积聚等病里有类似的描述，中医学认为，本病的发病原因，由于机体正气不足，易受毒邪侵袭，由表入里，正虚邪盛，伤及营阴，累及于肾，骨髓受损，生血不足，发为血虚。阴精受损，内热熏蒸，热伤血脉，迫血妄行，或久病耗伤气血，气不摄血，导致血证。血上溢见鼻衄、齿衄、咯血、呕血；下溢见便血、尿血，妇女则可见崩漏不止；若溢于肌肤可见紫癜。由于正虚感受外邪或阴伤血败，营血热炽可见高热持久不退。病程延久，气血更亏，气滞血瘀，脉络阻塞，结于胁下，形成癥块。

在疾病过程中，若毒邪由盛而衰，正气渐复，可得以缓解。毒邪未尽，则经常反复，邪衰正虚，可导致气阴两亏。病因病机比较复杂，多以虚为主，因虚致病，但亦有因病致虚的病机演变，所以有虚有实，虚非纯虚，实非纯实，本虚标实，以虚为主是本病主要机理转化。

【证治探析】

根据病理缓急和白血病细胞的成熟程度，临床可分为急性白血病和慢性白血病。其实验室检查是确诊的唯一手段。

急性白血病多见于儿童及青年，起病较急，主要症状有发热、贫血、出血、肝脾肿大、淋巴结肿等。实验室检查：血象中白细胞计数一般都较正常增多。血中发现幼稚型白细胞为诊断白血病的重要依据，绝大部分为该白血病类型的原始白细胞。白细胞不增多性的白血病患者的白细胞计数可正常或反降低，血涂片中可找不到幼稚型白细胞。血象中红细胞、血红蛋白相对减少，血小板计数多明显降低；慢性白血病多见于成年人，国内以粒细胞型较多见，淋巴细胞型少见。起病缓慢，早期自觉症状不明显，往往因其他疾病就诊时或偶然的机会发现白细胞异常。以发热、消瘦，面色苍白、眩晕、心悸、乏力、浮肿、失眠，或见于皮肤及鼻腔、口腔、齿龈等部位出血为主要表现。B超可见肝、脾、淋巴结肿大。实验室检查确诊为白血病。治疗从本虚标实，热毒为患，伤络动血，久而伤及脾肾论治。

【辨证施治】

1. 热毒炽盛，邪入营血

证候：临床症见壮热烦躁，齿衄、鼻衄、皮肤斑疹隐隐，口干唇焦，舌质红绛，苔黄，脉数。实验室检查提示为急性白血病。

治法：清热解毒、凉血止血。

方药：犀角地黄汤加减。水牛角 60g（先煎）牡丹皮 20g 赤芍 20g 生地黄 15g 玄参 15g 紫草 30g 大青叶 30g 半枝莲 30g 焦山栀 12g。日 1 剂，水煎，2次分服。

加减应用：

1）高热神昏，体温 39 ℃ 以上者，加柴胡 30～40g 黄芩 10～15g 青蒿 15～30g 石膏 60g 生地黄 15g 赤芍 10～20g 牡丹皮 10～20g 金银花 15～30g 玄参 12g 薄荷 12g 甘草 6g。日 1 剂，水煎，2 次分服，高热不退者，日 2 剂，水煎，6 小时 1 次服。神昏、谵语者，加牛黄丸同用。

2）热毒深重者加紫草 12g，七叶一枝花 12g 以增清血分之毒之力。

3）凡出血者，皆可加仙鹤草 30g，白茅根 30g 凉血止血。

2. 余热未尽，肝肾阴亏

证候：临床症见低热、口干、头昏、目眩、齿衄、盗汗、舌红苔薄、脉细数者。

治法：滋养肝肾，清热凉血，活血养血。

方药：六味地黄丸加减。生地黄 15g 山药 15g 泽泻 12g 知母 12g 黄柏 12g 牡丹皮 10g 赤芍 10g 玄参 12g 山茱萸 12g 制鳖甲 12g 炙龟板 12g 地骨皮 20g 青蒿 20g 肉苁蓉 12g。日 1 剂，水煎，2 次分服。

加减应用：

1）若见热退，或兼有低热，夜热明显，肝脾肿大，形体消瘦，胁胀痛，面色不华，舌紫黯，脉细数者，方中加丹参 15g，地鳖虫 12g 配伍是方活血凉血。

2）气虚者，加党参 15g，黄芪 15g，当归 10g，幼海马 5g，山茱萸 12g，枸杞子 12g，甘草 6g，配伍是方益气生血、活血养血、补益肝肾、滋阴生血、清热凉血，则更恰病机；查示白细胞过少者加白术 12g，补骨脂 12g，灵芝 12g，刺五加 12g，麦冬 12g 健脾益气以助升白。

【按语】

白血病虚实相兼，虚非纯虚，实非纯实，本虚标实，以虚为主，中医辨证治疗临床获效较好，不属治愈，但属有效，就目前来说，当属可取。

㊵ 乳腺癌

【主题语】

乳腺癌——肝胃郁热在先，痰湿瘀热蕴毒聚集病之成。

——治疗突出"清"字，紧抓"散"字。

【病证概要】

乳腺癌和中医乳岩类似，女子乳头属肝，乳房属胃，女子以肝为先天，肝主疏泄，性喜条达，郁则化火，肝木克土，脾失健运，胃失其和，胃热与痰湿蕴结久而滞留乳络，毒聚结块，易发为本病。

【证治探析】

女子以血为本，肝藏血，主疏泄，性喜条达，恶抑郁，而肝又有易郁、易热、易亢的特点。若素性忧郁，或七情内伤皆可导致肝郁气滞，女子乳房属胃，肝胃关系密切，肝五行属木，胃五行属阳土，肝胆火旺则犯阳土。胃属阳明，多气多血，肝胃气滞，气机不畅，热邪亢盛，灼液成痰，痰与瘀结，蕴积聚毒，久而成块，可发为本病。《医宗金鉴·乳证门》注云："乳岩之证，初起结核如围棋子大，不痛不痒。五七年或十余年，从内溃破，嵌空玲珑，洞窍深陷，有如山岩，故名乳岩。皆缘抑郁不舒，或性急多怒，伤损肝脾所致。"又云："吹乳结核不散者，当早消之，久则成痈，宜用瓜蒌散。"凡此论述与今乳腺癌颇相一致，为乳腺癌的治疗提供了法门。根据临床观察，凡经检查，确诊为乳腺癌者，皆可应用中医药治疗。

【辨证施治】

证候：乳房自查或体检发现结节或肿块，触之粘连，边界不清，推之不移，按之不痛，或经前乳房作胀，经至胀消，患者多不以为然。或经检查，方确诊为乳腺癌。严重者，乳头回缩，凹凸不平，病已进入中期。失治进入晚期则乳房溃烂，凸出如莲子或似菜花，常伴咽干口渴，或咳黄黏痰，大便干结，自汗气短，不思纳谷，舌质红苔薄黄腻，脉沉弦或弦数或沉而细弱。临床凡确诊为乳腺癌者。

治法：清肝胃解郁毒，活血化瘀，软坚散结。

方药：瓜蒌留行芙蓉汤（自制方）加减。全瓜蒌12～30g 芙蓉叶15～30g 皂角刺（天丁）15～30g 夏枯草15～30g 猫爪草15～30g 莪术10～30g 王不留行15～30g 蜂房5～10g 了哥王10g 天冬10～15g 薜荔果15～30g 焦白术12g 山药15g 蒲公英30～60g 漏芦10～15g 甘草5g。日1剂，水煎，2次分服。

加减应用：

1）胸胁胀痛，嗳气不舒者，加广郁金12g，开心果12g疏肝解郁，理气止痛。

2）月经不调者，加制香附10g，醋柴胡12g，当归10g，川芎10g，益母草10g疏肝解郁，行气养血。

3）胃火亢盛、口干口苦者，加生石膏30～60g，生地黄10g，黄连5g等清泻胃火，以助解毒之力。

4）不思纳谷者，加焦山楂10g，谷、麦芽各10g，炙鸡内金开胃助食。气虚者，加黄芪15g，山药15g，生白术12g健脾益气，兼顾其本。

5）大便干结者，加大黄10g，郁李仁10g润肠泻火，相得益彰。

6）放疗、化疗后白细胞减少者，加白术12g，薜荔果15g，补骨脂10g，黄芪15g，五加皮15g等以助升白。

7）高血压者，加川牛膝12g，槐花15g，钩藤30g，地榆12g，丹参12g活血潜降。

8）发热者，肿瘤病人的发热多属里热，方中已有清热解毒之味。若兼外感发热，体温高者，合柴芩蒿石汤以退热（自制方，见本书一方一得集）。

9）术后调理，方中药用小剂量，若见溃破者，消毒后，用三黄粉撒其创面清热解毒，以促生肌收口（三黄粉乃黄连、黄芩、黄柏各等分，打细粉），日2次。

【按语】

方中全瓜蒌、夏枯草、蒲公英、芙蓉叶、漏芦清热解毒、化痰散结。其瓜蒌甘、微苦，寒，归肺、胃、大肠，清热涤痰，宽胸散结；夏枯草味辛苦性寒，归肝、胆经，辛以散结，苦以泄热，清肝泻火，散结消肿。治乳房病，蒲公英不可或缺，据现代药理研究，蒲公英还能激发肌肤的免疫功能。漏芦苦寒直入胃经，清热解毒，芙蓉叶辛凉，入肺经，清热凉血，消肿排脓。据现代药理研究，全瓜蒌、夏枯草、蒲公英、芙蓉叶皆有抑瘤、抗瘤、增强免疫功能等作用，故取为治乳腺癌首选之药。方中王不留行、莪术活血化瘀力强，穿山甲、猫爪草、夏枯草软坚散结效好，皂角刺助全瓜蒌化痰散结而效增，了哥王苦微辛寒，有毒，清热利水，化痰散结。薜荔果、焦白术、山药、麦冬、甘草益气固本。诸药和合，扶正抗癌，清热解毒，消肿散结，直入病所，恰切病机。治乳腺癌，突出清热解毒，紧抓活血散结，即便术后，亦勿放过，加减变通，以防复发或转移。

41 乳癖

【主题语】

乳癖——肝郁痰凝、痰瘀互结，病之由。

——治拟疏肝理气，化痰散结。

【病证概要】

乳房出现形状大小不一的硬结肿块，中医称为乳癖。本病是乳房常见的肿瘤性疾病。因其自觉症状不显，肿块不易被发现，故名乳癖。《诸病源候论》谓："癖者，谓僻侧在于两胁之间，有时而痛是也。"《医宗必读》说："癖者，僻也，内结于隐僻，外不可见也。"

【证治探析】

本病多因情志内伤，肝郁痰凝，痰瘀互结乳房所致。如《疡医大全·乳痞门》说："乳癖……多由思虑伤脾，忧怒伤肝，郁结而成也。"或因冲任失调，气滞痰凝所致。好发于20～30岁的青年妇女，多见于乳房的外上象限，常为单个发生，亦有两个以上者，早治为好，免生他端。

【辨证施治】

证候：肿块呈卵圆形，小如樱桃，大似梅李，亦有更大者，表面光滑，质地坚实，皮核不相连，推之可移，活动明显，边界清楚，皮色如常，多无痛感，也不溃破，可能数年无变化，经前可有胀痛，经净自消，也有妊娠期迅速增大者，舌红苔薄白或薄黄，脉弦。

治法：疏肝理气，化痰散结。

方药：逍遥散加味。柴胡 12g　白芍 12g　当归 12g　白术 12g　茯苓 12g　甘草 6g　薄荷 12g　生姜 3 片　浙贝母 10g　广郁金 12g　夏枯草 12g　皂角刺 30g。日 1 剂，水煎，2 次分服。

加减应用：

1）女子乳房属胃，兼见口苦咽干，甚有口臭者，加黄连 5～10g，连翘 10g，生地黄 10g 以清胃热。

2）结核大而硬，胸闷者，加橘核 15g，川芎 10g，泽漆 15g，瓜蒌 10g 以增理气解郁、化痰散结之功。

3）可佐小金丸同服，以散结节。

【按语】

西医病名乳腺增生、乳房纤维瘤皆与此类似，治可参照。

42　风疹块

【主题语】

风疹块——与风相关，风寒、风热、风湿首当分清。

　　　　——治疗疏风为先，虚实当辨，兼症兼治。

【病证概要】

风疹块是皮肤出现红赤色或白色的疹块，以突然发作，痒而不痛，时隐时现，消退后不留任何痕迹为特征的皮肤风疹。由营卫虚疏，外邪入侵，或饮食不当，脾胃湿热，或七情内伤，气血亏虚等因素所致。

本病因其遇风易发，时隐时现，故称风疹块，亦称"瘾疹""风隐疹""风丹"等；如发生于眼睑、口唇等处，多见水肿明显，则称之为"游风"或"赤白游风"。

【证治探析】

根据历代医家所述，结合近代的认识，本病的病因病机主要与"风"（内风、外风）有关。以风为先，病位虽然主要在肌表，但实与心、肺、脾、胃、肠、肝、肾等脏腑皆有密切关系。在发病方面，则以内外诸因结合为多。同时，本病日久不愈，常致邪与血结而成瘀，以致缠绵不休，常发不已。瘾疹有实证、虚证、虚实夹杂等不同，虚证在慢性瘾疹患者中较为多见。临床应区别新久、虚实不同而采取相应的治疗措施。瘾疹发病常有许多诱因，如迎风或汗出当风、饮食不慎、遇寒受热、疲劳、情志波动、月经、某些特异性气味皆可引发风疹。治分虚实，瘾疹初发者，以外邪、饮食引起的属新病实证，治当祛邪为先；反复发作，或病久缠绵不愈者，或由外邪引动内火，或由阴虚火旺，血热而兼风，或气虚卫外不固，或血虚生风等，皆属虚证或虚中夹实。此外，临床辨证还须注意疹之色泽，疹色白者，多属气血之虚；疹色红赤者，多属血热；疹有水疱者，多属湿热；瘾疹而兼腹痛、便秘或腹泻者，多兼胃肠湿热；心神不安、心悸易惊、口舌生疮等症者，多属肾亏；疲劳则发，兼有神疲乏力，头晕面色少华者，多属气血两虚。所以临床辨证，不仅要注意疹块的情况，而且要详尽地收集全身症状方不失误。

【辨证施治】

1. 风邪袭表

证候：疹块色淡或苍白，皮肤瘙痒，遇冷或风吹而作，舌苔薄白、脉浮紧。

治法：疏风止痒。

方药：荆防败毒散加减。荆芥 10g 防风 10g 前胡 10g 柴胡 12g 薄荷 10g 桂枝 10g 蝉蜕 5～10g 甘草 5g 生姜 3 片。日 1 剂，水煎，分 2 次，温服。

加减应用：

1）气血不足，卫外不固，风疹反复发作，疹色淡白，或成颗粒或成片状，缠绵不愈，气短少力者，加黄芪 15g，刺蒺藜 10g，当归 10g，何首乌 10g 补气益血，和方中防风等相伍养血祛风，所谓"治风先治血，血足风自绝"。

2）汗出恶风者加黄芪 15g，白术 12g，合主方散寒固表。

3）瘙痒甚者，加刺蒺藜 10g 配方中防风、荆芥祛风止痒。

2. 风热外袭

证候：风疹色红，瘙痒异常，触之灼热感，重则可见面唇俱肿，或发热，或受热汗出而疹起遍体，舌苔薄黄，脉弦数。

治法：疏风清热。

方药：消风清热饮加减。荆芥 10g 防风 10g 浮萍 12g 蝉蜕 10g 黄芩 12g 大青叶 12g 赤芍 10g 薄荷 10g 菊花 10g 金银花 10g 甘草 6g。日 1 剂，水煎，2 次分服。

加减应用：

1）疹点色深红瘙痒，久不得愈者，加紫草 12g，牡丹皮 12g，红花 10g，桃仁 10g 凉血活血，所谓"治风先治血，血行风自灭"。

2）疹色鲜红瘙痒者，加牛蒡子 10g，白僵蚕 2g，浮萍 10g 配合主方以增辛散清热止痒之力。

3）瘾疹日久，缠绵不愈，反复发作，疹色黯红，瘀毒阻络，外邪引发者，加全蝎 5g，干地龙 10g，乌梢蛇 10g，蛇蜕 5g，连翘 10g，丹参 10g，红花 10g 活血化瘀，入络搜风，清热解毒融为一体效好，不效可加炮山甲 5g 则效增。

3. 风湿浸淫

证候：风疹瘙痒不甚，颗粒分明，形小似栗，挠破流脂，舌红苔薄白微腻；脉弦兼数。

治法：疏风除湿。

方药：消风散加减。防风 10g 蝉蜕 10g 海金沙 15g 地肤子 15g 苦参 10g 荆芥 10g 苍术 10g 牛蒡子 10g 生石膏 60g 胡麻 10g 木通 10g 甘草 5g。日 1 剂，水煎，2 次分服。

加减应用：

热甚者加金银花 12g，连翘 12g，辛凉清热，湿重者加海金沙 15g（包煎），地肤子 15g（包煎），白鲜皮 15g 清利湿热而止痒。

【按语】

若症属痼疾，顽固不解，常发不已，蜈蚣、全蝎、炮山甲、乌梢蛇、白花蛇走窜通络，攻毒息风，必选一二，否则难愈。

西医的某些变态反应性疾病，如荨麻疹、血管神经性水肿等与之相似，可参考本病辨治。

43 瘰疬

【主题语】

瘰疬——肝郁痰火，瘀阻脉络，互结成块，病之由。

——疏肝解郁，化痰散结治在先，溃破化脓当防。

【病证概要】

本病是发生于颈部淋巴结的慢性化脓性疾病。肿块小者为瘰，大者为疬，大小肿块串生如珠，游移，故名"瘰疬"，俗称"老鼠疮"。瘰疬之名首见于《灵枢·寒热病》，以后历代有发展，而且名称甚多，有以经络部位命名的，如发生于颈前的属阳明经，名痰疬；生于颈项两侧的属少阳经，名气疬；有以病因命名的，如风毒、热毒；有以形态命名的，如瘰疬、重台瘰疬、马刀瘰疬等。病名虽多，但按其性质可分为急性、慢性两大类，急性者属颈痈范畴，故不在此述。慢性者即目前临床所称的瘰疬。瘰疬难消难溃难收口为其特征。与誉核、颈痈有别。誉核：多由其他外疡引起，如头面、口腔等处患有外疡者，虽颈项结核如瘰，但起发迅速，自觉疼痛，触之尤甚，并不化脓，并常随疮疡治愈而消。颈痈，虽生于颈的两旁，但发病甚速，初起即寒热交作，结核形如鸡卵，肿胀木硬，焮热红肿而疼痛，易消、易溃、易敛。

【证治探析】

瘰疬多由情志不遂，肝气郁结，久而化火内燔，以致炼液为痰，阻滞络脉，痰瘀互结，结于颈项而成。病之后期，肝火愈旺，下灼肾阴，水亏火旺，肺津不布，灼津耗血，气血阻滞，郁久化火，亦可酿成化脓而破，但机会甚少，瘰疬的特点一般难消、难溃、难收口，治当不失时机，未溃前积极治疗，一旦溃破，收口较难。

【辨证施治】

证候：颈部结节肿大如豆粒，或渐增大如杏核，一枚或数枚串生，皮色不变，按之坚实，推之能移，不热不痛，全身症状多不明显，舌红苔黄，脉弦数。

成脓期：肿块逐渐增大，皮核粘连，有的结核之间互相融合成块，推之不移，渐感疼痛。皮色渐转黯红，按之微热而应指波动者，为内已成脓。可伴有午后低热，食欲不振等全身症状。舌红脉弦兼数。

溃破期：破后流脓稀薄，夹有败絮样物，疮口脓液淋漓不尽，久则形成漏管，疮口肉色灰白，四周皮色紫黯，可伴有潮热盗汗、咳嗽痰血，舌红苔少，脉细数等阴虚火旺之症。

治法：疏肝解郁，化痰散结。

方药：逍遥散合消瘰丸加减。柴胡 12g 当归 10g 赤白芍 12g 白术 12g 茯苓 12g 广郁金 12g 薄荷 12g 甘草 6g 玄参 12g 煅牡蛎 30g 贝母 12g 皂角刺 30g 白芥子 12g。日 1 剂，水煎，2 次分服。

加减应用：

1）凡是症加夏枯草 15g 以增清肝散结之力。

2）肝郁气滞，痰瘀互结，瘰疬较多，火旺症显者，加三棱 12g，莪术 12g，泽漆 20g，娑罗子 12g 以增活血化痰，软坚散结之力。

3）未化脓者，守宫 1 条（亦名天龙、壁虎），性味咸寒，散结止痛。用法：去头足麻油酥打粉，1 日 1 条，2 次冲服。

【按语】

根据临床观察，瘰疬难消，难溃，难收口。一旦溃破，则上方不宜，当改弦易辙，治从清热解毒，生肌收口着手。西医称之的颈部淋巴结核与瘰疬类似，治可互参。

44 瘿病

【主题语】

瘿病——气郁、痰凝、血瘀三者蕴结颈前，病之根。

——瘤病多实，延则虚实相杂病之渐。

——心肝火旺，伤阴耗血（气），病之变。

【病证概要】

瘿病多因情志内伤，饮食及水土失宜，以致气滞、痰凝、血瘀蕴结颈前，以颈前喉结两旁结块漫肿为主要的临床特征。

早在公元前 3 世纪，我国已有关于瘿病的记载。《肘后备急方》首先提出用昆布、海藻治疗瘿病。《外科正宗·瘿瘤论》谓："夫人生瘿瘤之症，非阴阳正气结肿，乃五脏瘀血、浊气、痰滞而成。"采用"行散气血""行痰顺气""活血消坚"法治之。《杂病源流犀烛·瘿瘤》谓："瘿瘤者，气血凝滞，年数深远，渐长渐大之症。何谓瘿，其皮宽，有似樱桃，故名瘿，亦名瘿气，又名影袋。"指出瘿之为病，多因气血凝滞，日久结块漫肿而成。

【证治探析】

瘿病的病因病机多音因情志内伤，忿郁恼怒或忧思郁虑，使气机郁结，肝气失于条达。考津液的正常循行及输布，均有赖于脾气的统率，气机郁滞，则津液易于凝聚成痰，气滞痰凝，蕴结颈前，则可形成瘿病。饮食失调，或居住高山临海，水土失宜，影响脾胃功能，使脾失健运，不能运化输布津液水湿，聚而生痰。影响气血的正常运行，痰气瘀结颈前则也可发为瘿病。妇女的经、孕、产、乳等生理特点与肝经气血有密切关系，遇有情志、饮食等致病因素，常引起气郁痰结，气滞血瘀及肝郁化火等病理变化，故女性易患瘿病。另外，素体阴虚的人，痰气郁滞之后易于化火，更加伤阴，常使病程缠绵。由上可知，气滞痰凝蕴结颈前是瘿病的基本病理，日久引起血脉瘀阻，以气、痰、瘀三者合而为患。部分病人，由于痰气郁结化火，火热耗伤阴精，而导致阴虚火旺的病理变化，其中尤以肝、心两脏阴虚火旺的病变更为突出。

【辨证施治】

1．肝郁气滞，痰浊壅阻

证候：症见颈前正中肿大，质软不痛，颈部觉胀，胸闷喜太息，多随情志波动而增减，胸闷胁痛，则气机郁滞，化火灼津，津凝成痰，痰气交阻，则血脉不畅，肿块渐硬，或摸有结节，舌红苔腻或黄或白，脉沉弦。

治法：理气解郁，化痰消瘿。

方药：四海舒郁丸加减。昆布 15g 海藻 15g 海带 15g 海螵蛸 10g 海蛤壳 15g 木香 12g 陈皮 12g 白芥子 12g 皂角刺 30g 广郁金 12g 贝母 12g。日 1 剂，水煎，2 次分服。

加减应用：

1）胸闷胁痛者，加柴胡 12g，香附 12g 理气解郁。

2）咽颈部不适，加桔梗 10g，牛蒡子 10g，木蝴蝶 10g，射干 10g 利咽消肿。

3）有结节或结块较硬者，加三棱 10g，莪术 10g 活血软坚，消瘿散结。

4）郁而化热，症见性情急躁易怒，眼球突出，手指震颤，烦热面赤，自汗而出，舌干，口苦，舌红苔黄脉弦者加栀子 12g，牡丹皮 12g，夏枯草 12g，龙胆草 10g 清肝泻火。

5）手指震颤甚者，加石决明 15g，钩藤 30g，龙骨 30g，牡蛎 30g 平肝息风。

6）胃热亢盛，多食善饥者，加生石膏 60g，生地黄 12g 清泻胃火。

2．病延日久，心肝阴虚

证候：症见瘿肿，质地较软，心烦少寐，心悸不安，自汗出，手指颤动，眼干目眩，体乏无力，舌红少苔或无苔，舌体颤动不由自主，脉弦细数者。

治法：滋养心肝。

方药：六味地黄丸合天王补心丹加减。生、熟地黄各 12g 麦冬 15g 天冬 15g 人参 5g（或党参 15g）茯苓 12g 五味子 10g 当归 10g 丹参 12g 枣仁 15g 枸杞子 12g 山茱萸 12g 炙龟板 10g 白芍 12g 皂角刺 15g 贝母 12g 白芥子 12g。日 1 剂，水煎，2 次分服。

加减应用：

1）虚风内动，手指、舌体颤抖者，加钩藤 30g，白蒺藜 15g，白芍 15g 合是方滋养肝肾，平肝息风。

2）病久正气耗损，精血不足，而见消瘦乏力，男子阳痿，女子月经量少者，加黄芪 15g，配方中山茱萸、地黄、枸杞子、当归等补气益阴，滋养精血。

3）凡属久病，不论瘀血症状明显或不明显者，皆加地鳖虫 10g，三七 5g 合方中丹参滋肝养心，活血养血。

【按语】

瘿病当与瘰疬相鉴别。

瘿病：颈前或喉结两旁结块漫肿，可随吞咽动作而上下移动。初如樱桃或指头大小，一般生长缓慢，大小不一，大者可如囊如袋，触之柔软、光滑，病程日久则质地较硬，或可扪及结节。

瘰疬：瘰疬的病位多在颈项的两侧，累累如珠，或一个或数个。或在耳后，连及颐颌，下连缺盆，推之可移，活动游移，似如鼠行，俗称"老鼠疮"。

本病与西医学的甲状腺功能亢进症（简称甲亢）类似，治可互参。

药名、方名、病名笔画索引

（一）药名笔画索引

（二）方名笔画索引

（三）病名笔画索引

后记

斗转星移，从医路上已近 60 年。望夕阳西下，光阴催人，不忘初心。匆忙中，我将临床所得所悟，不求其全，但求其实，集腋成册，名曰《中医临证三得集》，留着记印。

上面的文字是初稿脱手时的话，今天是我自审《中医临证三得集》的最后一天，我要多说几句。

2020 年的春节正值新型冠状病毒肺炎在武汉流行。我曾申请带着我的预防方和治疗方参加本市的防治工作，但得到领导的关心和安慰，让我在家，需要时再找我。我知道"在家"两字的含义，自觉地遵守了。在家我审阅了《中医临证三得集》的稿件。我从春节的第一天开始，一有空就是看稿，看了，修改，打印，再修改，再打印……不知怎的，视力差了，眼睛模糊了，拿着放大镜也看不清，只有停停再看。还有也不知怎的，平时很熟悉的字词，到笔下就乱了，给弟子带来疑问，还打电话问我。为此我突然想起我常和弟子们说的"竹叶扁担一小舟，看上相似绝非同，隔读为偶也偶然，医系人命不堪从"的话，凡事要认真，不能差不多，差不多就是差得多。就这样反复地修改，前后花了一个多月的时间，稿才看完。我所以在后记中又补充比原后记多了不知多少倍的话，主要是想留一个记印。

是书梓行，得到了人民卫生出版社领导和相关编辑的指导和支持，谨致以衷心的感谢！对同班同学南京中医药大学张民庆教授的热情鼓励，著名画家崔成雨先生赐作画像亦致以深切的谢意！对我工作室的弟子们，尤其是张芳芳、李培银、翟雪珍"非常时期"白天忙于诊务，晚上抽时间，一人一集打印文稿，以及平时家人们为之搜集资料，帮助查找字词之误，亦表志念。由于水平所限，书中疏漏或错误之处，企医林贤达赐予指正。

严冰 2021 年 3 月 27 日于淮上得一斋书室